80 Hou Anxin Zuoyuezi

80后 安心坐月子

岳 然/编著

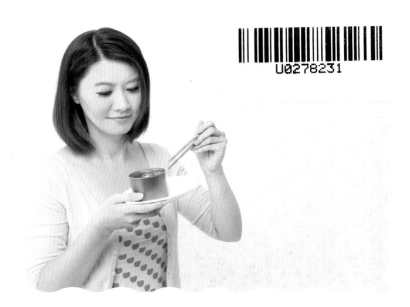

中国人口出版社
China Population Publishing House
全国百佳出版单位

U0278231

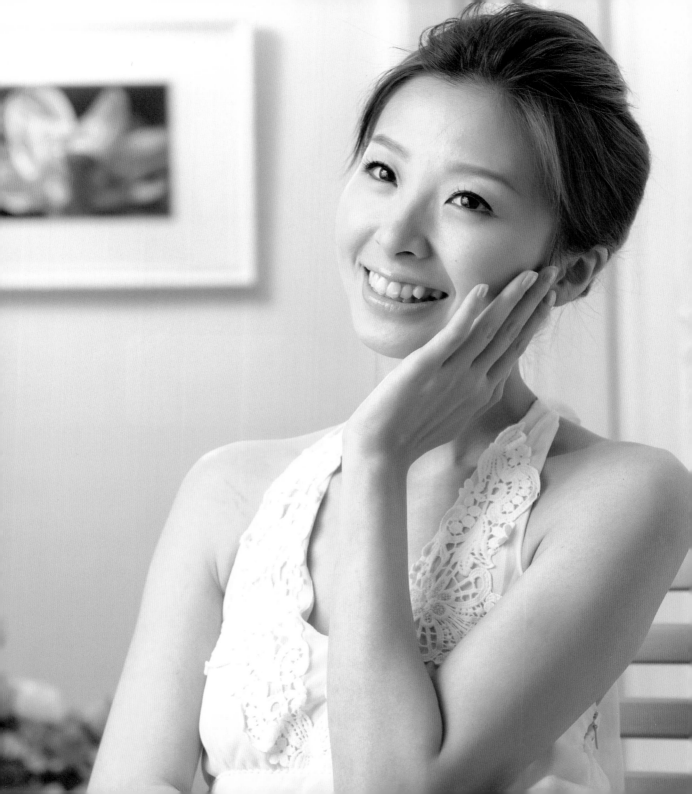

Part 1 健康饮食，调理好体质

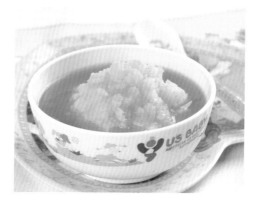

Part 2 产后护理，恢复好身心

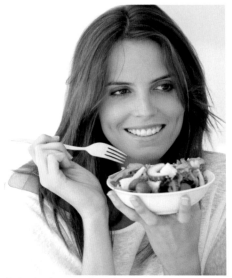

Part 3　精心照护，安度月子期

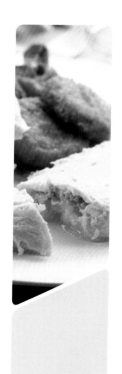

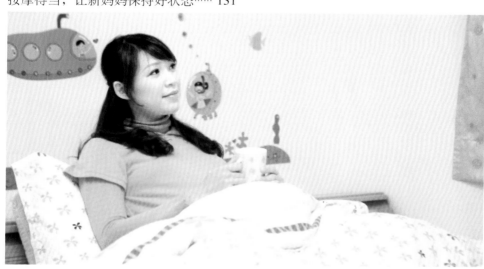

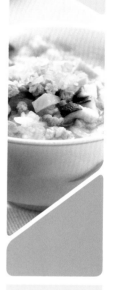

Part 4　养颜塑身，还原好状态

Part 5　远离月子病，保持好身体

Part 6 科学育儿，哺喂与护理

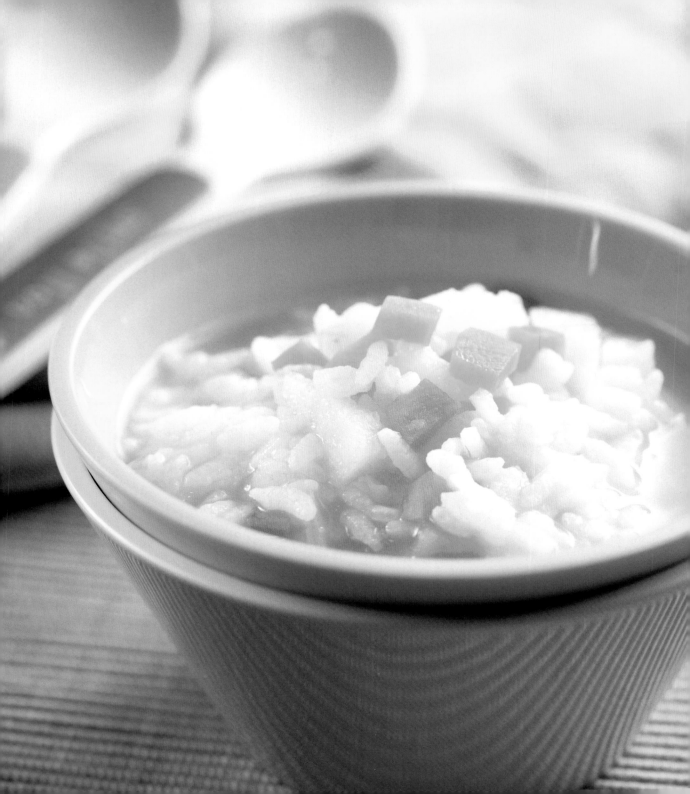

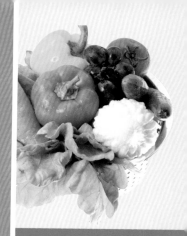

Part 1

健康饮食，调理好体质

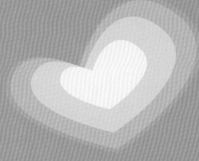

坐月子饮食原则

新妈妈在生产过程中要耗费大量体力，失血多，身体非常虚弱，既要恢复自身的生理功能，同时还要哺乳，因此，新妈妈在月子期间的饮食一定要补充充足的热量和各种营养素，同时还要照顾到尚未恢复的肠胃功能。新妈妈根据自身生理变化特点，月子里饮食应该科学合理、循序渐进。总的来说，新妈妈在月子期间的饮食应该遵循以下原则：

* 饮食清淡

新妈妈的消化功能往往较差，特别是在刚刚分娩后，肠胃更需要保护。如果这时

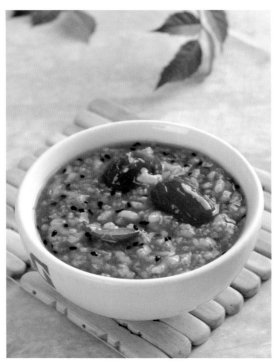

吃过于油腻的食物，这些食物会增加新妈妈胃肠道的负担，易使其脾功能受损，引起消化不良，影响食欲。所以新妈妈应吃些清淡而又能健胃的食品，如豆腐、薏仁粥、玉米粥、红枣薏仁粥、瘦猪肉汤、蒸蛋等。

* 少量多餐

新妈妈分娩后，身体十分虚弱，食欲也不佳，因此，应该采取餐次增加、分量减少的方式，每日餐饮以5~6次为宜。这样有利于食物消化吸收，保证充足的营养。孕期时胀大的子宫对其他器官都造成了压迫，产后的胃肠功能还没有恢复正常，采用少食多餐的原则，既保证营养，又不增加胃肠负担，让身体慢慢恢复。

* 营养均衡

新妈妈产后饮食是否均衡，决定了其产后身体状况恢复是否良好。在新妈妈的日常饮食中，除了要摄取适量的肉类之外，还要搭配蛋类、海鲜和蔬菜。因为蛋类不仅含有丰富的蛋白质，还含有维生素A、维生素D、维生素E和磷、铁、钙等；而鱼虾等海鲜，不仅热量低，所含的蛋白质品质也较一般肉类好，是产后新妈妈绝佳的营养食品；蔬菜水果则含有多种丰富的矿物质和维生素，新妈妈多吃蔬果，其所富含的纤维素可以增加胃肠蠕动，使排便顺畅。

* 补充水分

由于新妈妈在分娩过程中流失了大量体液，因此补充水分十分重要。利用薄粥、鲜美的汤汁，给予新妈妈充足的营养与水分，不仅可以促进母体的康复，同时也能增加乳汁的分泌量。

* 干稀搭配

干类食物可以保证营养的供给，稀类食物则可以提供足够的水分。新妈妈产后处于比较虚弱的状态，胃肠道功能受到影响。尤其是进行剖宫产的新妈妈，麻醉过后，胃肠道的蠕动需要慢慢地恢复。因此，产后的头一个星期，最好以易消化、易吸收的流食和半流食为主，如稀粥、蛋羹、米粉、汤面及各种汤等，以后慢慢适量增加干类食品。

对于坐月子的新妈妈，合理的膳食就是最好的营养剂。坐月子期间饮食做到安全、合理、科学，新妈妈自然会得到全面而均衡的营养。而盲目地进食补药和补品，如人参等，则是不合理的，食用过量不仅不利于新妈妈的营养吸收和身体恢复，还可能带来便秘、牙龈出血、口臭等不良症状。另外，新妈妈在日常饮食中也不要吃寒凉、生冷的食物，而应该多吃一些平补或温补之物。小米粥和鸡蛋性质平和，具有平补的功效，新妈妈可以适量多些食用。

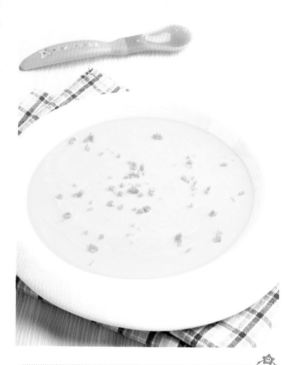

替您支招

新妈妈产后饮食应注重荤素搭配，进食的品种越丰富，营养越均衡，对新妈妈的身体恢复就越好。除了明确对身体无益和吃后可能会引起过敏的食物，荤素的品种应尽量丰富多样。

产后不可忽视的饮食禁忌

分娩后，新妈妈体力消耗很大，元气大损，急需补充各类营养物质，于是家人就给新妈妈做各种各样的营养丰富的食品。但作为新妈妈，因经历了特殊的生理过程，并不是什么都适合吃，相反却有一些产后饮食大忌，新妈妈和照顾新妈妈的人应该在日常饮食中注意。

＊鸡蛋忌多吃

新妈妈在分娩过程中，体力消耗大，出汗多，体液不足，消化能力下降，分娩后如果立即吃鸡蛋，会难以消化，增加肠胃的负担。就算到了产褥期，新妈妈因身体虚弱，没有完全恢复，如果吃鸡蛋过多，也会增加肠胃负担，甚至引起胃病。

＊忌坚硬、生冷、辛辣

新妈妈产后饮食应以清淡、易消化为主。坚硬、生冷的食物易损伤新妈妈的脾胃，影响消化功能，生冷的食物还容易导致瘀血，从而引起产后腹痛、产后恶露不净等。而辛辣的食物，容易使新妈妈上火，引起口舌生疮、便秘或痔疮的发作；如果母体内热，还会通过乳汁影响到婴儿。因此，新妈妈在产后1个月内应该禁食坚硬、生冷、辛辣的食物。

＊红糖忌多吃

红糖营养丰富，释放能量快，营养吸收利用率高，具有温补性质；还可促进子宫收缩，排出产后宫腔内瘀血，促使子宫早日复原；同时也有益于养血、健脾暖胃、活血化瘀等，所以是产后新妈妈的理想食品。但新妈妈也不可过多食用，因为过多饮用红糖水会损坏牙齿；如果在夏季过多喝红糖水，还会加速出汗，使新妈妈的身体更加虚弱，甚至中暑；过量红糖还会使恶露增多，导致慢性失血性贫血，影响新妈妈的子宫恢复，这些都不利于新妈妈的身体健康。

＊忌不吃蔬菜、水果

新妈妈分娩后，有些家里的老人遵照传统观念，不让新妈妈吃蔬菜、水果，认为它们都是寒凉食品，对新妈妈的身体不利。其实新妈妈分娩时体力消耗大，失血较多，加上生殖器官需要复原及哺乳的需要，应该多吃富含营养、水分多的蔬果。它们含有丰富的维生素，是帮助新妈妈组织修复和分泌乳汁必不可少的食物。其中的纤维素还有促进肠蠕动的作用，可以防止便秘。

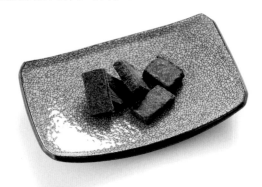

*忌喝茶

有的新妈妈可能爱喝茶，但和在孕期一样，新妈妈还是不喝茶为好。茶内含有咖啡因，新妈妈喝茶后，咖啡因会通过母乳进入婴儿体内，容易使婴儿发生肠痉挛和不明原因的啼哭现象，甚至使新生儿精神过于旺盛，不能很好睡眠。这不仅影响宝宝的健康，也影响新妈妈的休息和睡眠。

*忌滋补过量

产后新妈妈进行适当的营养滋补是有益的，有利于身体的恢复，同时可以有充足的奶水。但如果滋补过量，容易导致新妈妈过胖，使身体代谢失调，引起各种疾病；而新妈妈营养过剩，就会使奶水中的脂肪量增多，造成婴儿肥胖。若宝宝消化能力差，不能充分吸收这些脂肪，还会出现脂肪泻。因此产后新妈妈应忌滋补过量。

*忌烟酒

新妈妈吸烟可以使乳汁减少；烟中含有的有毒物质尼古丁，不利于新生儿的生长发育；而且新妈妈吸烟时呼出的气体对新生儿来说也等同于在吸二手烟。新妈妈也不可饮酒，因为新妈妈大量饮酒可引起新生儿嗜睡、深呼吸、触觉迟钝、多汗等症状，对新生儿的成长极为不利。

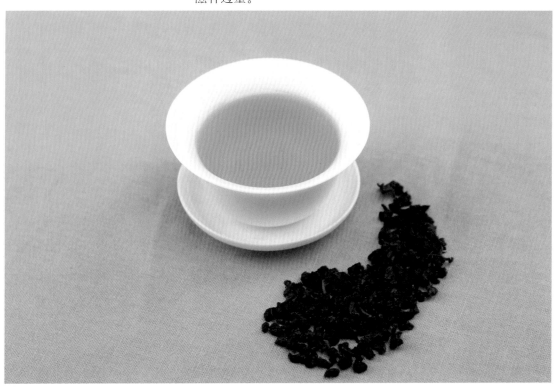

剖宫产新妈妈的饮食讲究

如果新妈妈是通过剖宫产手术分娩的，经历了大手术，产后的饮食较自然分娩的新妈妈来说，更有讲究，所以必须多加注意，好好调理，这样才有助于剖宫产新妈妈精力和体力的恢复。

产后饮食须知

产后6小时禁食。新妈妈进行剖宫产手术后，由于肠管受刺激而使肠道功能受刺激，肠蠕动减慢，肠腔内有积气，易造成术后的腹胀感，在术后6小时内不应该进食任何东西。

6小时后可以服用一些流体食物（如萝卜汤等），以增强肠蠕动，促进排气，减少腹胀，并使大小便通畅。

产后进食应该循序渐进。新妈妈在剖宫产手术后1~2天，消化能力较弱，所以应摄入容易消化的食物，而且不能吃油腻的食物。产后3~4天，不要急于喝过多的汤，避免乳房乳汁过度淤胀。产后1周，若新妈妈胃口正常，可进食鱼、蛋、禽等，做成汤类食用为宜。

应吃温热食物。剖宫产后新妈妈在饮食上所有食物和饮料，最好都要吃得温热。

产后饮食禁忌

- 忌吃易胀气的食物。剖宫产手术后，易发酵、产气多的食物，如糖类、黄豆、豆浆、淀粉等，新妈妈要少吃或不吃，以防腹胀。术后1周内禁食蛋类及牛奶，以避免胀气。
- 忌吃油腻的食物。
- 忌吃深色素的食物，以免疤痕颜色加深。
- 忌饮用咖啡、茶、辣椒、酒等刺激性食物。
- 忌吃生冷类食物（如大白菜、白萝卜、西瓜、水梨等），禁食40天为宜。
- 忌吃辛辣温燥的食物，如：韭菜、大蒜、胡椒等。

经过剖宫产手术的新妈妈，胃肠功能的恢复需要一定时间，产后建议少吃多餐，以清淡高蛋白质饮食为宜，同时注意补充水分。要适当吃些粗粮杂粮，切忌偏食。

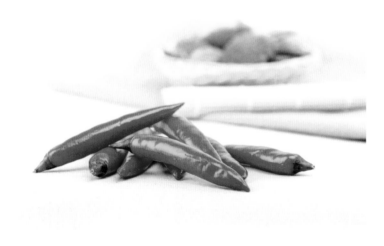

剖宫产新妈妈的饮食要点

剖宫产新妈妈对营养的要求比正常分娩的新妈妈要更高。剖宫产手术中所需要的麻醉、开腹等治疗手段，对身体本身就是一种伤害，因此，剖宫产新妈妈在产后恢复会比正常分娩新妈妈慢些。剖宫产后因有伤口，同时产后腹内压突然减轻，腹肌松弛，肠道蠕动缓慢，新妈妈易有便秘倾向。这些问题就导致剖宫产新妈妈的饮食要点与自然分娩新妈妈相比有些差别，大体上来说，剖宫产新妈妈的饮食要点有以下几个方面：

* 主食种类要多样化

剖宫产新妈妈粗粮和细粮都要吃，比如小米、玉米粉、糙米、标准粉，它们所含的营养素要比精米精面高出好几倍。

* 多饮用各种汤饮

汤类味道鲜美，且易消化吸收，还可以促进乳汁分泌，如鲫鱼汤、猪蹄汤、排骨汤等。剖宫产的新妈妈身体更为虚弱，可以多喝汤，但应汤肉同吃。也可喝些红糖水，但红糖水的饮用时间不能超过10天，因为饮用红糖水时间过长会使恶露中的血量增加，使新妈妈处于慢性失血过程而发生贫血。不过，汤饮的进量也要适度，以防引起奶胀。

* 多吃蔬菜和水果

新鲜干净的蔬菜和水果既可以提供丰富的维生素、矿物质，又可提供足量的膳食纤维素，可以防止新妈妈产后发生便秘。

* 饮食要富含蛋白质

剖宫产新妈妈产后应比平时多吃蛋白质，尤其是动物蛋白，比如鸡、鱼、瘦肉、动物肝、血。豆类也是必不可少的佳品，但无须过量，因为过多食用会加重肝肾负担，反而对身体不利，每天摄入95克左右即可。

* 忌吃酸辣食物，少吃甜食

酸辣食物会刺激剖宫产新妈妈虚弱的胃肠引起诸多不适；而过多吃甜食不仅会影响食欲，还可能使热量过剩而转化为脂肪，引起新妈妈身体肥胖。

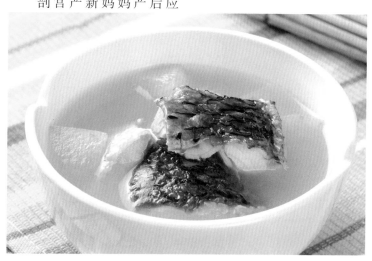

月子第1周

* 营养目标

本周新妈妈所摄取的营养应利于开胃、去除恶露、促进子宫收缩。

* 食材推荐

鸡蛋、藕粉、米粥、软饭、烂面、蛋汤等。

* 饮食重点

新妈妈产后第1周，饮食上主要是开胃，而不是滋补。新妈妈只有胃口好，营养吸收才能好。产后的最初几日，新妈妈会感觉身体虚弱、胃口比较差，所以要吃些清淡的荤食，配上时鲜蔬菜，应该做到口味清爽、营养均衡。新妈妈也可以吃些橙子、柚子等开胃的水果，但由于此时的新妈妈刚刚经历了分娩，肠胃比较虚弱，不应过多食用水果。

* 第1周月子餐

花生粥

材料：花生仁5克，大米50克，冰糖少许。

做法：将花生仁洗净、捣碎，与大米共煮粥，待粥将熟时加入冰糖调味即可。

营养功效：

此粥具有养血通乳、健脾开胃的功效，尤适用于产后缺乳、纳呆少食、大便秘结的新妈妈。

肉焖蚕豆瓣

材料：猪肉150克，蚕豆瓣350克，盐、料酒、植物油、胡椒粉、鲜汤、味精、水淀粉等各适量。

做法：蚕豆瓣洗净；猪肉洗净，切成片；锅置火上，放入植物油，将肉片炒松散，放入蚕豆瓣同炒1分钟，加入鲜汤、胡椒粉、味精、料酒，加盖焖约5分钟，淋入水淀粉勾芡，加盐调味即可。

营养功效：

此菜味道鲜美，营养丰富，产后食用可以帮助新妈妈恢复体能，提高免疫力。

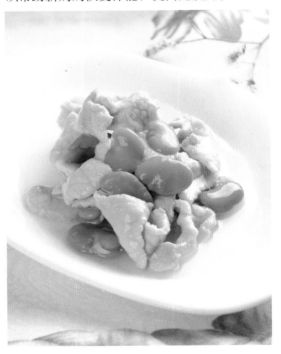

番茄鸡

材料：生鸡脯肉150克，番茄汁、荸荠各50克，湿淀粉15克，鸡蛋清1个，白糖25克，精盐2.5克，醋10克，熟猪油250克，味精适量。

做法：❶将鸡脯肉洗净，用刀切成薄片，放入洗净的碗内，加入精盐、鸡蛋清、湿淀粉腌制。

❷把荸荠刮去外皮，清水洗净，切成薄片。

❸将锅洗净，置于火上，放入猪油烧至三成热时，放入少许盐继续加热。

❹随后放入鸡片，用筷子迅速滑散，大火炒至鸡片变白成形时，捞出备用。

❺在原锅里留余油少许，放入荸荠片、清水、盐、白糖、番茄汁、醋，大火将其烧开，用湿淀粉调匀勾芡，倒入鸡片，点入味精，翻炒均匀即成。

营养功效：

此菜营养丰富，有健脾开胃、消食导滞、益气养血、生精益体、消热化痰的功效，既是开胃消食佳品，又是补益美食，对身体恢复有益，适合新妈妈食用。

枣泥山药

材料：山药745克，枣泥、糖各250克，菠萝半个，太白粉10克。

做法：洗净山药，上笼蒸熟，剥去皮，加工成6厘米长的段，用刀拍扁，整齐地排在碗内，放入枣泥，上面再放一层山药，上笼蒸15分钟后翻扣盘中；锅内注入清水及白糖，烧开后用太白粉勾芡，浇入盘内，将菠萝切小块点缀周围即可。

营养功效：

此菜益气健脾、开胃和中、生津养液、清热解渴、消食止泻，对新妈妈增进食欲、化湿和胃有极大功效。

黑芝麻红枣粥

材料：黑芝麻20克，红枣20克，大米100克。

做法：将黑芝麻炒香研末，大米煮粥，放入红枣，待粥将熟时调入黑芝麻，分早晚2次空腹服食。

营养功效：

此粥具有滋养五脏、润肠通便的功效，尤适用于产后气血亏虚、肠燥便秘等症。

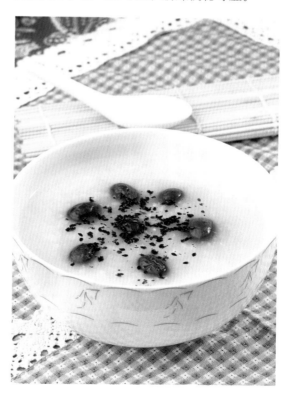

新妈妈产后前3天的饮食细节

＊产后第1天

产后新妈妈身体比较虚弱，应补充一些有营养的食物，因此时新妈妈的消化功能很弱，所以要吃些清淡、营养丰富的流食，如粥、蔬菜汤、豆腐汤等，这些食物不仅有利于新妈妈的营养吸收、体力恢复，也有利于下奶。还要适当吃些性温的新鲜蔬菜和水果，可以增加维生素的摄入，对防止便秘也有帮助。

如果是剖宫产新妈妈，最好是在术后6~8小时进食，以避免新妈妈在麻醉期内，正常的生理反射恢复之前，发生呕吐或吸入性肺炎等。

这里要提醒新妈妈的是，流质的汤虽然易消化、营养丰富，但也不能喝太多。新妈妈在产后第1天就饮用过多的汤品，实际上是进行了过早催乳，使乳汁分泌增多。这时宝宝刚刚出世，胃的容量小，活动量少，吸吮母乳的能力较差，吃的乳汁较少，如果新妈妈有过多的乳汁瘀滞，会导致乳房胀痛。此时新妈妈乳头比较娇嫩，很容易发生破损，一旦被细菌感染，就会引起乳腺疾病，增加新妈妈的痛苦，还会影响正常哺乳。因此，新妈妈喝汤，一般应在分娩1周后逐渐增加，以适应宝宝进食量渐增的需要。

还有些新妈妈在产后有诸多不适，没有食欲，但分娩让身体经历了一场严酷的考验，新妈妈虚弱的身体急需补充营养，体力才能慢慢恢复。所以就算新妈妈什么都不想吃，也要强迫自己慢慢吃点东西，至少要喝点水，否则可能会脱水。

＊产后第2天

新妈妈在产后第2天可以进食一些半流质食物，如稀粥、面汤、藕粉、蒸蛋羹、蛋花汤、卧鸡蛋等，同时也可以喝一些鲫鱼汤。

剖宫产新妈妈在产后第2天，可以开始吃些稀软、烂的半流质食物，如肉末、肝泥、鱼肉、蛋羹、烂面、烂饭等，每天吃4~5次。

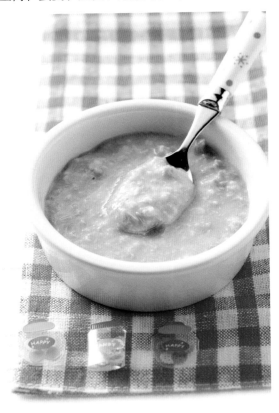

* 产后第3天

新妈妈产后第3天基本就可以进食普通食物了。新妈妈可以喝些营养丰富的荤汤，但要炖得清淡一些，如肉骨汤、鸡汤、肉丝蛋花汤、猪蹄汤、桂圆红枣汤、黄花猪蹄汤、猪蹄花生汤等。这些鲜美可口的汤，对于新妈妈来说，可以补充营养，增加水分，促使乳腺分泌出足量优质的乳汁，有利于新妈妈和宝宝的身体健康。

剖宫产新妈妈在产后第3天也可以开始食用普通食物了，不过要注意摄入充足的优质蛋白质、各种维生素和矿物质，以利于伤口的早日愈合。剖宫产新妈妈每天可以摄入主食350~400克、肉类150~200克、鸡蛋2~3个、蔬菜水果500~1000克、牛奶250~500毫升、植物油30克左右。

产后头3天，新妈妈的体力尚未恢复，食物总体上应以清淡、不油腻、易消化、易吸收、营养丰富为佳，形式为流质或半流质。新妈妈产后前3天应忌食刺激性食物，在之后的整个月子期也最好少吃或不吃这类食物。产后新妈妈的日常饮食应以少食多餐为原则，特别是剖宫产新妈妈，在饮食上应有更严格的要求，每餐不要进食过多，这样既可以保证营养的充分供给，又不致给肠胃增加过多负担，利于身体更快地恢复。

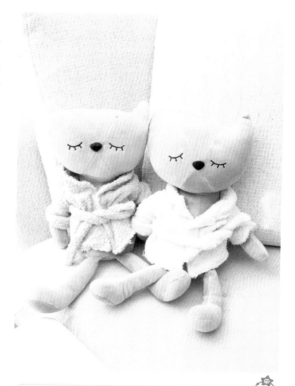

替您支招

新妈妈产后及时进补充足的碳水化合物有利于恢复能量；进补蛋白质可以快速修复身体；吃适量的新鲜水果和蔬菜可以利尿通便；摄取丰富的铁和帮助铁吸收的维生素C，可以帮助新妈妈恢复生产时失去的血液。另外，给宝宝喂哺母乳时，骨骼会流失很多钙，所以新妈妈在产后吃些清淡、易消化的食物的同时及时补充钙也很必要。

新妈妈产后的前3餐

*产后第1餐——恢复体力

新妈妈分娩后精力大量损耗，身体变得非常虚弱，体内的一些激素水平也大大下降，因此产后第1餐非常重要。很多妈妈身上都或多或少有些月子病。这里要提醒新妈妈的是，产后第1餐吃得不恰当，也可能成为月子病的根源。所以新妈妈应该依照个人体质，吃好产后第1餐，为之后的月子生活开个好头。

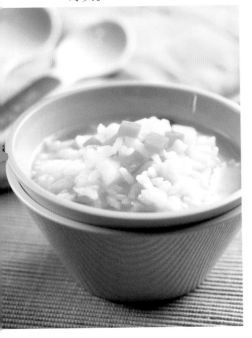

自然分娩新妈妈产后即可进食产后第1餐，吃些清淡、易消化的流质食物，适量喝水。

剖宫产新妈妈术后6小时内应该禁食、禁水，术后6小时未排气可进食白开水及半流食，比如粥、鱼汤、猪蹄汤等。剖宫产新妈妈在未排气期间，忌食普通食物，如煮鸡蛋、炒菜、米饭等，也不可进食甜食，以免腹胀。

新妈妈餐桌：糖水煮荷包蛋、冲蛋花汤、蒸蛋羹、藕粉等。

*产后第2餐——恢复能量

新妈妈产后第2餐基本便可正常进食，但仍以清淡、稀软、水分多、易消化的食物为主。这一餐可以以鸡蛋为主要食材，因为鸡蛋营养丰富，有助于新妈妈恢复体力，维护神经系统健康，减少抑郁情绪。这里推荐一款健康、营养的美食，新妈妈可以作为产后第2餐。

紫菜鸡蛋汤

材料：紫菜3张，鸡蛋2个（约120克），虾皮5克，盐、葱花、香油各适量。

做法：先将紫菜切（撕）成片状，备用；鸡蛋打匀成蛋液，在蛋液里放少许盐，然后再将其打匀，备用；锅里倒入清水，待水煮沸后放入虾皮略煮，再把鸡蛋液倒进去搅拌成蛋花，放入紫菜，中火再继续煮3分钟；出锅前放入盐调味，撒上葱花、淋上香油即可。

营养功效：

紫菜中含有一定量的甘露醇，有很好的利尿作用；含有丰富的钙、铁元素，适于产后贫血新妈妈滋补身体。鸡蛋营养丰富，有助于新妈妈恢复体力。

对于产后第2餐的饮食时间，自然分娩新妈妈饿了即可进行；而剖宫产新妈妈在术后12小时可以喝一点开水，刺激肠道蠕动，排气后再进食。

* 产后第3餐——补充必需营养素

产后第3餐旨在提高新妈妈的食欲，及时补充产后必需的营养素。这一餐，无论是自然分娩的新妈妈，还是剖宫产新妈妈，基本都可以正常进食了。因为此时的剖宫产新妈妈一般都已排气，适时适量地进食，才能保证身体的营养需求和体力恢复的需要。同样，这里有一款营养美味的汤面，新妈妈可以选择为产后第3餐。

菠菜鸡蛋面

材料：菠菜50克，切面100克，鸡蛋1个（约60克），盐、植物油各适量。

做法：鸡蛋打匀成蛋液，菠菜洗净后切成3厘米长的段，备用；锅中放入植物油，油烧热后，锅中加入清水，烧开后把面条放入，煮至完全熟透；将蛋液、菠菜段放入锅内，大火再次煮开；出锅时加盐调味即可。

营养功效：

此面非常好消化，番茄稍酸的口感，可以帮助新妈妈增强食欲；番茄中含有维生素、膳食纤维、番茄红素等，其中番茄红素是一种较强的抗氧化剂，对产后的新妈妈有益。

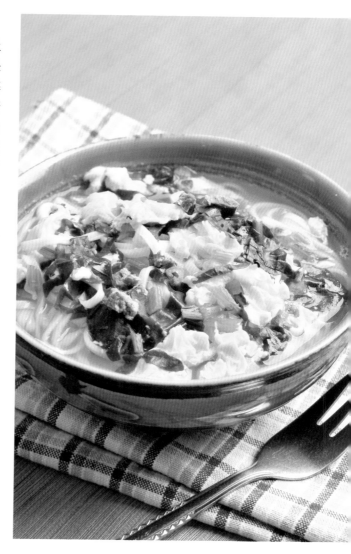

月子第2周

＊营养目标

本周新妈妈所摄营养应利于催乳、补血、强筋骨、防止腰酸背痛。

＊食材推荐

猪蹄、黑芝麻、山楂、鱼、胡萝卜、黑豆、菠菜、面筋、龙眼肉、金针菜等。

＊饮食重点

月子第2周的饮食以补血、补钙和催乳为主。新妈妈在经历了最难受的产后第1周后，从第2周开始，消化功能基本已经调节过来了，因此，比起第1周的饮食，新妈妈在这周可以吃更多种类的食物。月子第2周是新妈妈收缩子宫与骨盆腔的重要时期，所以在饮食上就应该注意补血、补钙，以促进子宫和骨盆的恢复。另外，这一周也应该及时催奶了，新妈妈应该吃一些有助于通乳、下乳的催乳食品，以便顺利地哺喂宝宝。

＊第2周月子餐

黑芝麻猪蹄汤

材料：猪蹄1只（约500克），黑芝麻100克，盐适量。

做法：黑芝麻用水洗净，起干锅炒香后，研成粉末；猪蹄去毛洗净、切块，汆烫后，备用；将约1000毫升水倒入煲中，水开后将猪蹄放入，中火烧开，小火续煮1小时，停火后，将芝麻末、适量盐倒入汤中即可。

营养功效：

此粥具有通乳、催乳功效，适合于缺奶或下奶迟的新妈妈。

猪蹄粥

材料：猪蹄1对，通草5克，炮山甲、漏芦、王不留行各10克，大米100克，葱白2段。

做法：将猪蹄洗净，煎取浓汁；余药水煎取汁。合并两次所煎汁液，用此汁液与大米共煮为稀粥，待粥将熟时放入葱白即可，温热服食。

营养功效：

此粥具有通乳汁、利血脉的功效，尤适用于产后无乳或乳汁不通的新妈妈。

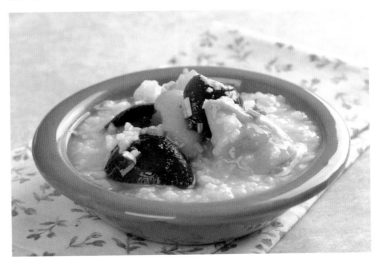

小麦粥

材料： 小麦、大米各50克，红枣5颗。

做法： 将小麦水煎取汁，用此汁液与大米、红枣共煮粥食用。

营养功效：

此粥具有养心神、止虚汗、益气血、健脾胃的功效，尤适用于产后气血亏虚、胃纳不佳、汗出异常等症。

香菇木耳瘦肉粥

材料： 大米50克，瘦猪肉50克，香菇30克，木耳、银耳各15克，香菜少许，盐适量。

做法： ❶将香菇择洗干净，用清水浸泡至软，切丁；大米、木耳、银耳分别洗净，用清水泡软。

❷猪肉洗净，剁成末，入沸水中汆烫一下；香菜洗净，切碎。

❸将大米放入锅中，加入适量清水，用大火烧沸。

❹再放入香菇、木耳、银耳、猪肉末，加入盐，用小火煮至米、肉熟烂，出锅后撒上香菜即可。

营养功效：

这道粥含丰富的维生素和矿物质，营养丰富，清淡爽口，不但可帮助新妈妈增进消化，促进乳汁分泌，还有活血化瘀、健脾益胃的功效，是新妈妈的上好食品。

鲜鲤鱼汤

材料： 鲤鱼1条（约700克），盐、姜片各适量。

做法： 鲤鱼洗净，去鳃及内脏，用沸水焯过；砂锅注水烧开，放入鱼、姜片及盐少许，小火煮15~20分钟，至鱼熟即可。

营养功效：

鲤鱼含有丰富的营养成分，具有益气健脾、清热解毒、滋养开胃的作用。对新妈妈来说，鲤鱼汤热量低，可以帮助促进乳汁分泌，是很好的下乳食品。

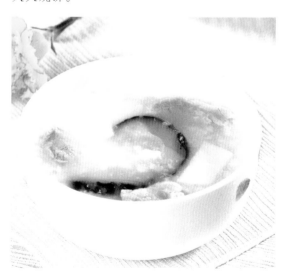

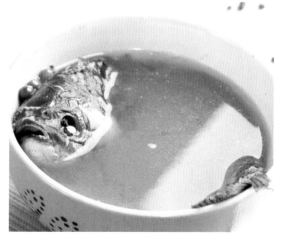

月子第3周

*营养目标

本周新妈妈所摄营养应利于自身增加营养，滋补元气，补充体力，补气补血，以防老化。

*食材推荐

大豆及豆制品、原味蔬菜汤、各类坚果、鱼、肉、蛋、禽等。

*饮食重点

有关专家认为，新妈妈分娩后，补充营养最好从本周开始。在产后的前2周里，新妈妈的内脏尚未恢复完全，疲劳感也未完全消失。如果吃下太多营养价值高的食物，肠道是无法完全吸收的，还会造成虚不受补的现象；对于原本吸收能力强、身体肥胖的新妈妈，立刻进补容易造成产后肥胖症；原

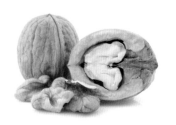

本瘦弱的新妈妈，则会因无法吸收食物养分而发生腹泻，导致更瘦弱。而到了本周，新妈妈的身体稍有恢复，则可以通过进食种类多样的食品来增加营养、滋补元气、补充体力。

*第3周月子餐

炸萝卜丸子

材料：大萝卜250克，鸡蛋1个（约60克），盐、酱油、胡椒粉、味精、植物油、姜末、葱末、花椒盐、水淀粉各适量。

做法：大萝卜洗净，去皮，擦成细丝，再用刀剁碎，加入酱油、盐、味精、胡椒粉、鸡蛋、葱末、姜末、水淀粉搅拌均匀备用；将搅好的萝卜馅挤成蛋黄大的丸子，下入六成热的油中炸透，呈浅黄色，捞出，沥油，撒上花椒盐即可。

营养功效：

此丸子味道鲜美，萝卜、鸡蛋均营养丰富，适合新妈妈滋补元气，补充营养。

南瓜小米粥

材料：大米、小米、南瓜、水各适量。

做法：大、小米淘洗干净，放入陶瓷煲，加入适量水，中火烧开；南瓜去皮切小块，放入陶瓷煲内同煮，中火烧开；改文火，慢慢熬至喜好的程度，南瓜软烂，用勺子背面把南瓜块压成泥拌匀即可。

营养功效：

此粥味道甜美，营养丰富，是新妈妈滋补身体的理想粥品。

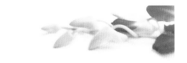

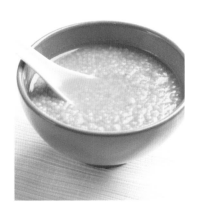

桂圆鸡翅

材料： 鸡翅膀1对（约300克），桂圆肉20克，菜心50克，酱油、白糖、红葡萄酒、盐、葱、姜、高汤、湿淀粉、花生油各适量。

做法： ❶ 鸡翅膀洗净，用酱油、盐腌片刻；葱洗净切段；姜切片；菜心切整齐。

❷ 将油倒入锅中烧热，放入鸡翅膀炸至呈金黄色时捞出，汤汁留下备用。

❸ 锅内留少许油烧热，放入葱段、姜片，煸炒出香味，加高汤、红葡萄酒及鸡翅膀，放盐、白糖，将鸡翅膀烧至熟透，脱骨，码入盘中。

❹ 将菜心、桂圆肉入锅烫熟，摆放在鸡翅周围。

❺ 将余下的葱用油煸出香味，把烧鸡翅的汤汁滤入，用湿淀粉勾芡，浇在鸡翅膀上即可。

营养功效：

此菜养血益气、壮筋健骨，适用于新妈妈气血虚弱、乏力等症。

清蒸茄段

材料： 茄子1个（约200克），植物油、酱油、蒜泥、白醋各适量。

做法： 茄子去柄洗净，对剖切长段，将油及水放入大碗中，将茄子放入碗内拌匀；将茄子取出摆盘，入电饭锅或微波炉蒸软；沥干水分，加入蒜泥、酱油、白醋拌匀食用即可。

营养功效：

茄子含有丰富的营养物质，新妈妈经常食用此菜，可提高对各种疾病的抵抗力，同时也可以抗衰老。

鲫鱼豆腐汤

材料： 鲫鱼一条（约400克）、豆腐200克、料酒、盐、生姜、油、葱段、盐、胡椒、鸡精、香菜各适量。

做法： 鲫鱼开膛去内脏，去鳞去鳃，洗净抹干，用料酒和盐腌10分钟；豆腐切成1厘米厚的方块；炒锅烧热，用生姜在锅里涂一下以防粘锅，然后倒油，鲫鱼放入煎至两面金黄色，加足开水，放些葱段，加些料酒，加盖，烧开后转小火(如果想要汤色雪白，就用大火煲10分钟)，煲40分钟，鱼汤即呈乳白色；加入豆腐，再煮5分钟左右，加盐、胡椒、鸡精、香菜调味即可。

营养功效：

此汤鲜香可口，营养丰富，是新妈妈餐桌上的美味佳肴，利于新妈妈滋补身体和营养吸收。

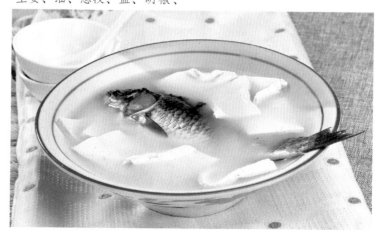

月子第4周

*营养目标

本周新妈妈所摄营养应利于体力的进一步恢复，补气补血，排出毒素，防止便秘。

*食材推荐

黄豆芽、莲藕、胡萝卜、食用菌。

*饮食重点

月子第4周，是新妈妈即将迈向正常生活的过渡期，更应该严格按照坐月子的饮食和休养方式，使气血更加充足，这样才能改善体质，巩固整个坐月子的成果，帮助新妈妈达到最佳体力与健康状态。这一周，新妈妈应该多进食一些补充营养、恢复体力的菜肴，为满月后开始独立带宝宝的生活打好身体和体力基础。而本周的饮食重点就是补充维生素，有效地将毒素排出来，防止便秘的发生。

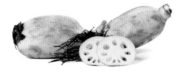

*第4周月子餐

瘦肉冬瓜汤

材料：瘦猪肉75克，冬瓜150克，鸡汤750克，姜、葱各少许，香菜1棵，味精、精盐、麻油、绍酒各适量。

做法：将冬瓜洗净，去籽和皮切成大片，葱洗净切寸段，姜洗净切片，香菜洗净切段；将瘦肉洗净切大片；烧锅，注入鸡汤，加入瘦肉、冬瓜煮至熟，加入精盐、绍酒、葱、姜略煮一会儿，加味精、麻油各少许，加入香菜即可出锅。

营养功效：

此菜肴含蛋白质、矿物质和多种维生素，其中的冬瓜有清热、解毒、利尿之功效，适合产后的新妈妈食用。

莲枣肚羹

材料：熟猪肚100克，莲子、山药、大枣各50克，葱姜汁、料酒、红糖、精盐、清汤、湿淀粉各适量。

做法：莲子用温水浸泡至回软，大枣挖去核，山药削去皮，与猪肚均切成丁；锅内放入清汤，下入莲子烧开，下入山药丁烧开，加入料酒、葱姜汁、精盐；下入猪肚丁、大枣丁、红糖烧开，煮15分钟左右，用湿淀粉勾芡，出锅装入汤碗即成。

营养功效：

此菜可补脾胃，疗虚损，对促进新妈妈康复和促进乳汁分泌、提高乳汁质量均十分有益。

虾米豇豆

材料：虾米50克，豇豆250克，盐、蒜末、麻油、味精各适量。

做法：豇豆洗净，切成3厘米左右的段备用；虾米用沸水泡发；将豇豆放入沸水中焯至豇豆无生味，捞出盛于盘中；加虾米、蒜末、麻油、盐、味精拌匀即可。

营养功效：

此菜有助于新妈妈产后的营养补充和体力恢复。

南瓜炒肉丝

材料：猪肉丝45克，南瓜250克，姜片15克，酱油、盐、植物油、葱末各适量。

做法：南瓜洗净，去皮、瓤，切成块状，备用；锅倒油烧热，爆香姜片、葱末，然后放入肉丝、酱油及盐，略炒1分钟，再加入南瓜，翻炒2分钟，加水，盖上锅盖，以小火焖煮10分钟，待南瓜熟软即可。

营养功效：

猪肉含有丰富的蛋白质、B族维生素和锌；南瓜营养价值较高，性温、味甘，补中气，消炎止痛，润肺化痰，可以治疗多种疾病。此菜对于新妈妈体质的恢复有很大帮助。

清炖鸡参汤

材料：童子鸡1只（约500克），水发海参400克，水发冬菇50克，火腿片25克，笋花片50克，小排骨250克，鸡骨500克，精盐、料酒、姜、葱、高汤若干，味精少量。

做法：将发好的海参洗净，下开水锅氽一下取出；鸡骨、小排骨斩成块，与童子鸡一起下开水锅氽一下取出，洗净血污；冬菇去蒂，洗净泥沙待用；将海参、童子鸡放在汤锅内，将笋花片放在海参与童子鸡间的空隙两头，火腿片放在中央，加入料酒、味精、精盐、葱、姜、鸡骨、小排骨、高汤，盖上盖子，上笼蒸烂取出，除去鸡骨、排骨，捞去葱、姜即可食用。

营养功效：

此菜富含磷、钙、蛋白质等营养成分，有养血润燥、补肾益精、补益脏腑、健脾养胃的功效，对于产后体虚的新妈妈有益。

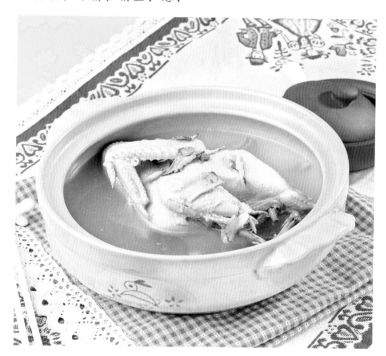

蔬果宜忌，新妈妈须留心

产后的新妈妈，因身体康复及乳汁分泌的需要，应该摄入更多的维生素和矿物质，尤其是具有止血和促进伤口愈合作用的维生素C；同时，新妈妈在月子里容易发生便秘或排便困难，需要摄入一定的膳食纤维以促进肠胃的蠕动，达到通便的目的。而蔬菜和水果不仅含有大量的维生素C，还富含膳食纤维，正是新妈妈最需要的食品。所以在坐月期间，新妈妈吃适量的蔬果是科学合理的。不过，这也并不意味着新妈妈就可以想吃什么蔬果，就吃什么蔬果，进食蔬果时的一些宜忌还是应该多加留心，以防影响到身体恢复和健康。

＊宜吃水果

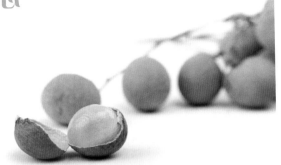

💗 橘子。橘子中含维生素C和钙质较多，维生素C能增强血管壁的弹性和韧性，防止出血。新妈妈产后子宫内膜有较大创面，出血较多，如果吃些橘子，可防止产后继续出血。钙是构成婴儿骨骼牙齿的重要成分，新妈妈适当吃些橘子，也能够通过乳汁把钙质提供给婴儿，不仅可以促进婴儿牙齿、骨骼的生长，而且能防止婴儿发生佝偻病。

💗 山楂。山楂中含有丰富的维生素和矿物质，还含有大量的山楂酸、柠檬酸，能够生津止渴、散瘀活血。新妈妈产后过度劳累，往往食欲缺乏、口干舌燥、饭量减少，如果适当吃些山楂，能够增进食欲、帮助消化、加大饭量，有利于身体康复和哺喂婴儿。另外，新妈妈吃些山楂，也能较快地排出子宫内的瘀血，减轻腹痛。

💗 香蕉。香蕉中含有大量的纤维素和铁质，有通便补血的作用。新妈妈胃肠蠕动较差，常常发生便秘，再加上产后失血较多，需要补血，而铁质是造血的主要原料之一，所以新妈妈多吃些香蕉能防治产后便秘和产后贫血；同时如果新妈妈摄入的铁质多了，乳汁中铁质也就会增多，这对预防婴儿贫血有一定的帮助作用。

💗 红枣。红枣中含有大量维生素C，还含有大量的葡萄糖和蛋白质，具有健脾养胃、益气生津、调整血脉的作用，尤其适合产后脾胃虚弱、气血不足的新妈妈食用，但要注意适量。

💗 桂圆。桂圆味甘、性平、无毒，为补血益脾的佳果。产后体质虚弱的新妈妈，适当吃些新鲜的桂圆或干燥的龙眼肉，既能补脾胃之气，又能补心血不足。

✻ 忌吃水果

💗 杏。杏性温热，多食易上火生痰，新妈妈产后不宜食用，而且在产后哺乳期，新妈妈吃杏对婴儿也不利。所以，产后忌吃杏子。

💗 柿子。柿子性大凉，寒则凝滞收引。新妈妈产后，体质较弱，切忌食用寒凉食物，所以忌吃柿子。

💗 梨。梨性凉，新妈妈同样在产后忌吃梨。如果新妈妈实在想吃，可煮熟食用。

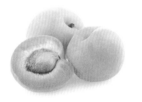

替您支招

最好是吃新鲜水果。

最好吃常温水果。

吃水果时要注意清洁或去皮，以免发生腹泻。

吃完水果后应及时漱口，以防腐蚀牙齿。

✻ 宜吃蔬菜

💗 黄豆芽。黄豆芽含有大量蛋白质、维生素C、纤维素等。蛋白质是生长组织细胞的主要原料，能修复生产时损伤的组织；维生素C能增加血管壁的弹性和韧性，防止出血；纤维素能通肠润便，预防便秘，所以黄豆芽是新妈妈的理想食品。

💗 莴笋。莴笋含有钙、磷、铁等多种营养成分，能助长骨骼、坚固牙齿，适合产后少尿和乳汁不畅的新妈妈食用。

💗 莲藕。莲藕含有大量的淀粉、维生素和矿物质，是祛瘀生新的佳蔬良药。新妈妈多吃莲藕，能及早清除腹内积存的瘀血，增进食欲，帮助消化，促进乳汁分泌，有助于对新生儿的喂养。

💗 海带。海带含碘和铁较多，碘是制造甲状腺素的主要原料，铁是制造血细胞的主要原料，新妈妈多吃这种蔬菜，能增加乳汁中铁和碘的含量，还能预防贫血。

💗 黄花菜。黄花菜中含有蛋白质及矿物质磷、铁、维生素A、维生素C等，营养丰富，味道鲜美，尤其适合做汤。新妈妈多吃黄花菜有助于消除产褥期容易发生的腹部疼痛、小便不利、面色苍白、睡眠不安等症状。

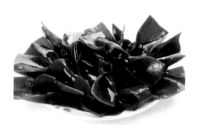

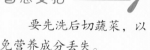

替您支招

要先洗后切蔬菜，以免营养成分丢失。

蔬菜炒过或煮过吃，效果比生食好，尤其可增进脂溶性维生素A、维生素D的吸收。

菜汤不要丢掉，以减少营养成分的丢失。

不要用铜锅炒菜。

炒菜时应急火快炒。

新妈妈坐月子要补钙、补铁

钙不仅是新妈妈骨骼组织的主要构成物质，并且在新妈妈机体各种生理和生物化学的过程中也起着重要的作用。钙离子对新妈妈血液的凝固、神经肌肉的兴奋性、细胞的黏着、神经冲动的传递、细胞膜功能的维持、酶反应的激活，以及激素的分泌等，都有着决定性的影响，因此，新妈妈产后从第1个月开始就要注意补钙，特别是给宝宝喂母乳的新妈妈更要注意这一点，以免钙通过母乳流失。

铁是人体最重要的营养素之一，能合成血红蛋白，而血红蛋白是红细胞的主要成分，其功能是在新妈妈的肺部结合氧气送到全身各组织，并将组织中的二氧化碳送到肺部而呼出体外。由于孕期新妈妈体内营养就以"宝宝优先"的原则被宝宝选择和吸收，如果新妈妈体内铁质被宝宝吸收又没有及时补充，外加分娩时失血较多，新妈妈在月子期就容易缺铁。如果新妈妈缺铁严重，血中血红蛋白减少，就会引起缺铁性贫血。所以新妈妈在月子期适当补充铁质是必要的。

对于哺乳新妈妈来说，在这一时期补铁，一方面是给自己补充铁质，同时也是给自己的宝宝补充铁质。因为新妈妈的母乳中本来就含有一些铁质，虽然不是非常多，但是喂宝宝母乳之后，其中的铁质会被宝宝非常好地吸收掉，利于宝宝的健康成长。

＊ 钙的摄取应适量

钙以蛋白结合钙、络合钙和离子钙的形式存在于血浆中，新妈妈及宝宝血浆钙的正常值为85~115mg／L。若钙缺乏，血清钙降低，可使神经和肌肉的兴奋性增高，从而引起抽搐；若长期钙缺乏，还可以导致宝宝佝偻病、新妈妈软骨病和骨质疏松。反之血清钙过高，则可抑制神经、肌肉的兴奋性。

＊ 影响钙的吸收率的因素

维生素D可以促进钙吸收；乳糖和钙同服时，可大大地提高钙的吸收率；膳食蛋白质供给充足也有利于钙吸收。而蔬菜中的草酸和纤维素会影响钙的吸收。

补充钙时还应该控制磷的摄入量。磷摄入过多时，会与钙形成磷酸钙，影响钙的吸收与利用。所以，钙、磷摄入之比最好控制在2:1。

维生素D对人体对钙的吸收具有重要意义，因此产后新妈妈想要补钙，就应该摄入适量的维生素D。一般情况下，维生素D摄入量夏季为200国际单位，冬季为400国际单位。

维生素D对人体很重要，但并不意味着多多益善，如果摄入维生素D过量，会引起中毒。

而摄入维生素D最好、最安全并最有效的方法是进行户外活动、晒太阳。实验证明，每天户外活动2小时以上，体内转变的维生素D可以满足人体的需要量，不需要再服用维生素D补充剂。

＊补钙的有效途径——膳食多样化，营养均衡

日常生活中有很多富含钙质的食物，如奶类、豆类、水产品和蔬菜等，新妈妈在日常饮食中应该注意膳食多样化。如果新妈妈只吃蔬果，没有脂肪的参与，维生素D也就没有了载体，从而不能被吸收，这必然会影响到钙的吸收；另外血浆中有一部分钙是以蛋白质结合钙的形式存在的，如果蛋白质摄入不足，也会影响钙的吸收和利用，所以荤素搭配、平衡膳食、营养均衡极为重要。

＊补钙美食

韭菜炒虾皮

材料： 虾皮30克，韭菜300克，食用油、盐、味精各适量。

做法： 把韭菜择洗干净，将水沥干，切成2厘米长的段；将虾皮清洗干净，把多余的水分挤出去；把锅放在火上，将油放入锅内烧热，把虾皮放入锅内先炸一下，随后将韭菜、盐放入锅内，加少量水，翻炒几下，放入味精调味，出锅即可食用。

营养功效：

此菜富含钙及其他营养素，是新妈妈补钙简单而有效的佳肴。

奶酪蛋汤

材料： 奶酪20克，番茄末20克，西芹末20克，骨汤1大碗，鸡蛋1个，盐、胡椒、精面粉各适量。

做法： 奶酪与鸡蛋一道打散，加些精面粉；骨汤烧开，调味，淋入调好的蛋液；最后撒上西芹末、番茄末做点缀。

营养功效：

此蛋汤由于加入奶酪而使钙质含量变得丰富，同时口味也更浓郁，是产后及哺乳期新妈妈的一道富钙美食。

虾烧莴笋

材料： 虾50克，莴笋350克，油5克，盐、白糖、绍酒、酱油、味精各1小匙，姜、葱片各少许，淀粉适量。

做法： 将莴笋去根、叶、皮，切片，下入沸水锅中焯烫透，捞出沥净水分备用；炒锅上火烧热，下入虾、葱、姜炝锅，烹绍酒，放入莴笋翻炒，再放入白糖、酱油、盐、味精，添少许汤，烧至入味，用水淀粉勾薄芡，淋明油，出锅装盘即可。

营养功效：

虾皮富含钙，新妈妈常食可补充钙质，也能增加其他营养。

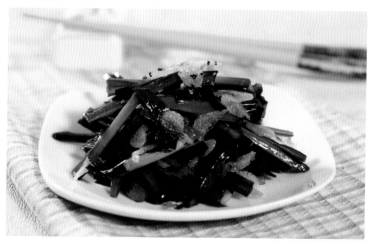

＊补铁美食

菠菜土豆泥

材料：菠菜、土豆、猪肝、植物油、盐各适量。

做法：将土豆切片蒸上10分钟左右后去皮再碾成泥状；把猪肝切碎成末状；菠菜过水炒熟，再切成碎末(菠菜过水时要在锅里加一点油和盐，这样一会儿就不用再放调料，并且菠菜过水后也不会影响钙的吸收)；最后将三个材料混合在一起(把菠菜末放在底层，第二层放猪肝末，最后放上土豆泥)，再蒸一下即可食用。

营养功效：

猪肝中含有多种营养物质，如丰富的维生素A和微量元素锌、铁、铜，其味甘、性平，是产后新妈妈的优质食物。

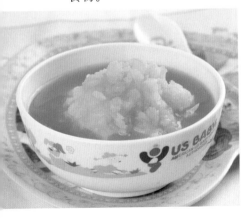

蚝豉煲猪腱汤

材料：蚝豉50克，猪腿肉400克，杏仁20克，银耳（干）15克，姜5克，大葱3克，陈皮3克，盐3克。

做法：❶蚝豉用清水浸软洗净；葱、姜洗净，葱切段，姜切片。

❷将锅加水煲滚，放入蚝豉、姜、葱，盖密煮半小时，以去腥味，铲起，姜葱弃去。

❸银耳用清水浸至发涨，洗净，锅中放水煲滚，银耳入滚水中煮5分钟，捞起用凉水冲洗干净，沥干水分。

❹猪腿肉放入滚水锅中，煮5分钟，取起洗净，陈皮浸软，刮去瓤洗净，杏仁放入滚水中煮5分钟，去衣洗净。

❺把适量水放入锅中煲滚，放入蚝豉、猪腿肉、杏仁、陈皮、银耳猛火煲滚。

❻将煲滚的汤用慢火再煲3小时，下盐调味即可。

营养功效：

蚝豉所含蛋白质中有多种优良的氨基酸，这些氨基酸有解毒作用，可以除去体内的有毒物质；猪肉含有丰富的优质蛋白质和必需的脂肪酸，并提供血红素(有机铁)和

促进铁吸收的半胱氨酸，能改善新妈妈的缺铁性贫血。

明火珍珠

材料：鹌鹑蛋100克，油菜心100克，料酒10克，盐5克，味精2克，玉米淀粉10克，姜5克，大葱10克，白酒300克，鸡油25克。

做法：❶将鹌鹑蛋煮熟，剥皮；菜心择洗干净，放入开水中焯一下，捞出，菜心投入冷水中过凉，捞出，沥水。

❷取大平盘一只，中间摆放上7个小酒盅，逐个倒满白酒备用，菜心围盘边摆成一个圆圈。

❸炒勺上火，放15克熟鸡油烧热，投入葱段、姜片煸出香味，然后捞出葱姜，放入清汤、精盐调味随即下鹌鹑蛋，待烧开，用水淀粉勾芡，撒入味精，淋明油，颠翻出勺，盛在菜心和酒盅之间。

❹上桌后点燃酒盅中的白酒即成。

营养功效：

鹌鹑蛋含有丰富的营养物质，可补气益血、强筋壮骨；油菜中含有丰富的钙、铁和维生素C，另外胡萝卜素含量也很丰富，是人体黏膜及上皮组织维持生长的重要营养源。

产后便秘食疗法

新妈妈产后子宫收缩，直肠承受的压迫突然消失而使肠腔舒张、扩大；大部分时间都在卧床休息，缺少活动，使胃肠运动缓慢；饮食精细，食物残渣少；疏忽调理大便或孕期便秘未能治愈等，都是引起新妈妈产后便秘的原因。产后便秘对新妈妈的产后恢复和健康有极大危害，以下食疗方对缓解、治疗新妈妈的产后便秘有功效。

炖参肠

材料： 海参、猪大肠各200克，黑木耳50克，葱、姜各5克，酱油10克，料酒50克。

做法： 锅内放入水烧开，将发好、洗净、切成条的海参、大肠分别焯一下；将大肠放入锅内加水煮至五分熟，放海参、葱、姜、料酒、酱油，煮至海参、大肠酥烂后加木耳，再煮至木耳熟时即可。

营养功效：

可养阴清火，益肠通便。对产后阴血虚弱、虚火内灼、大便燥结的新妈妈有功效。

葱味牛奶

材料： 牛奶250克，蜂蜜60克，葱汁少许。

做法： 将葱汁、蜂蜜兑入牛奶中烧开，改用小火煮10余分钟即可。

营养功效：

能养阴润肠，滑肠通

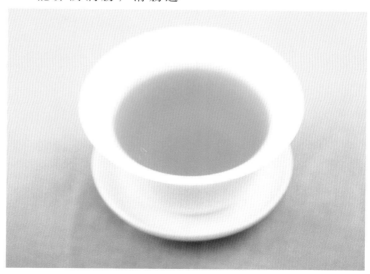

便，对产后便秘的新妈妈有功效。

香蜜茶

材料： 蜂蜜65克，香油35毫升。

做法： 将香油和蜂蜜混匀，加沸水冲调服。早、晚各1次。

营养功效：

能养阴润肠，滑肠通便，对产后肠道津枯便秘的新妈妈有一定疗效。

产后失眠食疗法

新妈妈如果睡眠不好会带来一系列预想不到的疾病，如产后头疼，产后激素分泌不好造成体重增加，产后脱发，产后忧郁，等等。但产后新妈妈又容易失眠，其原因有很多，精神紧张、兴奋、抑郁、恐惧、焦虑、烦闷等精神因素常可引起失眠；工作和生活压力过重、环境改变、噪声、光和空气污染等社会环境因素也会引起新妈妈失眠；晚餐过饱、睡前饮茶和咖啡这些不良生活习惯同样可以导致失眠。所以说，新妈妈想要摆脱失眠，需要改变、调整的很多，比如情绪状态、居住环境、生活习惯等，这里主要从饮食的角度给新妈妈提供一些有助于缓解、克服失眠的食疗方法。

经常失眠的新妈妈，可以用莲子、龙眼、百合配粟米熬粥，此粥有助于防治失眠。

将适量洋葱捣烂，装入瓶内盖好，临睡前放在枕边嗅闻其气，一般在片刻之后便可入睡。

临睡前吃1个苹果，或在床头柜上放1个剥开皮的柑橘，失眠的新妈妈吸闻其芳香气味后，可以镇静中枢神经，帮助入睡。

因高血压而失眠的新妈妈，用芭蕉根50克、猪瘦肉100克，同煮服用，能催眠入睡。

心虚、多汗、失眠的新妈妈，切开1个猪心，装入党参、当归各25克，同蒸熟，去药，吃猪心并喝汤，对失眠有良效。

新妈妈将食醋1汤匙，倒入1杯冷开水中，调匀饮用，可以催眠入睡并睡得香甜。

食物中所含的维生素和氨基酸对于人的精神健康具有重要影响。如果新妈妈缺乏某种单一营养物质也会引起失眠，所以在日常饮食中新妈妈应该多吃富含B族维生素的食物，比如粗粮、鱼等，这些食物可以增强对产后失眠症的治疗。

产后失眠不仅不利于新妈妈的身体健康，而且对于新出生的宝宝也会造成一定程度的影响，因此，及时地采取措施对新妈妈产后失眠进行治疗是至关重要的，除了上面讲的食疗方，新妈妈和家人应该从生活的各个方面进行调整，力求给新妈妈创造一个良好的睡眠条件。

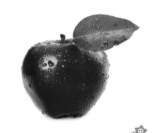

替您支招

在睡觉前的30～60分钟里，新妈妈可以做点能让自己放松的事，尽可能不让自己过于紧张和劳累，尝试一些放松身心的方法，比如洗个热水澡、静静地读点书，或者看部自己喜欢的电影等。

产后尿潴留食疗法

产后尿潴留是产褥期常见的不适病症，会给新妈妈带来生理和心理上的诸多困扰。正常情况下，顺产的新妈妈在4~6小时内就可以自己小便了，但如果在分娩6~8小时后甚至在月子中，仍然不能正常地将尿液排出，并且膀胱还有饱胀的感觉，就可能患上了尿潴留。产后尿潴留不仅可能影响子宫收缩，导致阴道出血量增多，也可能造成产后泌尿系统感染，所有患有此症的新妈妈，一定要及时治疗。通过食疗方对尿潴留进行调理也是新妈妈可以选择的一种疗法。

益气通尿汤

材料：炙升麻9克，厚肉桂2克(后下)，炙黄芪12克，琥珀末3克(冲服)，甘草梢3克，荆芥穗9克。

做法：水煎服，每日1剂，日服2次。

营养功效：

此汤具有益气利尿的功效。

鲤鱼黄芪汤

材料：鲤鱼1条（约800克），黄芪60克，姜、葱、味精等调味品少许。

做法：将鲤鱼收拾干净，将黄芪用纱布包好；把鲤鱼和黄芪同时放入锅中，加水，放调味品，煮至鱼熟后去掉黄芪，加入适量盐即可食用。

营养功效：

此汤健脾益气、利水消肿、下气通乳，对于产后气虚、小便不通的新妈妈有益气利尿的功效。

黄芪麦冬通草粥

材料：黄芪30克，麦冬10克，通草10克，粳米100克，红糖30克。

做法：将黄芪、麦冬、通草放入锅中，加水，煎煮约30分钟后取出汁；将粳米淘洗干净，放入锅中，加入药汁，再加入适量清水，煮至米烂汁黏时放入红糖即可食用。

营养功效：

此粥益气养阴、通利小便、健脾益肺，对产后脾肺气虚所致的小便不利有较好的疗效。

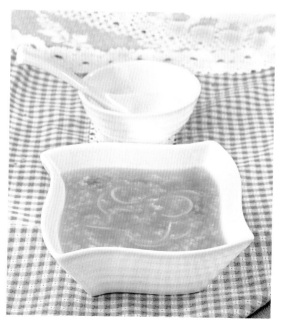

健康食品，吃出你的好身材

很多新妈妈都有生完孩子就发胖的烦恼，那么哪些食物新妈妈吃了不仅不胖，还有减肥的功效呢？下面给爱美的新妈妈推荐一些利于减肥、恢复身材的健康食品：

💚 黄瓜。黄瓜中含有的丙醇二酸，有助于抑制各种食物中的碳水化合物在体内转化为脂肪。

💚 绿豆芽。含水分多，食入体内后产生的热量少，更不容易形成脂肪堆积皮下。

💚 奇异果。它能促进人体对维生素C的吸收，早上食用效果最佳。

💚 鸡胸肉。它含丰富的蛋白质，热量低，是减肥食品中很受欢迎的品种。因为鸡皮的热量极高，可将其割掉。

💚 海藻。它含有丰富的矿物质，不含热量。食用时可加入适量的醋，或用来炒蛋，以此增加菜的分量。

💚 南瓜。它含有丰富的植物纤维素及胡萝卜素，用煮或炒的方法食用，人体吸收率会更高。

💚 韭菜。韭菜除了含钙、磷、铁、糖和蛋白质、维生素A、维生素C外，还含有胡萝卜素和大量的纤维等，能增强胃肠蠕动，有很好的通便作用，能排出肠道中过剩的物质，其中包括多余的脂肪。

💚 牛奶。牛奶含有丰富的乳酸和钙质，它既能抑制胆固醇沉积于动脉血管壁，又能抑制人体内胆固醇合成酶的活性，减少胆固醇产生。

💚 冬瓜。经常食用冬瓜，能去除身体多余的脂肪和水分，起到减肥作用。

💚 花生。花生具有降低胆固醇、润肠通便的作用，其蛋白质含量高达30%，营养价值可以与动物性食品鸡

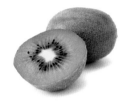

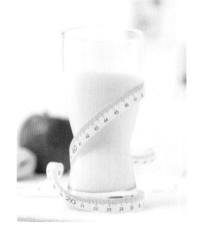

肉、牛奶、瘦肉等相媲美，且容易被人体吸收。经常食用花生不仅能够控制体重，还能起到滋补益寿的作用。

💚 苹果。有研究表明，每天吃1个苹果可以抑制体重增加。苹果中纤维含量很高，纤维让人有饱腹感。另外，苹果中含有的抗氧化剂，有助于预防代谢综合征。苹果是最理想不过的低热量零食。

💚 荞麦面条。荞麦中纤维含量很高，而且跟大多数碳水化合物不一样，它含有蛋白质，新妈妈吃了后，会有充分的饱腹感，所以吃荞麦面条更容易控制量，从而控制自身体重的增长。

当然，食品中具有减肥功效的还有很多，不止上面所述，新妈妈只要均衡饮食，不过量进食高脂肪、高蛋白食物，外加保持轻松愉快的心情，一定能使自己恢复到产前的体形和身材。

产后瘦身，新妈妈的必修课

为了宝宝，新妈妈在孕期每天会吃很多营养食物，这就导致了产后一身赘肉，特别是肚子和腰上更为明显，让很多新妈妈烦恼不已，减肥成了每个爱美的新妈妈迫不及待要做的一件事。那么产后如何减肥最有效呢？这里从饮食的角度给新妈妈提供一些建议。

＊把握减肥黄金期

产后6个月是减肥的黄金期，只要好好把握这段时间，产后想要恢复理想体重和体形并非难事。但这里要提及的一点是，在这段

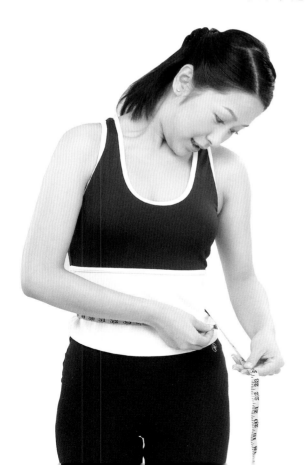

时期内，新妈妈减肥必须要科学合理，不可盲目、急功近利，不能以影响自身及宝宝的健康为代价。有的新妈妈为了早日恢复窈窕身材，产后没多长时间即进行高强度运动、不规范瑜伽动作、节食等，这些都是极不可取的，新妈妈应该多加注意。总的来说，在产后6个月，新妈妈合理饮食，通过一些瘦身月子餐，配合适当的运动训练，即可达到瘦身减肥的目的。

＊利于减肥的素食食谱

素食的纤维素含量高，除了一般人熟悉的蔬菜水果之外，米饭、粗粮馒头也都含有丰富的纤维素，不但有饱足感而且可预防便秘。素食用低油烹调，做出来的食物清淡、好消化，能够避免过多油脂的摄取。

白萝卜瘦身汤

材料： 白萝卜2个，排骨500克，生姜10克，枸杞15克，盐、胡椒粉各少许。

做法： 先将排骨加水放姜煮沸，去除排骨的血腥味，煮20分钟后加入切好的白萝卜块，大火煮10分钟，再转文火煲40分钟，然后加入枸杞、盐、胡椒粉调味即可。

营养功效：

萝卜含有丰富的纤维素，能增强肠道的蠕动，促进消化，从而达到减肥的作用。

凉拌莲藕

材料：莲藕、海带芽、红萝卜、盐、酱油、白醋、果糖各适量。

做法：莲藕削去外皮，切薄片入热水中汆烫，捞起沥干待凉；红萝卜削去外皮、切小片；海带芽以清水浸泡、盐水洗净，以热水滚烫，入冷开水中浸泡一下，取出沥干水分切小段。将上述加调味料和匀，即可食用。

营养功效：

行气消食积，利水气。

健康豆腐

材料：豆腐、豌豆荚、黑木耳、金针菜、姜丝、葱、花生油、蚝油、太白粉各适量。

做法：豆腐切长条，以热水汆烫；金针菜用水泡开后，再用热水汆烫；豌豆荚、黑木耳分别切丝备用。热锅入油爆香姜丝及葱段之后，分别将黑木耳、金针菜放入拌炒；放入豆腐、蚝油及少许水，以小火焖煮约5分钟；起锅前再加入豌豆荚，并改以大火，略勾薄芡即可。

营养功效：

豌豆荚、黑木耳有降低胆固醇的功效，并含有高纤维，利于减肥。

＊利于减肥的中医食谱

中医食谱的设计，适合产后坐完月子的新妈妈食用，其内的瘦肉和鲤鱼，富含蛋白质，有助于乳汁分泌；不用哺乳的新妈妈则着重于健脾益气，有效改善产后虚胖问题。

冬瓜薏仁汤

材料：冬瓜250克，薏仁25克，鸡肉100克。

做法：冬瓜洗净去皮切块，放入锅中加入薏仁(必须先浸泡半个小时以上)、鸡肉、水，先用大火煮开，再用小火炖40分钟。

营养功效：

此方可消产后小腹水肿。

鲤鱼姜丝汤

材料：鲤鱼1条（约800克），车前子10克，玉米须50克，姜丝、盐各适量。

做法：鲤鱼去鳞去内脏，切成段；车前子、玉米须、鲤鱼、姜丝放入锅中，加适量水用大火煮开，再用小火煮熟，加盐调味。

营养功效：

此方可助新妈妈改善下半身肥胖兼具通乳作用。

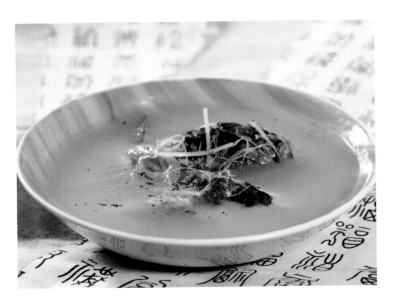

饮食调理，还新妈妈姣好容颜

新妈妈产后容易出现面部水肿、面色晦暗、长痘痘等现象，这让很多爱美的新妈妈烦恼不已，影响月子期间的心情，对新妈妈身体恢复和照顾宝宝都不利。其实新妈妈不必太过焦虑自己的容颜不如以前光彩照人，只要在饮食上多加调理，保持平和愉快的情绪，问题多多的面部皮肤问题完全可以得以缓解，甚至恢复到以前的模样。

＊改善肤质的敷品和饮品

玫瑰花。干玫瑰花用热水浸泡后，滴上几滴橄榄油，用来敷面，能使皮肤显得光滑润泽。

蜂蜜。蜂蜜含葡萄糖、果糖、蛋白质、活性酶、生物活素、生物刺激素及各类维生素等，还有多种微量元素，营养全面，长期食用可使新妈妈皮肤白嫩光滑、红润健康，防止皮肤皲裂。

酒。喝剩的酒不要倒掉，用酒搓擦面部，可滋润皮肤。

山楂。用山楂泡茶饮用，能促进血液循环，有护肤作用，还能去除多余脂肪。

罗汉果。用罗汉果泡茶，有抗氧化作用，能防止衰老。

＊改善肤质的美容餐

菊花红枣粥

材料：大米90克，红枣50克，菊花15克。

做法：把大米、红枣、菊花放入锅内，加水适量煮至黏稠状即可食用。

营养功效：

大枣含有美容作用较强的维生素A、B族维生素及氨基酸等，经常食用，能使面部肤色红润。

消痘汤

材料：绿豆50克，生薏仁100克，金银花3克，蜂蜜适量。

做法：把金银花放入药袋，其他药材洗干净后分别浸泡1小时；先煮熟薏仁和金银花，再放入绿豆炖煮，当绿豆煮熟破皮即可熄火，闷半小时；食用时，依个人口味加上些许蜂蜜。

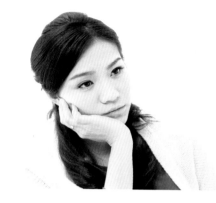

营养功效：

此汤具有清热解毒、去痘、美白的功效，但坐月子的妈妈不宜喝太多，适量而止。

海米油菜

材料：海米50克，油菜200克，盐、糖、味精、鸡汤、淀粉汁各适量。

做法：将油菜洗净切成长段，以素油煸炒；加入海米，再加适量盐、糖、味精和鸡汤，至熟后加入淀粉汁，使汤汁透明即可。

营养功效：

油菜利尿除湿气，海米温补肾阳，鸡汤补虚益气，三原料相配，共成补虚弱、消虚胖之佳品，经常食用可改善面部水肿。

对抗产后脱发妙法多

很多新妈妈发现，自从分娩后，原来浓密的秀发现在变得稀松，且头发稀少的部分多在头部前1/3处，每次在梳理和清洗秀发的时候，还会有大把的头发脱落。如果有这种现象，新妈妈就很可能是患了产后脱发。其实产后脱发是很正常的生理现象，之所以会有这种情况，主要是因为新妈妈分娩后体内激素大量减少，反馈性地使头发营养供应减少。随着新妈妈分娩后机体内分泌水平的逐渐恢复，脱发现象会自行停止，新妈妈不必为此而过度担忧或恐惧。

如果新妈妈想早日改善这种现象，首先就应该保持轻松愉快的心情；其次要少吃过于油腻及刺激性的食物；再次要注意产后头发的清洁卫生，每天用中性洗发液洗发1次，自然晾干；最后一点是新妈妈尽量不要烫发和染发。

在日常生活中，也有很多食材可以用来缓解新妈妈的产后脱发：

* 多摄入动物性蛋白质

头发最重要的营养来源就是蛋白质，所以在饮食方面，新妈妈除了应注意均衡摄取营养外，还应该多补充一些富含蛋白质的食物，例如：牛奶、鸡蛋、鱼、瘦肉、核桃、葵花子、芝麻、家禽肉等。

* 服用黑芝麻

将黑芝麻炒熟、捣碎，加糖拌匀，每天2~3次，每次1~2勺，持续服用1个月，对缓解脱发会有明显的效果。

* 用何首乌醋液洗发

将何首乌浸泡在醋液中，一个月后，取醋液与洗发水混合洗头，吹干后再将何首乌醋液喷一些在头发上，不仅可防止脱发，还有美发、养发功效。

* 多吃绿色蔬菜和新鲜水果

绿色蔬菜中的碱性无机盐（钙、镁、钠、钾等）含量高，可中和体内不利于头发生长的酸性物质，并使之成为无毒性物质排出体外，新妈妈可选食冬瓜、萝卜、大白菜、菠菜、藕。新鲜水果如樱桃、苹果、大枣等，也可以帮助新妈妈生发、长发。

* 对抗脱发食疗方

除了上面提到的方法，还有两个食疗妙方可以帮助新妈妈早日找回以前的一头靓丽的秀发。

龙眼人参炖瘦肉
材料：瘦猪肉150克，龙眼肉20克，枸杞子15克，人参6克。

做法：先将猪肉洗净切块，龙眼肉、枸杞子洗净，人参浸润后切薄片，全部用料共放炖盅内，加水适量，以文火隔水炖至肉熟，即可食用。每日1剂。

营养功效：

此方大补元气、养血生发。

枸杞黑豆炖羊肉

材料：枸杞子20克，黑豆30克，羊肉150克，姜、盐各适量。

做法：先将羊肉洗净切块，用开水汆去腥味，再将枸杞子、黑豆分别淘洗干净，与羊肉共放锅内，加水适量，武火煮沸后，改用文火煲2小时，加入调味品即可食用。每日1剂。

营养功效：

此方有助于新妈妈养血生发。

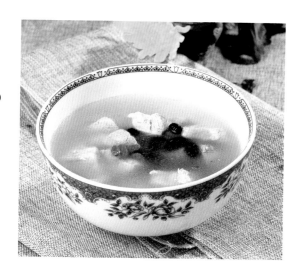

坐月子饮食不正确的旧观念

关于新妈妈坐月子，老人总有许许多多的"过来人"经验，这些经验就构成了中国女性坐月子的传统，该吃什么，该喝什么，该怎么做，照顾新妈妈饮食起居的老人都有一套自己的说法。随着社会的发展和时代的变迁，我们逐渐知道，传统观念中很多坐月子的方法是不合理、不科学的，但也有很多是有道理的、正确的。因此很多新妈妈就陷入了困惑中，分辨不清孰是孰非。这里就坐月子饮食上的新旧观念进行罗列，可供新妈妈参考。

旧观念一：早喝汤，早下奶

这个观点是不正确的。因为新妈妈分娩后3日内，乳汁分泌并不十分多，乳腺管也没有完全通畅，如果早早地大量喝汤水，刺激了乳汁分泌，就会全部堵在乳腺管里，容易引起乳腺炎。这时应该让宝宝把乳腺管全部吸吮通畅，以后慢慢配合不油腻的汤汤水水，乳汁才会源源不断。

旧观念二：老母鸡汤补身体

在老一辈人的心里，老母鸡一直被认为是新妈妈补身子的佳品，但老母鸡体内含有的雌激素对新妈妈是不利的。因为分娩后的新妈妈只有体内雌激素下降，泌乳素上升，才会有乳汁分泌，如果雌激素居高不下，就会抑制泌乳素的分泌。而新妈妈过多食用老母鸡汤或肉，会增加体内的雌激素，这会影响到新妈妈分泌乳汁，对哺喂宝宝没有好处。

新妈妈分娩2周，体内激素比较平稳、乳汁通畅后，才可以适量喝些老母鸡汤。

*旧观念三：月子里不能吃水果

在老一辈的传统观念里，坐月子的新妈妈不能吃水果，否则以后就会经常牙痛。但水果是维生素和矿物质的重要来源，特别是像维生素C这种水溶性维生素，当菜烧熟了以后基本就流失了，如果新妈妈不吃水果，则很可能导致缺乏维生素C。新妈妈分娩后身体比较虚弱，忌寒凉是正确的，但不能完全不吃水果，除了寒性水果不要食用，如西瓜、梨等，其他水果可以通过水煮或其他方式使其温热食用即可。而新妈妈牙齿不好则和水果完全无关，月子里千万不要放弃营养丰富的水果。

*旧观念四：产后常吃火腿，伤口长得快

火腿一直被认为是促进伤口愈合的"良药"，因此它就经常出现在新妈妈的食谱中。其实，新妈妈伤口的愈合和优质蛋白质有关，只要是含蛋白质丰富的食物都能促进伤口愈合。而火腿是腌制品，所含有大量的食盐反而不利于伤口愈合，还会通过母乳加重宝宝的肾脏负担。另外，火腿所含的大量亚硝酸盐，不仅影响新妈妈的健康，还会随着新妈妈的乳汁对宝宝造成危害。

*旧观念五：桂圆能补血

分娩时大量出血和产后持续数周的恶露让补血成为新妈妈的必修课。而传统的补血食物就是红枣、桂圆。但事实是桂圆不但不能补血，反而还会增加出血量，因为桂圆有活血作用，吃了会造成恶露淋漓不尽。

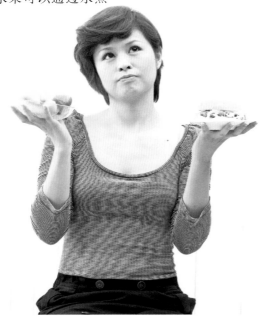

替您支招

红糖是月子里的必备食品，红糖中含有大量的铁、钙、锰、锌等微量元素和白糖中根本没有的核黄素、胡萝卜素等物质，都是合成血红蛋白的基础原料，这些对产妇来说都是很重要的营养素，可以说是新妈妈产后的补益佳品。

坐月子饮食科学的新观念

*新观念一：健康合理的营养分配

◎要摄入充足的热能

新妈妈在分娩过程中消耗了大量的体力，身心疲惫，喂哺宝宝也需要分泌大量乳汁，这些都需要补充充足的热能。基本上新妈妈每天要比孕前多摄入500千卡的热能，比孕中晚期要多摄入300千卡的热能。

◎要摄入全面的维生素和矿物质

新妈妈分娩时出血造成铁质的缺乏、乳汁中含钙导致缺钙的危险、月子里身体各方面代谢旺盛引起对营养素需求的增加，这些都需要新妈妈摄入的食物更趋于全面多样，补充各种维生素和矿物质，仅仅依靠荤食是无法满足新妈妈营养需求的，新鲜蔬菜、水果是这些营养素最好的来源。

◎要摄入高优质蛋白质

蛋白质可以促进伤口的恢复，提高乳汁的质量，产后的饮食中优质蛋白质的摄入要比孕前多25克。瘦肉、鱼虾、鸡蛋都是优质蛋白质的良好来源。

*新观念二：烹调方法要健康科学

无论是怀着宝宝还是宝宝已经降生，健康的烹调方法总能让新妈妈最大限度地获得食物中的营养成分，也更有利于消化。蒸、焖、炖、煮是最适合新妈妈的烹调方法，煎、炸、熏、烤要远离新妈妈的厨房。

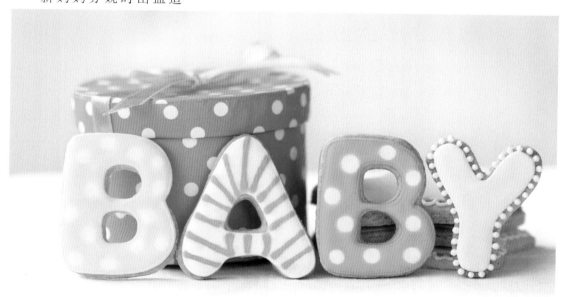

新妈妈月子期饮食备忘录

分娩后，元气大伤，肠胃、体力虚弱的新妈妈，补充丰富多样的营养是必需的。但补充营养也要讲究方法，选对食材，控制好时间和分量，则对新妈妈恢复健康和体力补充大有裨益；反之，大进大补不仅不利于新妈妈的营养吸收，还会对新妈妈的身体产生负面影响，最后只能适得其反。所以这里为月子期的新妈妈总结了一些饮食备忘录，可供参考。

💗 芝麻含钙高，多吃可预防缺钙，也可以缓解便秘。

💗 西芹纤维质高，多吃可预防新妈妈便秘。

💗 黑豆含有丰富的植物性蛋白质及维生素A、B族维生素、维生素C，对脚气病、水肿、腹部和身体肌肉松弛的新妈妈有改善功效。

💗 猪心有强化心脏的功能。

💗 猪肝适合在早上、中午食用。

💗 红萝卜含丰富的维生素A、B族维生素、维生素C，是新妈妈的最佳菜肴。

💗 猪腰有补益肾脏、促进体内新陈代谢、恢复子宫机能、治疗腰酸背痛等功效。

💗 干贝有稳定情绪作用，可治疗新妈妈产后忧郁症。

💗 莲藕排骨汤可治疗新妈妈坐月子期间的贫血症状，莲藕具有缓和神经紧张的作用。

💗 鸡蛋蛋黄中的铁质对贫血的新妈妈有疗效。

💗 猪蹄能补血通乳，可治疗新妈妈产后缺乳症。

💗 花生能养血止血，可治疗新妈妈贫血出血，同时具有滋养作用。

💗 海参是零胆固醇的食品，蛋白质高，适合产后虚弱、消瘦乏力、肾虚水肿及患有黄疸的新妈妈食用。

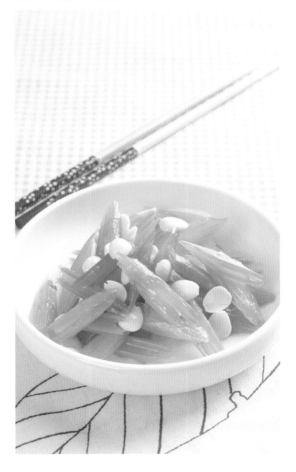

饮食疗法，远离哺乳期乳腺炎

哺乳期乳腺炎成为很多新妈妈的困扰，不仅乳房会疼，严重的还会影响哺乳，对宝宝的健康造成一定的影响。对此，除了要及时进行治疗，月子期的新妈妈采取食疗法缓解、治疗乳腺炎也很重要。根据中医疗法，可以进行食疗的乳腺炎有三种症状，不同的症状有不同的食疗方，患有乳腺炎的新妈妈可以针对自己的情况对症下药。

*气滞血瘀型乳腺炎

香菇蒸螃蟹

材料： 香菇50克(水发)切丝，螃蟹1只(洗净去肠杂)，盐、油、味精各适量。

做法： 将香菇和螃蟹放在盘上，加适量味精、盐、油，入锅内蒸熟服食，每日1次。

紫茄猪瘦肉汤

材料： 紫茄2个(切片)，猪瘦肉60克，鸡蛋1个、盐、味精、植物油各适量。

做法： 将紫茄与猪瘦肉放入锅中煎汤，然后将鸡蛋打破入汤调匀散开，熟时加入盐、味精、植物油即可食用。

*肝郁气滞型乳腺炎

佛手团鱼汤

材料： 佛手10克，团鱼1只(约500克，去肠杂洗净切块)，大枣10枚，半边莲20克，白花蛇舌草30克。

做法： 将佛手、白花蛇舌草、半边莲、大枣用水浓煎2次，取汁300毫升和团鱼炖熟食用。

*气血衰弱型乳腺炎

灵芝腐丝汤

材料： 猪排骨汤1000克，豆腐皮2张，枸杞子20克，灵芝粉15克，番茄50克，水发香菇30克，精盐、味精各适量。

做法： 将猪排骨汤倒入砂锅内，入灵芝粉、豆腐皮丝、枸杞子、香菇丝及适量精盐煮熟，再加入番茄、味精即可食。

莲子薏仁炖牡蛎肉

材料： 莲子20克（去心），薏仁20克，牡蛎肉100克，姜丝、油、盐各少许。

做法： 将莲子、薏仁、牡蛎肉一起放入锅内，加水适量，加少许姜丝、油、盐，煮沸后转文火炖50分钟，即可食用。

除了以上食疗方，哺乳期的新妈妈还应适当地饮食汤类，如肉汤、鲫鱼汤、鸡汤、排骨汤、淡菜等，但不要食用过分油腻的食品，以免引起乳汁淤积，加重乳腺炎的程度。

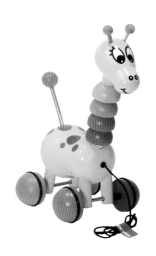

高血压新妈妈的饮食调理

患有高血压的新妈妈在月子期间要格外注意自己的身体状况，除了注意一般新妈妈在月子期应该注意的问题外，在饮食上，还应该针对自己的病症状况做出调整，在坚持药物治疗的同时，要做到饮食科学，膳食丰富，营养均衡。

* 饮食原则

高血压新妈妈应该吃高纤维、高蛋白、低钠的食物，多食蔬菜、白色肉类（例如鱼肉、鸡肉等），这样的饮食可以较快地改善高血压新妈妈水肿的情况。

新妈妈应该低盐饮食，低脂肪饮食；一定要禁烟酒；避免情绪激动。

如果新妈妈有高血脂，应该同时治疗，否则降压效果不会太好。

* 适宜食物

♥ 芹菜。因高血压引起头痛、头胀的新妈妈，常吃鲜芹菜可缓解症状。

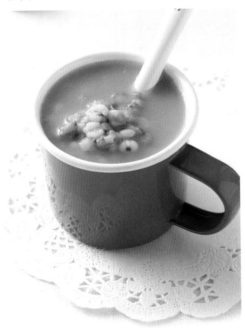

♥ 绿豆。绿豆对高血压新妈妈有很好的食疗作用，不仅有助于降压、减轻症状，而且常吃绿豆还可以防止血脂升高。

♥ 荸荠。取荸荠、海蜇头（洗去盐分）各30~60克，煮汤，每日分2~3次服用，可治疗高血压。

♥ 蚕豆花。鲜蚕豆花60克或干花15克加水煎服，可治疗高血压。

♥ 西瓜皮。取西瓜皮、草决明各9克，水煎服，可治疗高血压。

♥ 莲子心。莲子心有降压、强心作用，适用于新妈妈的高血压、心悸、失眠等症。新妈妈取莲子心1~2克，开水冲泡代茶饮即可。

♥ 葫芦。将鲜葫芦捣烂取汁，以蜂蜜调服，每日2次，每次半杯至一杯，有降血压的作用。

♥ 黑木耳。用清水将黑木耳浸泡1夜后，上屉蒸1~2小时，再加入适量冰糖，每天服1碗，可治高血压、血管硬化等。

* 美食推荐

豆腐拌西芹

材料：西芹4根（约300克），豆腐1块（约150克），盐少许。

做法：将西芹洗干净之后，切成长细条状盛盘；在碗里将豆腐磨成豆腐泥，加入盐拌匀，然后将豆腐泥淋在西芹上即可。

营养功效：

西芹含有丰富的钾，可以代谢人体内的钠，有降低血压的功效，还含有丰富的维生素C、铁和纤维质，十分适合身材较胖的高血压新妈妈。

柠檬鲑鱼

材料：鲑鱼150克，柠檬汁15毫升，橄榄油、酱油、盐、胡椒各适量。

做法：将柠檬汁、酱油和橄榄油掺在一起搅拌均匀做成汤；然后将鲑鱼放入其中，同时加上少许盐和胡椒，腌浸约10分钟；用橄榄油起锅，放入鲑鱼，两面煎熟后盛盘；将前面做成的汤加热，然后淋在鲑鱼上即可。

营养功效：

鲑鱼含有丰富的鱼油，可以稳定血压，利用柠檬汁的香气，可以减少腌鲑鱼的用盐量。新妈妈应该常吃鱼，以获得丰富的DHA及EPA来降低血压。

核桃仁拌芹菜

材料：芹菜300克，核桃仁50克，精盐、味精、香油各适量。

做法：将芹菜择洗干净，切成3厘米长的段，下沸水锅中焯2分钟捞出，不要焯得太熟；焯后的芹菜用凉水冲一下，沥干水分，放盘中，加精盐、味精、香油；将核桃仁用热水浸泡后，去掉表皮，再用开水泡5分钟取出，放在芹菜上，吃时拌匀即可。

营养功效：

芹菜鲜嫩，核桃仁脆酥、味清香。此菜有利于治疗产后便秘和高血压。

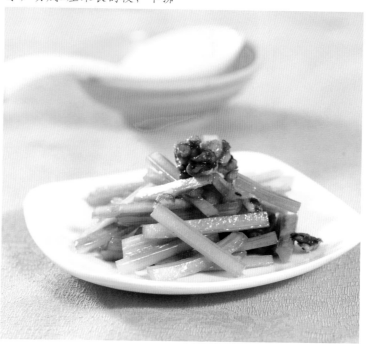

产后水肿的饮食调理

产后水肿，是指新妈妈产后面目或四肢发生水肿。之所以会发生产后水肿，一方面是因为子宫变大，影响血液循环而引起水肿；另一方面是因为受到黄体酮的影响，身体代谢水分的状况变差，从而出现水肿。

*饮食原则

💗 摄取具有利尿作用的食物。有利尿作用的食物包括南瓜、冬瓜、菠萝、葡萄、绿色豆子等，新妈妈多吃一些这类食物，有利于缓解及消除产后水肿。

💗 摄取高蛋白食物。水肿的新妈妈，尤其是那些由于营养不良引起水肿的新妈妈，每天最好都可以摄取一些优质的蛋白质，比如肉、鱼、海鲜、贝类、蛋类、奶类及奶制品、豆制品等，这些高蛋白食物都可以帮助缓解新妈妈产后水肿。

💗 摄取足量的蔬菜水果。蔬菜和水果中含有大量人体所必需的多种维生素和微量元素，这些物质可以帮助提高机体的抵抗力，促进肌肤的新陈代谢，还有很好的解毒利尿作用。

💗 摄取维生素B_1。富含维生素B_1的食物包括肝脏、酵母、全谷类(如糙米)、黄豆、荚豆类、马铃薯、小麦胚芽等，一般来说，植物性食物为新妈妈摄取维生素B_1的主要途径。

*美食推荐

薏仁红豆汤

材料： 生薏仁20克，红豆30克，冰糖适量。

做法： 将生薏仁、红豆洗净浸约半日，沥干备用；薏仁加水煮至半软加入红豆煮熟，再加入冰糖，待溶解后熄火，放凉后即可食用。

营养功效：

此汤有助养颜美容、益气养血、利水消肿，可以强健肠胃、补血，也可以达到通乳的效果。

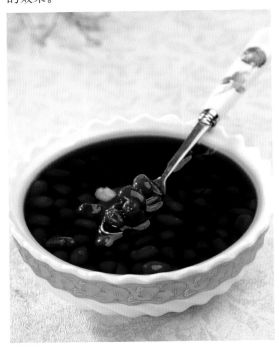

豆瓣鲤鱼

材料： 带骨鲤鱼肉250克，豆瓣酱30克，葱10克，姜10克，蒜10克，湿淀粉15克，色拉油、调味料各适量。

做法： 将色拉油入锅，旺火烧至油热时下鱼块炸黄捞出；锅中留少许油，下葱末、姜末、蒜末、豆瓣酱，加酱油、料酒、白糖、鱼块、鲜汤入味，加味精，用湿淀粉勾芡即成。

营养功效：

鲤鱼味甘、性平，可利水消肿、下气通乳，特别适合虚弱体质、痰湿体质、产后水肿的新妈妈食用。

龙眼肉粥

材料： 龙眼肉30克，粳米60克，白糖20克。

做法： 龙眼肉洗净，切成小丁块；粳米淘洗干净；将龙眼肉、粳米放入锅中，加水约600克，置炉火上煮，煮至米烂开花，粥黏稠时离火，再将白糖放入，搅匀即可食用，每日可食1~2次。

营养功效：

此粥益气养血、健脾利水，适用于产后脾胃虚弱所致水肿，亦可治疗产后贫血。

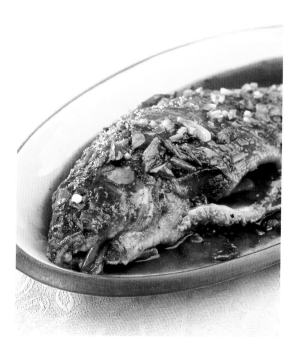

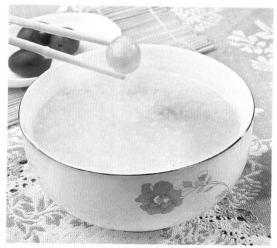

替您支招

新妈妈不要保持一个姿势太久，久站或久坐都会形成水肿。休息时，适当抬高腿部，有利于缓解水肿。

产后恶露不尽的饮食调理

正常的恶露，初为红色，继而逐渐变为淡红色、白色，排出量先多后少，无特殊臭气，一般足月产后3周应完全排尽。若红色恶露足月产后持续3周仍淋漓不止者，则为恶露不尽。新妈妈恶露不尽是产后常见的现象，此症状是可以通过一些方法缓解的，食疗就是常见的方法，下面就是几款缓解产后恶露不尽的食疗方法：

鸡子羹

材料：鸡蛋3个（约180克），阿胶30克，米酒100克，精盐1克。

做法：先将鸡蛋打入碗里，用筷子均匀地打散；再把阿胶打碎放在锅里浸泡，加入米酒和少许清水用小火炖煮；待煮至胶化后往里倒入打散的鸡蛋液，加上一点点盐调味，稍煮片刻后即可盛出食用。

营养功效：

此食疗方既可养身又可止血，对新妈妈产后阴血不足、血虚生热、热迫血溢引起的恶露不尽有治疗作用。

小米鸡蛋红糖粥

材料：小米100克，鸡蛋3个，红糖适量。

做法：先将小米清洗干净，然后在锅里加足清水，烧开后加入小米；待煮沸后改成小火熬煮，直至煮成烂粥，再在烂粥里打散鸡蛋，搅匀，稍煮，放入红糖后即可食用。

营养功效：

此粥适用于产后虚弱、口干口渴、恶露不尽等症。

藕汁饮

材料：新鲜藕1根（约500克），白糖20克。

做法：先将新鲜白嫩的藕清洗干净，然后用榨汁机榨取藕汁，冷藏后备用；可以将白糖兑入新鲜的藕汁中饮用。

营养功效：

藕汁具有清热凉血、活血止血的作用，适合产后恶露不尽的新妈妈饮用。

山楂红糖饮

材料：个大、肉多的新鲜山楂30克，红糖30克。

做法：将洗净的山楂切成薄片备用；锅置火上，加入适量清水，放入山楂片，大火熬煮至烂熟；再加入红糖稍微煮一下，出锅后即可食用。

营养功效：

山楂不仅能够帮助新妈妈增进食欲，促进消化，还可以散瘀血；红糖可以补血益血。此饮可以促进恶露不尽的新妈妈尽快祛瘀，排尽恶露。

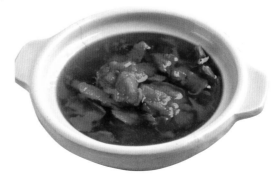

产后腰背痛的饮食调理

新妈妈产后出现腰痛并不是正常现象，即使剖宫产也不会引起长时间的腰痛。产后出现腰背痛可能与新妈妈产后没有注意良好姿态有关。一般情况下，新妈妈产生腰背痛有两个方面的原因：

一是因为新妈妈怀孕期间腰部负重增加，脊柱前凸，背伸肌群持续紧张，造成后腰下部或骶骨以上肌肉群的疲劳性疼痛。

二是一些新妈妈在坐月子期间，大都躺在床上，很少活动，这也会造成腰肌疲劳而加重腰背部酸痛。

对于新妈妈的腰背部疼痛，除了运动训练和药物治疗外，食疗无疑是最安全的缓解、治疗方法。

* 美食推荐

肉桂山药栗子粥

材料：干姜10克，肉桂10克，甘草6克，山药30克，去壳栗子50克，糯米50克，茯苓15克，白术20克。

做法：先将肉桂、干姜、白术、甘草放入砂锅加水泡透，先煎30分钟倒出药汁，加水再煎20分钟后将药汁倒出；两次药汁合在一起放在砂锅内，再放入山药、茯苓、去壳栗子、糯米，用文火炖烂成粥。不拘时喝，晚上睡觉前趁热喝一碗效果更好。

营养功效：

此粥适合寒湿痹阻的产后腰痛，或腰痛沉重，穿着保暖症状会减轻的新妈妈。

当归山楂粥

材料：生山楂30克，当归20克，干姜6克，红花6克，川芎10克，粳米100克，大枣4枚，桃仁15克，红糖适量。

做法：先将当归、川芎、红花、干姜、生山楂放入砂锅，加适量水，浓煎40分钟，去渣取汁，化入红糖适量备用；再将粳米、大枣、桃仁一起放入砂锅，加水用小火煨煮成稠粥，然后兑进前面的浓煎药汁，拌匀，继续煮到开锅即成。分早晚两次服用。

营养功效：

此粥适合瘀血留滞型腰痛的新妈妈。

杜仲羊肉汤

材料：羊肉250克，杜仲15克，党参20克，枸杞子15克，肉苁蓉30克，当归20克，生姜15克。

做法：先将生姜切片，羊肉切成小块，与5味中药一起放入砂锅，加水炖至羊肉熟透后即成。喝汤吃羊肉，早晚空腹服用。

营养功效：

适合因肾虚血亏而引起的产后腰痛，或感觉腰膝酸软、头晕眼花的新妈妈。

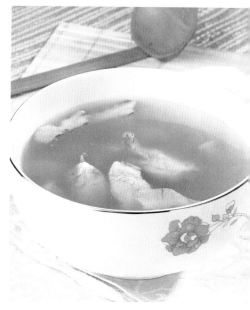

产后贫血的饮食调理

女性产后贫血是较常见的问题。少数新妈妈的产后贫血是由于产时出血较多，如剖宫产等引起的失血性贫血；也有部分新妈妈是因为营养不良或缺铁而产生的缺铁性贫血。贫血的症状主要表现为皮肤粗糙、没光泽、发白，眼睛比较干涩、浑浊，面色苍白或萎黄，头晕、心慌、乏力、气短、食欲减退或水肿等。

贫血会使新妈妈产褥期延长，身体恢复减慢，体质下降，甚至还会导致新妈妈抵抗力下降，容易发生产褥期感染、发热等疾病；贫血还可使新妈妈的乳汁分泌不足，同时乳汁含铁减少，也会使宝宝营养不良，抵抗力下降。因此产后贫血会极大地影响到新妈妈的身体恢复及小宝宝的健康成长。对于产后贫血，除了极严重的外，一般情况下可以通过食疗来进行调理，下面是一些针对产后贫血的食疗方，新妈妈可以参考使用。

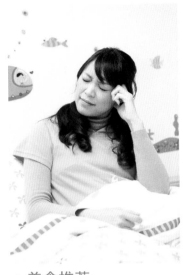

＊美食推荐

木耳红枣汤

材料：黑木耳30克，大枣20枚，红糖适量。

做法：黑木耳浸泡30分钟后，捞出，与大枣共煮汤，调入红糖适量服食。

营养功效：

此汤对产后贫血有辅助治疗作用。

归芪炖鸡

材料：母鸡1只（约1000克）（宰杀去内脏），黄芪100克，当归30克，油、盐各适量。

做法：将黄芪纳入鸡腹内，然后将母鸡、黄芪、当归放入锅内，加水适量，炖烂，放入油、盐调味，饮汤食肉。

营养功效：

此菜适合调补新妈妈产后出血导致的贫血。

阿胶枸杞粥

材料：阿胶20克，枸杞子30克，粳米100克。

做法：锅内加水，先煮粳米、枸杞子为粥后，加入阿胶溶化即可，食用时可加糖调味。

营养功效：

此粥滋补养血，适合产后贫血的新妈妈食用。

当归生姜羊肉汤

材料：羊肉250克，当归20克，生姜15克，大枣10枚，油、盐各适量。

做法：将上述材料加水适量炖熟，放入油、盐调味，饮汤食肉。

营养功效：

此汤补血健脾，对新妈妈的产后贫血有很大疗效。

产后抑郁，饮食调整给你好情绪

每个新妈妈都希望以自己最好的一面来照顾小宝宝，过一种已为人母的全新的幸福生活。但产后抑郁的发生却很是普遍，很多新妈妈陷入了产后抑郁的困惑和危机，常常会有脆弱、孤独和烦乱的感觉，更甚者会感到强烈的悲伤、忧虑或绝望，难以正常生活，难以处理日常事务。如果受产后抑郁困扰的新妈妈不及时进行调整或治疗，无疑对自身和宝宝都是极为不利的。而药补不如食补，食疗对于产后新妈妈的身心健康都很重要，新妈妈在坐月子期间应多摄取含有B族维生素，维生素C，矿物质如镁、锌等丰富的食物，这些食物都有抗压及抗抑郁的功效。只要选择合适的食材安排新妈妈的日常饮食，新妈妈就可以通过饮食调整获得好情绪。

* 适宜食物

💗 瘦肉、香蕉、酪梨、绿色蔬菜、坚果类、番茄

这些食物富含钾离子，钾离子，有稳定血压、情绪等作用。香蕉中含有一种生物碱物质，可以振奋人的精神和提高信心。

💗 优质肉类、酵母粉、谷类、深绿色蔬菜、鸡蛋、南瓜子、牛奶、芝麻

这些食物富含B族维生素。B族维生素是维持神经系统健康及构成脑神经传导介质的必需物质，能减轻情绪波动，有效地预防疲劳、食欲缺乏、抑郁等。

💗 深海鱼

深海鱼含有丰富的鱼油及ω-3脂肪酸，海鱼中的ω-3脂肪酸与常用的抗忧郁药如碳酸锂有类似作用，能阻断神经传导路径，增加血清素的分泌量，可以部分缓解紧张的情绪，能明显舒解抑郁症状，包括焦虑、睡眠问题、沮丧等。

💗 葡萄柚、木瓜、柑橘类、香瓜

这些水果含有丰富的维生素C，维生素C具有消除紧张、安神、静心等作用。葡萄柚里高含量的维生素C不仅可以维持红细胞的浓度，使身体有抵抗力，而且可以抗压。最重要的是，在制造多巴胺、肾上腺素时，维生素C是重要成分之一。

💗 菠菜、豌豆、空心菜、红豆

这些食物含有丰富的镁，镁具有放松神经等作用。研究人员发现，缺乏叶酸会导致脑中的血清素减少，导致忧郁情绪，而菠菜是富含叶酸最著名的食材。

* 禁忌食物

💗 辛、辣、腌、熏食物

辛、辣、腌、熏类等刺激性食物，易引发失眠。

💗 富含饱和脂肪的食物

如猪肉或油炸食物（如汉堡、薯条），会导致行动缓慢、思考迟钝及疲劳。

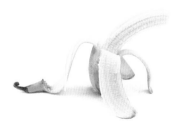

💗 酒

过量饮酒不仅无助于情绪改善，反而会导致食欲减退、营养不良进而诱发抑郁症。

💗 加工类食品

无论是高热量、高脂肪、高胆固醇类的油炸食品，还是腌制的各类半成品，其所含营养结构单一，即使如此还被加工损耗了相当一部分。新妈妈营养缺乏也会诱发抑郁症。

💗 提神饮品

类似咖啡、茶、可乐类饮品，不可摄取过多，尤其是在晚间临睡前。否则其内含咖啡因会引发失眠和头痛问题，而失眠是抑郁症的主要诱因之一。

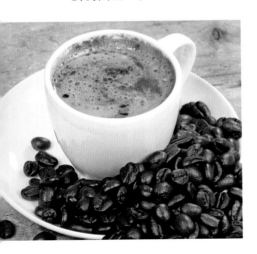

＊美食推荐

香菇豆腐

材料：水发香菇75克，豆腐300克，糖10克，味精1克，胡椒粉0.5克，酱油20毫升，料酒8毫升。

做法：豆腐切成长方条，香菇洗净去蒂；炒锅上火烧热油，逐步下豆腐，用文火煎至一面结硬壳呈金黄色；烹入料酒，下入香菇，放入所有调味品后加水，用旺火收汁、勾芡，翻动后出锅。

营养功效：

香菇富含锌、硒、B族维生素，豆腐富含蛋白质和钙，此菜营养完善，有助于新妈妈摆脱抑郁心情。

果仁巧克力

材料：巧克力100克，腰果、杏仁、花生仁各15克。

做法：将果仁切碎，铺在烤盘上入烤箱，以150℃烤约3分钟，至果仁碎稍变黄并有香味溢出即可；将巧克力切细碎状，以隔水加热的方式熔化，不要超过40℃，这样巧克力才不会变质而能够保持光泽；将果仁碎倒入巧克力酱中拌匀，倒入模具中待其冷却凝固即可。

营养功效：

坚果中含有很多抗抑郁营养素，巧克力所含的苯乙胺、咖啡因等多种成分更是具有抗抑郁、兴奋神经的效果，能让产后抑郁的新妈妈产生幸福、快乐的感觉。

核桃鸡肉丁

材料：核桃仁25克，鸡肉100克，黄瓜25克，油、葱、姜、调味料、淀粉各适量。

做法：❶鸡肉切成丁，用调味料上浆；黄瓜切丁；葱、姜切好；核桃仁去皮炸熟。

❷炒锅上火加油，将鸡丁滑熟，捞出控油；原锅上火留底油，煸葱、姜至香，下黄瓜、鸡丁及调味料，最后放核桃仁，然后用淀粉勾芡装盘即成。

营养功效：

鸡肉肉质鲜美，核桃具有抗抑郁营养素，此菜适合有产后抑郁症状的新妈妈食用。

乙肝新妈妈的饮食调理

患有乙肝的新妈妈，及时对乙肝进行治疗是非常重要的，而日常饮食对治疗乙肝有很大的辅助作用，有时甚至可以起到事半功倍的效果，能及时调理新妈妈的身体。另外，乙肝新妈妈的日常饮食对宝宝有很关键的作用，新妈妈的饮食结构是否合理，不仅关系到自身疗效，也影响着宝宝的健康成长。所以乙肝新妈妈一定要从饮食方面多加调整，以更有效地保证自己和宝宝的健康。

* 饮食原则

♥ 多摄取蛋白质

乙肝新妈妈摄入蛋白质一般应占总热能的15%，特别应保证一定数量的优质蛋白质，如动物性蛋白质、豆制品等的供给。

♥ 不要饮食过量

乙肝新妈妈过多地吃肉类和糖类食品，会使多余的蛋白质和糖类转化为脂肪而储藏在体内，其中肝脏也是重要储藏点，长此以往，势必会形成脂肪肝，使新妈妈

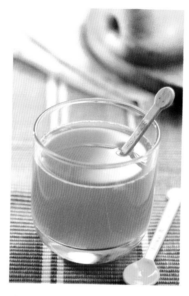

有病的肝脏负担加重。

♥ 适当多饮果汁

乙肝新妈妈在日常饮食中应供给充足的液体，可加速毒物排泄，保证肝脏正常代谢功能。

♥ 保证维生素供给

维生素B$_1$、维生素B$_2$、烟酸等B族维生素以及维生素C，对于改善新妈妈乙肝症状有重要作用。新妈妈除了选择富含这些维生素的食物外，也可在医生指导下口服多种维生素制剂。

♥ 不要饮酒

酒的主要成分是乙醇，乙醇在肝脏内可以转化为醛，它对于肝脏有直接的损害作用，可使肝细胞发生变性和坏死。乙肝新妈妈本身肝细胞已有损害，饮酒更是雪上加霜，促使病情向肝硬化甚至肝癌方向演变。

* 禁忌或减量的食物

♥ 油炸、油煎食品

油炸、油煎食品属高脂肪食物，不易消化和吸收，容易引起吸收不良性脂肪泻，而且反复煎炸的食物油中会有致癌物质，对防止肝炎发展为肝癌是不利的。

♥ 罐头类食品

罐头食物中的防腐剂、食用色素等会加重肝脏代谢及解毒功能的负担。

♥ 葵花子

葵花子中含有不饱和脂肪酸，多吃会消耗体内大量的胆碱，可使脂肪较易积聚肝脏，影响肝细胞的功能。

♥ 腌制食物

腌制食物盐分含量太

高，吃多了易影响水、钠代谢，对乙肝新妈妈不利。

💛甜食

甜食中糖含量较高，糖在体内容易发酵产气，加重胃肠胀气，过量的糖易转化为脂肪，加速肝脏对脂肪的贮存，促使脂肪肝发生。

* 美食推荐

芹菜蜜汁

材料：鲜芹菜100~150克，蜂蜜适量。

做法：将芹菜洗净捣烂取汁，加蜂蜜炖服。每日1次，温服，疗程不限。

营养功效：

此汁清热解毒，养肝，适用于肝炎。

板蓝根田螺汤

材料：板蓝根15克，猪瘦肉100克，白蔻仁8克，田螺30~40个，车前子15克，生姜10克，大枣15枚。

做法：将田螺用清水漂半天，去泥沙，烫死，取出螺肉，备用；其他用料洗净(车前子用纱布包好，白蔻仁打碎，生姜拍烂)；全部用料(除白豆蔻外)放入锅内，加水适量，文火煮1.5~2小时后放入白蔻仁，再煮6~10分钟，加盐调味，随量饮用。

营养功效：

此汤利湿化浊、清热解毒，对无黄疸型乙肝属于湿热蕴结的新妈妈有功效。

蒲公英粥

材料：粳米50~100克，蒲公英40~60克(鲜品60~90克)。

做法：取干蒲公英或鲜蒲公英(带根)洗净，切碎，煎取药汁，去渣，入粳米同煮为稀粥，以稀薄为好。每日2~3次，稍温服。3~5天为1疗程。

营养功效：

清热解毒，消肿散结。此粥适用于肝炎、胆囊炎及急性乳腺炎、急性扁桃体炎、急性结膜炎等。

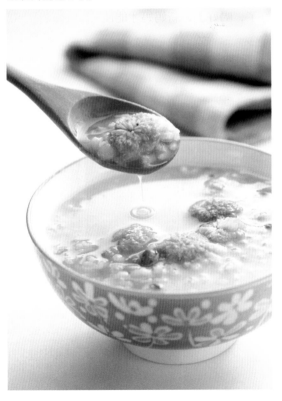

糖尿病新妈妈的饮食调理

科学的饮食方式、均衡的营养吸收才能使我们身体健康，所以我们每个人都必须注意膳食平衡，特别是处在产后康复期又患有糖尿病的新妈妈更加需要注意饮食，不能随便地乱吃食物，对月子期同时兼顾糖尿病的饮食宜忌，要心里有数。只有吃好了，喝好了，新妈妈才能使病情趋于稳定，早日康复，轻松、健康度过月子期。

* 饮食原则

♥ 少吃多餐

新妈妈一次吃太多、太饱，血糖就容易突然升高，所以应该少吃多餐，将每天摄取的食物分成6餐，一般为3大餐、3小餐。

♥ 少吃含糖饮料及甜食

患有糖尿病的新妈妈也不是完全不能吃糖，只是有关专家认为，患有此病的新妈妈重点是应避免吃精制糖及制品，尤其要避免吃加有蔗糖、砂糖、果糖、葡萄糖、冰糖、蜂蜜、麦芽糖等含糖饮料及甜食，以防餐后血糖快速飙升。

♥ 选择膳食纤维高的食物

新妈妈在营养总量一定情况下，多摄取高纤维食物，特别是多选择豆类及豆制品(这类食物升血糖的指数低)，如红豆、绿豆等，并添加进主食，做成红豆饭、绿豆饭等。

♥ 控制脂肪

把糖看作糖尿病的主要病因是不正确的，试图用低糖饮食的方法来控制糖尿病是不可取的。可如果糖尿病新妈妈坚持接受低脂饮食，将脂肪的摄取量减少到较低水平，糖尿病则会得到较好的控制。

♥ 摄取蛋白质要适当

糖尿病新妈妈每天蛋白质摄入要适量，80~100克(每100克肉类含蛋白质15~20克)即可，但应保证摄入的蛋白质1/3以上为优质蛋白质，如肉、奶、蛋、禽、海产品、豆制品等。糖尿病新妈妈最好每天喝至少两杯牛奶，以获得足够钙质，但不要把牛奶当水喝，以免脂肪过高。

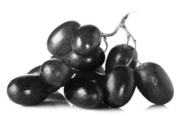

♥ 多吃些蔬果

糖尿病新妈妈应该增加新鲜蔬菜、水果的分量，但最好不要喝果汁，这样搭配可延缓血糖的升高，控制血糖，新妈妈也比较有饱足感。但糖尿病新妈妈千万不可无限量地吃水果，尤其像葡萄、西瓜、龙眼等含糖分高的水果更应少吃，以免血糖快速升高。

* 食材选择

♥ 限制食用的食物

蔗糖、冰糖、麦芽糖、红糖、糖浆、蜂蜜等糖类；各类糖果、糖水罐头、各种蜜饯；汽水、可乐、椰奶等含糖的甜饮品；黄油、肥肉、春卷、炸薯条、油酥点心等高脂肪及油炸食品；米酒、黄酒、啤酒、果酒及各种白酒等酒类。

♥ 可适量选用的食物

粮谷类；豆类及豆制

品；鲜奶、酸奶、奶酪；鱼、虾、瘦肉、禽肉、蛋；鲜果、土豆、山药、南瓜、花生、核桃、瓜子、腰果等；各类油脂、酱油等含盐的调味料。

💬 可基本随意选择的食物

含糖在30%以下的绿叶蔬菜、瓜茄类，不含脂肪的汤、茶，饮用水。

＊ 饮食设计

三餐热量分配：早餐25%，午餐40%，晚餐35%。

一日餐次：5~6餐（包括加餐）。

可经常用的烹调方法：拌、蒸、炖、余、溜、扒、卤。

可偶尔用的烹调方法：滑溜、爆炒、红烧(无糖)。

尽量不用的烹调方法：煎、炸、干烧。

一日摄盐量：低盐，每日盐的摄入量应控制在6克以下。

＊ 美食推荐

丝瓜木耳汤

材料：丝瓜100克，白木耳10克。

做法：将丝瓜、白木耳炖汤饮食即可。

营养功效：

丝瓜滋阴解渴，木耳补虚，二者合用能生津补虚、强壮体质。此汤主治糖尿病体虚善饥、津亏多饮的新妈妈。

炒洋葱

材料：洋葱250克。

做法：将洋葱用家常烹炒的方法制成菜肴，随饭食用。

营养功效：

洋葱有温中、下气、消积等功效，能提高血中胰岛素水平以降低血糖，还能抑制高脂肪饮食引起的血胆固醇升高，适用于糖尿病伴有动脉硬化的新妈妈食用。

绿豆南瓜羹

材料：绿豆250克，南瓜500克。

做法：将南瓜切块，和绿豆一起加水适量，煮熟食用。

营养功效：

绿豆甘、凉，有利尿、消暑、解毒的作用，含大量人体必需微量元素；南瓜性味甘、寒、无毒，有清热润燥、健脾止渴的功效，其中含有大量果胶，有促进人体内胰岛素分泌的功能，而且富含维生素，是高纤维素食。此方适用于消谷善饥的新妈妈，常食有稳定血糖作用。

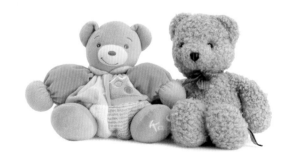

产后出血的饮食调理

新妈妈分娩后，24小时内阴道流血量超过500毫升，即为产后出血。产后出血是产科常见的严重并发症，为产科危症之一，新妈妈及家人一定要特别重视。新妈妈治疗产后出血的同时，在饮食上也有很多问题需要注意，合理饮食，再加上选用合适的药膳，可以使产后出血的治疗效果更为理想。

* 饮食原则

新妈妈产后出血，应该多吃些人参、猪肉、羊肉、鱼肉、鸡肉、蛋类、奶类和豆类、豆制品等。

发生产后出血的新妈妈由于身体较虚弱，常易出汗，所以及时补水是很有必要的。新妈妈补水时宜少量多次。

新妈妈在出汗时随着汗液会较多地排出水溶性维生素，尤其维生素C、维生素B_1、维生素B_2，导致体内维生素缺乏，因此，新妈妈应该多吃新鲜蔬菜、水果。

新妈妈产后出血，在日常饮食中，应该适当限制脂肪的摄入。如果是剖宫产新妈妈，术后1星期内脂肪应该控制在每日80克左右。

行经紊乱的新妈妈，忌食刺激性食品，如辣椒、酒、醋、胡椒、姜等，这类食品均能刺激性器官充血，增加月经量。

产后出血的新妈妈也要忌食螃蟹、田螺、河蚌等寒性食物。

* 美食推荐

阿胶五味子糊

材料：阿胶、五味子各1克，大米粉30克。

做法：先将五味子水磨，加入阿胶、大米粉煮成糊状，食用。每天1次，连服数天。

营养功效：

此方补血、止血、生津、滋阴润燥，适于产后出血的新妈妈。

桃仁红糖粳米粥

材料：桃仁35克，粳米100克，红糖50克。

做法：将粳米淘洗干净；桃仁去皮尖，清水洗净；将粳米与桃仁齐放入洗净的煮锅中，加清水适量，置于炉火

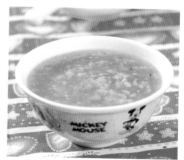

上煮，待米烂汁黏时离火，加入红糖搅化调味即可食用。

营养功效：

此粥化瘀止血、养血益胃，对新妈妈瘀血内停所致的产后出血有较好的功效。

三七炖鸡蛋

材料：鸡蛋3个（约180克），三七粉3克，红糖20克。

做法：将鸡蛋打入碗内，用筷子搅匀；在锅中加清水适量，放入炉火上烧开，将鸡蛋倒入锅内，把三七粉放入，煮至鸡蛋凝固时，即可离火；盛入大碗中，再加入红糖搅化即可食用。

营养功效：

此方养血活血、舒络止痛、化瘀止血，对因瘀血内停所致的新妈妈产后出血很适宜。

产后痔疮的饮食调理

新妈妈分娩时因过于用力或会阴撕裂，从而加重静脉回流障碍，可能会引发痔疮。对于新妈妈的产后痔疮，进行手术治疗不是必要的，因为新妈妈产后腹内压力降低，静脉回流障碍解除，痔疮常在3~4个月内会自行变小萎缩。那么新妈妈怎样远离产后痔疮的困扰呢？从饮食方面调整、解决是最理想的途径。

* 饮食原则

♥ 选择较软的食物

如粥类、面条、糖类、馒头等，这类食物质地软，新妈妈吃了容易消化，可以缓解产后痔疮的情况。

♥ 勤喝水、早活动

由于产后失血，新妈妈肠道津液水分不足，容易造成便秘，而勤喝水、早活动，可增加肠道水分，增强肠道蠕动，缓解产后痔疮。

♥ 增加适量蔬菜、水果、粗粮

产后大多数新妈妈都会产生排便困难，加上坐月子吃了大量含蛋白质、脂肪较多的精细食物，极易引起产

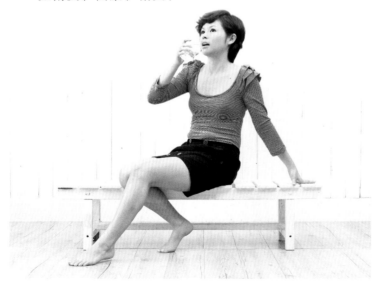

后痔疮，加重了新妈妈的痛苦。水果、蔬菜、粗粮中含有大量的粗纤维，如苹果、香蕉、芹菜、白菜、燕麦等，可以缓解症状，减轻新妈妈产后痔疮的苦恼。

♥ 及时补水

产后妈妈因为身体和乳汁都要消耗掉大量水，所以需要及时补水。有产后痔疮的哺乳妈妈更需要补充水分来加快肠道蠕动，防止因缺水而增加排便困难，加重痔疮病情。

* 饮食禁忌

♥ 忌精细食物

一些新妈妈产后为补充营养，过多地摄入精细食物，如鸡蛋、精米精面等，很容易引起大便干结而量少，使粪便在肠道中停留时间较长，加重产后痔疮。

♥ 忌辛辣、刺激、油腻、煎炸、熏烤及热性食品

如：羊肉、狗肉、生蒜、生葱、辣椒等，这几类食物都能加重新妈妈的产后痔疮，在饮食中一定要避而远之。

* 美食推荐

银耳红枣汤

材料：银耳100克，红枣50克。

做法：先将银耳冷水涨发洗净，与红枣一同文火煨烂。分次服用，每日2次。

营养功效：

红枣味甘性温、营养丰富；银耳润肠润燥、益气清肠。此方对新妈妈产后痔疮极为有效。

芝麻核桃糊

材料：黑芝麻粉500克，核桃粉500克，蜂蜜250克，糯米粉500克。

做法：将黑芝麻粉、核桃粉、糯米粉炒熟后，用蜂蜜调匀，每天100克用沸水冲成糊状食用。

营养功效：

此糊是患有产后痔疮的新妈妈润肠通便的美味佳品。

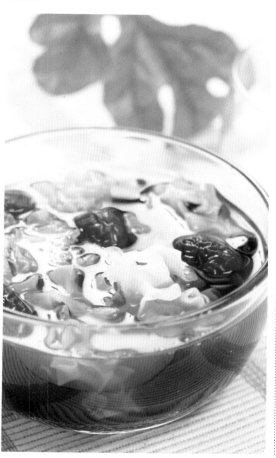

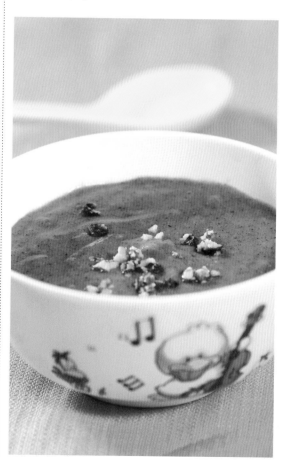

产后瘦身不伤身须知

新妈妈产后要坐月子，就是为了补充营养，以满足自身和宝宝的营养需求。如果在月子期就盲目开始减肥，将给自己的身体恢复和宝宝的健康成长带来很大的负面影响。但每个新妈妈都想恢复以前的曼妙身材，所以有减肥的想法和愿望是正常的，有关专家也提出，产后瘦身具有可行性，只是要在合适的时间、用合适的方式进行。关于产后瘦身，要以不伤身为最基本的原则。

* 产后瘦身饮食法则

♥ 不能节食

产后新妈妈气血不足，坐月子时只有摄取丰富的营养才能让身体早日恢复。产后新妈妈所增加的体重主要是水分和脂肪，很多时候，这些脂肪根本就不够用，还需要从乳母身体原来储存的脂肪中动用一些营养来补充哺乳所需的营养，所以新妈妈不必担心月子期的饮食会让自己堆积脂肪。为了保证婴儿哺乳的需要，新妈妈一定要吃营养丰富的食物，每天最少要吸收 11715千焦（2800千卡）的热量。如果新妈妈在产后急于节食，这样不仅使分泌的乳汁营养成分不足，还会推迟自己身体的恢复时间，得不偿失。

♥ 饮食规律均衡

保持吃早餐、午餐、晚餐和两顿小食的规律饮食。保证这些餐次，每天摄取的热量也基本在1800~2400千卡。不规律的饮食习惯很容易引起增重过多。

♥ 水果应限量

吃水果过多也会发胖，水果中平均含糖 8%，有些糖含量可达到 20%，香蕉中也含有很高的淀粉。因此，新妈妈每天吃水果的数量不宜过多，最好控制在 300克以下（去皮去核后），吃香蕉不应多于2根以上。

♥ 每天适量喝牛奶

新妈妈可以每天喝2杯牛奶，牛奶中的脂肪含量仅为3%，喝后容易产生饱腹感，既不易使人发胖，又可使身体得到充足的蛋白质、钙质及大量的维生素 A、B族维生素等营养素。

♥ 每天吃深绿色蔬菜

深绿色蔬菜中富含胡萝卜素、膳食纤维、钙、维生素 C、铁等营养素，如豌豆苗、西蓝花、芥蓝、空心菜、小白菜等。新妈妈最好在就餐时先吃这些食物，这样可以增加热量消耗。

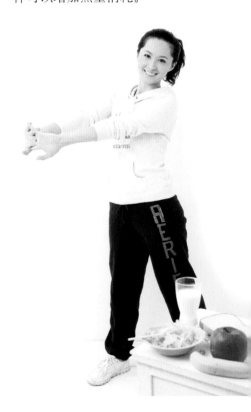

*产后瘦身食材推荐

苹果
苹果虽然热量很高，但富含维生素和矿物质，而且纤维素含量极高。

黄瓜
黄瓜有助于抑制各种食物中的碳水化合物在体内转化为脂肪，清热祛火，是良好的减肥食物。

萝卜
萝卜能使肠管紧张度增高、肠蠕动增强，缩短食物在肠道的存留时间，利于食物代谢及废物的排出，达到减肥效果。

冬瓜
冬瓜不含脂肪，含有丰富的纤维、铁、钙、磷等，能利尿清热，内含丙醇二酸，可阻止体内脂肪堆积。

香菇
香菇可以抑制胆固醇的增加，达到减肥目的。

豆芽
豆芽脂肪量和热量都很低，水分和纤维素含量多。常吃豆芽不仅可以减肥，还对健康非常有益。炒豆芽时加入一点醋，以防B族维生素流失，又可以加强减肥作用。

苦瓜
苦瓜能除邪热、解劳乏、清心明目，而且还能快速排除毒素，避免体内毒性的堆积，同时也可以阻止脂肪吸收，是减肥保健、清热祛火的好食材。

魔芋
魔芋内含大量食物纤维和水分，有利于新妈妈减肥。

芹菜
芹菜大部分是水分和纤维素，含维生素A和维生素C，性味清凉，可降血压、血脂，更可清内热，是减肥的良好食材。

水产品
虾、海蜇、章鱼、蛏子、海参等水产品的蛋白质含量很高，但脂肪含量极低，很少有脂肪超过1%的，是理想的减肥食物。

紫菜
紫菜除了含有丰富的维生素A、维生素B_1及维生素B_2，它还含有丰富的纤维素及矿物质，可以帮助排走身体内的废物及积聚的水分，从而收到减肥之效。

香蕉
香蕉虽然热量很高，但脂肪却很低，而且含有丰富的钾，又饱腹又低脂，可减少脂肪在下身的积聚，是减肥的理想食品。

*产后瘦身节食的科学时段

月子期——不可减肥
新妈妈不能在月子期盲目节食减肥。这段时间身体未完全恢复到怀孕前的水平，另外一些新妈妈要哺乳，更需要补足优质的营养。如果产后强制节食，不仅对新妈妈减肥无益，还有可能引发各种产后并发症。

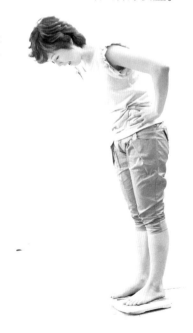

♥产后2个月———适当减肥

当新妈妈分娩满2个月且身体得到恢复后，即使母乳喂养也可以开始循序渐进地减肥了，可以适当加大运动量，并减少一定食量，改善饮食结构。进行母乳喂养的新妈妈，要注意保证一定的营养摄取，不食用太高热量的食物即可。

♥产后6个月——减肥的黄金期

产后6个月是减肥的黄金时期，在这个时段，母体的激素会迅速恢复到原来的状态，同时新陈代谢的速率也会因此恢复正常，甚至加快，使得身体自然进入减重的最佳状态，在这个时段新妈妈可以放心进行减肥瘦身了，但在饮食上，新妈妈主要应减少高糖分、高脂肪食物的摄入量，不要过度节食，应该注意膳食平衡。

新妈妈春季坐月子饮食调理

春季或冷或热，春寒料峭，在春季分娩的新妈妈，身体虚弱，容易让风邪乘虚而入，导致新妈妈出现感冒、头痛、四肢关节疼痛等症状。那么春季坐月子的新妈妈在饮食上该注意些什么呢？

* 饮食原则

♥多喝水

春季气候比较干燥，室内外湿度比较低，所以新妈妈在此时坐月子要特别注意多喝水，或者多喝些汤汁，母乳喂养的新妈妈更应该保证充足的水分，这样不仅可以补充由于气候干燥而过多丢失的水分，还可以增加乳汁的分泌。

♥清淡饮食

春季有许多当季的蔬菜，新妈妈可以适当吃些烹调清淡的新鲜蔬菜。其他饮食也是一样，如粥、鱼、肉、蛋类等，都要做得清淡些，利于新妈妈的营养吸收。让新妈妈喝些红糖水、小米粥，清淡的蛋羹、炖母鸡汤、鱼汤等，对新妈妈的身体恢复都大有好处。

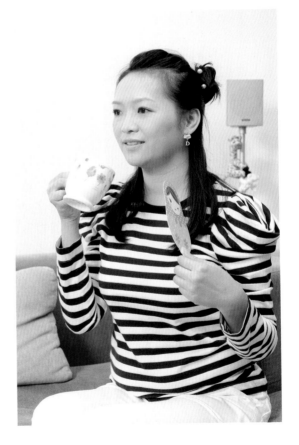

*饮食禁忌

新妈妈身体消耗大，卧床休息多，还要给婴儿喂奶，因此要忌燥热、辛辣、油腻的食物。如果过多进食油炸、油腻食物及辛辣饮食，外加春季干燥的气候，容易加重新妈妈的便秘，也会影响乳汁分泌，或通过乳汁刺激婴儿诱发湿疹、腹泻等疾病。

*美食推荐

蛋花粥

材料：鸡蛋1个（约60克），糯米100克，细盐少许。

做法：糯米先加水如常法煮粥，待粥将熟时，把鸡蛋打匀后加入粥内，再煮片刻，放入细盐少许。

营养功效：

此粥口味清淡，营养丰富，是春季坐月子新妈妈的理想滋补佳品。

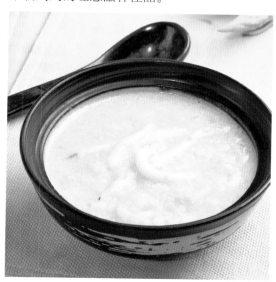

养肝汤

材料：大枣7枚，煮后的月子米酒水300毫升。

做法：大枣洗净后每颗以刀子划开，放在保鲜盒内，再以米酒水煮滚后，冲泡，盖上泡8小时后再在锅内隔水蒸，开锅后蒸1小时即可。每天喝300毫升，汤里的红枣可以当零食吃。

营养功效：

此汤可中和或去除剖宫产新妈妈因手术麻醉药所残留于体内的余毒；顺产新妈妈也要吃，可以帮助肝脏解毒。

萝卜汤

材料：萝卜300克，筒子骨400克，盐1克，姜2克。

做法：将萝卜去外皮，切成块状；筒子骨洗净剁碎后放入开水中余去血水；姜切成片。将上述材料先放入锅内过熟后，倒入煲锅中，先用大火煮半小时，后转文火慢熬1小时。只取汤喝，不吃渣子。

营养功效：

此汤具有增强肠胃蠕动、促进排气、减少腹胀并使大小便通畅的作用，对春季坐月子的新妈妈的便秘症状有很好的功效。

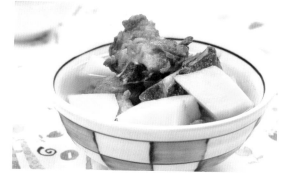

新妈妈夏季坐月子饮食调理

夏天坐月子的新妈妈不能捂得太厉害，房间要保持通风透气，除此更要在饮食上多加调理，营养摄取要均衡，以清淡饮食为主，不要盲目进补。夏季分娩的新妈妈，由于出血、排恶露和大量出汗，要损失大量的维生素、矿物质、蛋白质和水分等，所以夏季坐月子的新妈妈应有意识地补充这些营养素。

＊饮食原则

♥ 补水补盐

新妈妈夏季坐月子，在饮食上要保证充足水分和盐

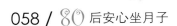

分的摄入，最好适当喝点淡盐水、青菜汤、绿豆汤和西瓜汁等，这类饮品有利于新妈妈消暑解渴。

♥ 蔬果不可少

在夏季坐月子的新妈妈，更应该多食新鲜蔬菜水果。如果新妈妈在产褥期只大吃鸡、肉、蛋等高蛋白、高脂肪类食物，缺少绿叶蔬菜及新鲜水果，就容易造成多种维生素、矿物质等营养物质的缺乏，加上夏天天气燥热、纤维素缺乏，就容易发生便秘。因此，新鲜蔬果对夏天坐月子的新妈妈来说必不可少。

♥ 饮食卫生

夏天食物容易变质，新妈妈饮食必须注意卫生，以防患胃肠疾病。新妈妈食用的食物要新鲜、卫生且易消化，每餐膳食量不可太多，最好是做好就吃完。如蛋、肉等食品一餐吃不完，隔餐后，应加热消毒处理后再食用。

＊饮食禁忌

♥ 忌久喝红糖水

过多饮用红糖水，不仅会损坏新妈妈的牙齿，而且夏天天气燥热，新妈妈久喝红糖水，还会导致出汗过多，使身体更加虚弱，甚至引起中暑。另外，红糖水喝得过多会增加恶露中的血量，造成新妈妈持续失血，会引起贫血。

♥ 忌早服人参

新妈妈刚分娩完，精力、体力消耗很大，十分需要卧床休息，如果过早服用人参，会因兴奋而难以安睡，影响精力的恢复。因此，新妈妈在产后1个星期内，不要服用人参。分娩7天后，可以服点人参，有助于新妈妈的体力恢复。但也不可服用过多。

♥ 忌吃生冷食物

夏季坐月子，新妈妈有时会想吃生冷食物，如冰淇淋、冰冻饮料和凉拌菜等，但产后过早食用这些食物，不仅会影响牙齿和消化功能，还容易损伤脾胃，不利于恶露排出。

＊美食推荐

胡萝卜鲫鱼汤

材料：胡萝卜500克，生鲫鱼约500克，猪瘦肉100克，红枣10枚，陈皮1小片，油、调味品各适量。

做法：胡萝卜去皮洗净，切厚片，红枣（去核）、陈皮（浸软、去白）洗净；猪瘦肉洗净，切块；生鲫鱼去鳞、鳃、内脏等，洗净，抹干水，下油起锅稍煎黄，把全部材料放开水锅内，武火煮沸后，文火煲2小时，调味供用。

营养功效：

此汤清补益气、健脾化滞，利于夏季坐月子的新妈妈食用。

红枣紫米蒸莲藕

材料：莲藕3节（约1000克），黑糯米80克，红枣60克，冰糖、盐、水淀粉各适量。

做法：黑糯米泡水2小时，沥干；莲藕去皮，在较粗的一端切口，塞入泡好的黑糯米，入锅大火蒸30分钟，加入冰糖和盐，再小火蒸2小时，取出凉凉切片；红枣去核倒入果汁机，加水一杯捣成汁，倒锅中加冰糖煮开，水淀粉勾芡，倒在切片的莲藕上。

营养功效：

此菜养血生肌、润色美肤，利于夏季坐月子的新妈妈食用。

八宝莲子粥

材料：大米100克，大枣、芡实、莲子、黑豆、核桃仁、干木耳、葡萄干各10克，白糖适量。

做法：❶大米、大枣、芡实、莲子、黑豆、核桃仁洗净。

❷莲子、黑豆浸泡30分钟；干木耳泡发去蒂，洗净撕成小朵。

❸把大米、大枣、芡实、莲子、黑豆、核桃仁、葡萄干放入锅里，加水大火煮沸，转小火煮30分钟。

❹加入木耳，继续煨煮至粥状，加入适量白糖即可。

营养功效：

八宝莲子粥具有清凉消暑、健脾益胃的功效，适用于食欲不振、消化不良、睡眠不实、心绪不宁等体质虚弱诸症，有利于新妈妈的身体快速恢复。

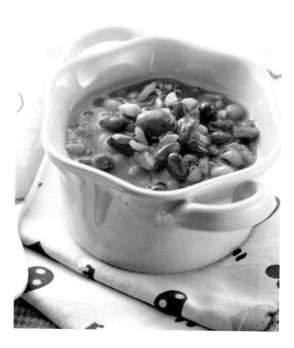

新妈妈秋季坐月子饮食调理

秋季是个收获的季节，应季瓜果、蔬菜、谷类种类丰富，而且气候宜人，所以新妈妈在这个季节分娩比较舒服。但秋季同时也有干燥和凉的特点，所以新妈妈在饮食方面还是应该多加注意。

＊饮食原则

♥ 进食滋阴食物

秋季干燥，阴气逐渐旺盛，昼夜温差进一步加大，作为经历过分娩这一生理过程的新妈妈，体质较弱，很容易因感秋凉燥气而产生不适。所以在饮食中，除了

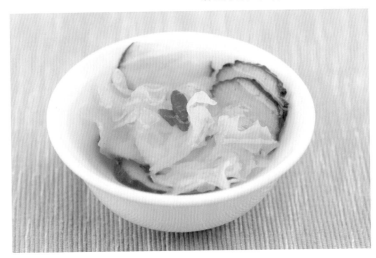

进补一些鱼汤、鸡汤、猪蹄汤，还应当加入一些滋阴的食物，如梨水、银耳汤等，以对抗秋燥对人体的不利。

♥ 摄食多样蔬菜

秋季坐月子的新妈妈首先可以适当吃些野菜，因为野菜养分丰富，与栽培蔬菜相比，其蛋白质要高20%，矿物质含量也很多。比如蕨菜，它的铁质、胡萝卜素、维生素C的含量分别为大白菜的13倍、1.6倍和8倍；又如马兰头，它的含铁量是苹果的30倍，是橘子的10倍。在绿叶蔬菜里，新妈妈不要错过菠菜和甘蓝，因为菠菜

含有丰富的叶酸和锌，而甘蓝则是很好的钙源。洋葱、番茄、红黄彩椒和黄瓜等蔬菜，加上一点盐和橄榄油拌匀，不但能促进新妈妈的食欲，更可以满足哺乳期新妈妈一天所需的大部分维生素、矿物质等营养素，有助于新妈妈温和补身，身体尽快康复。

♥ 不要错过坚果

秋天收获的坚果种类很多，比如花生、栗子、核桃等，新妈妈每天适量吃些坚果，充分吸收其所含的不饱和脂肪，以代替油脂和肉类中的饱和脂肪，更利于新妈妈身体健康和热量平衡。但由于坚果的热量和脂肪含量较高，每天摄入量不要超过28克。

＊饮食禁忌

秋高气爽，气候适宜，确实是新妈妈滋补的好季节，此时进补没有夏季坐月子的新妈妈那样多的禁忌。不过凡事都有限度，即使在秋季坐月子，新妈妈也不

是补得越多越好，如补气较重的人参、甲鱼等，就不适宜过量进补；另外如大枣、动物肝脏、阿胶等，虽然对新妈妈补血有很大功效，但补得过多，会影响新妈妈的正常进食和身体健康。

＊美食推荐

莲子百合煲瘦肉

材料：猪瘦肉250克，百合、莲子各30克，盐、味精各适量。

做法：将猪瘦肉、莲子和百合及适量水一同放入锅内，隔水炖熟，再加入少许盐、味精调味即可。

营养功效：

此菜润燥养肺，还可以治疗新妈妈神经衰弱、心悸、失眠等症。

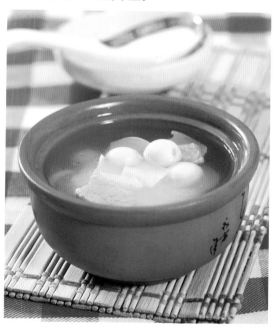

西洋参莲子汤

材料：西洋参10克，莲子（去心）50克，冰糖适量。

做法：西洋参、莲子放在小碗内，加水适量，浸泡半日，再加适量冰糖；将碗放在蒸锅上，蒸30分钟即可。西洋参可连续使用2~3次。

营养功效：

此汤中，莲子性平，具有健脾、益肾、养心的功效；配以西洋参，除可增强益气之效，还可生津止渴、防治秋燥。

菊花小米粥

材料：小米100克，大米50克，万京子10克，升麻、菊花、枸杞子、白糖各适量。

做法：❶大米、小米洗净，万京子及升麻以小布袋包好；菊花过水洗净，放入另一小布袋内。

❷大米和小米加入适量水，放入小布袋及枸杞子，煮沸后改小火煮约20分钟。

❸将菊花袋放入煮好的粥里，再煮约5分钟，加盖闷约10分钟后再食用。

营养功效：

此粥具有养肝、补肾、健脾和胃、润喉生津，以及调整血脂等功效，有利于新妈妈产后更快地恢复身体。

新妈妈冬季坐月子饮食调理

在寒冷的冬天坐月子，新妈妈身体容易受寒，而且冬天蔬果类等食物又比较少，因此新妈妈在饮食上需要注意的问题就较前3个季节多一些。那么新妈妈如何通过正确的饮食来缓解冬季坐月子的问题呢？如何饮食可以驱除冬季的寒气呢？以下这些新妈妈可以参考。

* 饮食原则

🤍 蔬菜、水果不可少

寒冷的冬天，蔬菜水果可能没有夏秋季那么多，特别在我国北方，反季节蔬果无论数量和质量与应季蔬果相比都有一定的差距。但经历过分娩的新妈妈，体内维生素、矿物质等营养素含量不足，还是应该尽量找些新鲜、营养高的蔬果来吃，以使身体内营养平衡。但新妈妈应该注意的一点是，冬季坐月子饮食应忌寒凉，特别是体质虚寒的新妈妈，在冬天吃生冷水果可能会引起肠胃不适，此时，可以将这些水果切块后用水稍煮一下，连渣带水一起吃，就可以避免这个问题了。

🤍 勤于补钙

冬季坐月子的妈妈要记住勤于补钙。新妈妈刚生完宝宝，体内钙的流失量较大；加上天气寒冷，冬季坐月子不可能开窗晒太阳，这样就不利于钙的合成和利用。所以冬季坐月子的新妈妈必须注意补钙。如果新妈妈体内缺钙严重，容易导致骨密度降低，出现骨质疏松症状，从而会发生小腿抽筋、腰背酸痛、牙齿松动等。如果新妈妈在整个月子期都不注意补钙，不良状况可能会延续到分娩后两年。

🤍 选择温热、健脾、暖胃的食物

胡萝卜、核桃、板栗、羊肉等都是适合在冬季坐月子的新妈妈的理想食材。胡萝卜能够增强新妈妈体力和免疫力，激活内脏功能和血液运行，从而达到调理内脏、暖身、滋养的功效；核桃富含磷脂和维生素E，具有增强细胞活性、促进造血

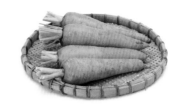

功能、增进食欲的功效，可以提高新妈妈的身体素质，对抵御寒冷大有益处；板栗有养胃健脾、强筋活血等功效；而羊肉具有暖中补肾、开胃健脾、御寒去湿等功效。当然，温热、健脾、暖胃的食物还有很多，新妈妈可以在日常饮食中合理搭配、科学选用。

* 饮食禁忌

🤍 忌葱、姜等辛辣大热食物

新妈妈产后失血伤津，冬季多阴虚内热，所以葱、姜、大蒜、辣椒等辛辣大热的食物新妈妈应忌食，以免

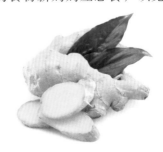

引起便秘、痔疮等不适。此类食物吃得过多还可能通过乳汁影响婴儿的肠胃功能。

♥ 忌生冷、寒凉的食物

新妈妈产后多虚多瘀，而生冷食物会伤胃，寒凉食物会导致血滞，使新妈妈恶露不下，外加冬季天气寒冷，从而引起新妈妈产后腹痛、身痛等诸多疾病，所以在冬季坐月子的新妈妈应禁食生冷、寒凉的食物。

＊ 美食推荐

当归生姜羊肉煲

材料： 当归、生姜、羊肉、酱油、料酒、盐、味精各适量。

做法： 把当归洗净，切成片；把羊肉剔除筋膜，放入沸水中焯去血水，过清水洗净，斩成小块；将煲内放入适量清水煮沸，加入当归、羊肉块、料酒，盖好盖子用文火煲3~4小时后，放盐、味精等调味，即可食用。

营养功效：

此煲有温中暖肾、补气养血的作用，适用于新妈妈产后虚弱、腹痛，也可以治疗血虚乳少等症状。

小鱼粥

材料： 银鱼100克，稻米50克，胡椒粉1克，盐2克，黄酒5克。

做法： 小银鱼泡水，洗净备用；大米煮成稀粥，放入小银鱼煮熟；加入胡椒粉、盐、黄酒，调拌均匀即可。

营养功效：

此粥营养丰富，是新妈妈冬季暖胃、滋补的美味佳品。

南瓜薏米粥

材料： 南瓜100克，米饭1碗，薏米40克，鸡蛋1个（约60克），枸杞子10克，葱1根，高汤4杯，盐半小匙。

做法： 材料洗净，葱切末，南瓜切片，汆烫后捞起；薏米于滚水中煮30分钟后捞出；鸡蛋取蛋清；高汤入锅，放南瓜片熬至入味后捞出，留汤汁，加米饭和薏米煮匀，加盐调味，倒入蛋清搅匀，盛入碗中再排上南瓜片，最后撒枸杞子与葱。

营养功效：

此粥营养丰富，且具有消炎止痛、降低血压的功效，对冬季坐月子新妈妈的身体恢复有好处。

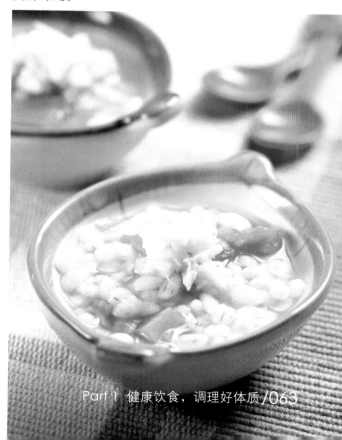

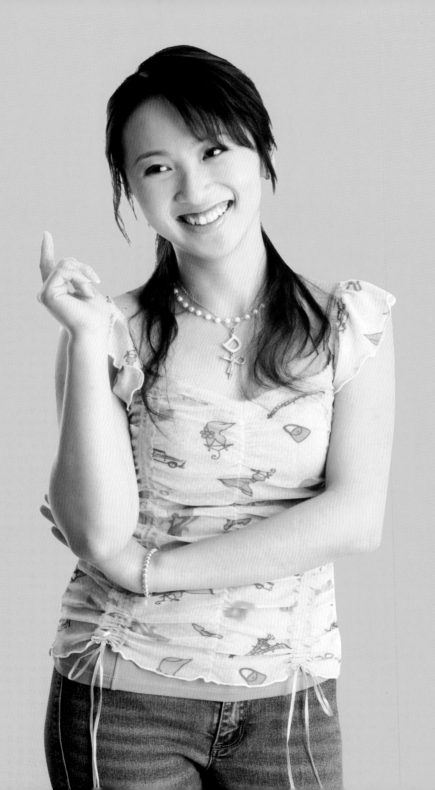

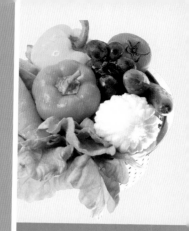

Part 2

产后护理，恢复好身心

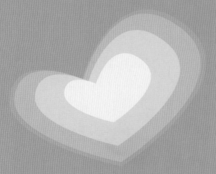

顺产新妈妈产后前两天护理细则

生下宝宝后，新妈妈松了一口气，觉得自己艰难的十月怀胎终于结束了，迎来了宝宝的降临。其实新妈妈也不能过于放松，因为产后的前两天也非常关键，这两天的饮食起居，直接关系着新妈妈的月子生活甚至以后生活的舒适和顺利，所以有些问题新妈妈及照顾新妈妈的家人不能忽视。以下几个护理细则，是新妈妈和家人应该遵守的。

＊产后尽快排大小便

顺产新妈妈在分娩后4小时即可排尿，应多喝水，尽快排第1次小便。因为新妈妈憋尿时间太长，膀胱过度充盈，会影响子宫收缩，导致产后出血。

＊及时哺乳

新妈妈分娩后半小时就可以让宝宝吸吮乳头，这样可尽早建立催乳和排乳反射，促进乳汁分泌。新妈妈产后第1天分泌的少量黏稠、略带黄色的乳汁，就是初乳。初乳含有大量的抗体，可以保护初生宝宝免受细菌的侵害，减少疾病的发生，所以新妈妈不可让宝宝错过这营养第1餐。尽早让宝宝吮吸乳房，也能促进新妈妈子宫收缩，利于身体恢复。

此时新妈妈哺乳时间以5~10分钟为宜。哺乳的时间和频率与宝宝的需求以及新妈妈感到奶胀的情况有关。刚分娩的新妈妈身体虚弱、伤口疼痛，可选用侧卧位喂奶。

＊尽早运动

自然分娩的新妈妈产后6~12个小时就可以试着在家人的协助下，慢慢下床走动了。新妈妈产后尽早活动与产后恢复关系密切，可以促进肠道蠕动，减轻便秘症状，还可以促进产后恶露的尽早排出，有助于恢复体力。

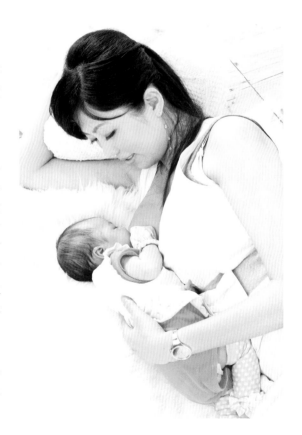

* 注意清洁

新妈妈产后大量出汗，睡眠和初醒时更多，有时甚至会浸湿内衣，这是正常生理现象，并非体虚的表现，新妈妈及家人不必担心。注意及时做好清洁，勤换内衣内裤和床单就可以了。

* 争取时间休息

分娩过程耗尽了新妈妈的体力，产后第1天最重要的事就是休息，以确保体力的恢复。母婴同室的新妈妈，每隔三四个小时就要哺乳，新生宝宝还总是哭闹，所以新妈妈必须争取在每一段安静的时间休息。

* 室内温度适宜

从产房转至病房后，室内温度一般要在18℃~20℃，清洁舒适，空气新鲜，通风良好，但要注意避免让新妈妈直接吹风。在房间内不要吸烟。应减少亲友此时来探望的时间。由于刚分娩后

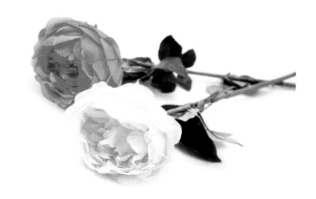

的新妈妈需要静养以恢复体力，尤其有慢性病或感冒的亲友更是最好不要来探视新妈妈及新生儿，以免引起交叉感染。

* 注意私密病症

产后会有护士来查看情况，并会按压新妈妈子宫底部，帮助促进宫内瘀血排出。新妈妈的下腹部会在随后的几天内感到不适。产后24小时内若感到会阴部或肛门有下坠不适感、疼痛感，应请医生诊治，以防感染和血肿发生。

替您支招

产后没有异常的新妈妈，在产后8小时左右就可以下地行走，做过会阴切开术的新妈妈，在12小时后开始下地，24小时后，只要身体允许，基本上所有的新妈妈都可起床活动，产后尽早站立可减少膀胱和肠道疾病，加快体力恢复，也可缩短住院时间。

产后私处的护理

新妈妈生完宝宝后，医院会给新妈妈的阴道做专门的清洁和护理，但当新妈妈出院后，私处的护理就要由自己来进行了。如果产后私处护理不当，会导致阴道感染或者变松弛，严重影响产后性生活，所以新妈妈必须学会很好地护理自己的私处，以保证自己的健康和幸福。

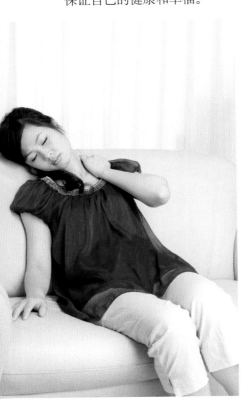

一般来说，产后私处护理有以下3个问题需要注意：

第一，新妈妈要选用专业的产妇卫生巾，而不要用普通卫生巾来代替，因为使用普通卫生巾会减慢产后伤口的愈合。

第二，产后新妈妈要保持私处清洁，勤换内裤，在伤口拆线后应该进行日常的清洁和护理，但不要使用碱性肥皂来清洗阴部。

第三，如果私处伤口有明显疼痛或出现异常分泌物，新妈妈应及时到医院检查。

* 产后私处护理的方法

按摩。新妈妈或家人以画圈圈的方式按摩新妈妈子宫所在的位置，让恶露顺利排出。

冲洗。新妈妈大小便后要用温水冲洗会阴，擦拭时由前往后擦拭或直接按压拭干，不要来回擦拭。另外，冲洗时水流不可太强或过于用力冲洗，否则会造成会阴部保护膜破裂。

更换卫生棉。新妈妈刚刚分娩后，大约1小时更换1次卫生棉，之后2~3小时更换即可。更换卫生棉时，新妈妈要由前向后拿掉，以防细菌污染阴道。

* 产后私处护理注意事项

选用淋浴的方式来洗澡，并且每天用温水清洁阴部。

采取适当的锻炼方式加强阴道弹性的恢复，促进阴道紧实。新妈妈产后不久，锻炼动作一定要轻柔。

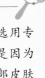

替您支招

新妈妈产后要选用专业的产妇卫生巾，是因为新妈妈生产之后阴部皮肤敏感度会变高，对普通卫生巾的护翼设计不适应，会觉得疼痛、不舒服；产后新妈妈恶露的量会比月经的量大，产妇卫生巾的吸水性比普通卫生巾好，更适合产后新妈妈用。

产后乳房的护理

乳房对女性来说，不仅是关系到整体美观的部位，也担负着哺育下一代的重任。从怀孕一直到生产、哺乳，在整个过程中，新妈妈的乳房会发生一系列的改变，如果护理不当，会让新妈妈吃不少苦头，而且原来乳房的坚挺美观也会消失。而对乳房进行及时科学的护理，可以使之清洁，增加自己的舒适感；使乳腺管通畅，促进之后乳汁分泌；可以健美乳房，防止下垂；同时也可以预防宝宝吃奶后因发生细菌感染而导致腹泻。因此新妈妈分娩后，在乳汁分泌前，就要对乳房进行护理。

* 所需物品

1条大毛巾、2条小毛巾、2块清洁纱布、1块香皂、1瓶甘油、1个干净胸罩、爽身粉、热水

* 准备工作

将门窗关好，洗净双手，在脸盆内注入热水（41℃~43℃），并放入毛巾。

* 具体步骤

在温暖的室内，坐好，脱去上衣，在胸部盖上大毛巾。

清洁乳房。露出右侧胸部，将小毛巾浸水，并抹上香皂，以顺时针方向擦洗乳部，并自乳头逐渐向根部擦洗整个乳房，动作要轻柔。然后再用清洁的湿毛巾将皂液擦洗干净，并用大毛巾拭干乳房。以同样方法擦洗左侧乳房。

热敷乳房。更换1盆干净热水，水温在50℃~60℃，可依气温酌情增减。露出胸部，大毛巾从乳下2~3寸盖好。将温热小毛巾覆盖两乳房，保持水温。最好两条毛巾交替使用，每1~2分钟更换1次热毛巾，如此敷8~10分钟即可。注意皮肤的反应，水不要太烫。热敷完以后，用毛巾擦干并盖上大毛巾。

按摩乳房。露出右侧胸部，将清洁纱布置在乳头上，以吸收流出的乳汁。

将爽身粉倒在手上搓匀，双手分置乳房根部，一只手固定乳房，另一只手依

据乳腺分布的位置，由根部向乳头以螺旋形按摩逐渐至全乳，按摩1~2分钟；一手按住乳房，另一手由乳房根部用手指的力量向乳头方向推行、按摩；以双手分别放在乳房两侧，由根部向乳头挤压按摩。以同样方法按摩左侧胸部。

按摩完毕，将甘油少量倒在右手指尖处，左手拇指与四指分开固定乳晕周围，右手指将乳头往外牵引数次，然后用毛巾将爽身粉拭净。

替您支招

乳房护理完后新妈妈稍微休息一会儿就可以进行喂奶了。乳头凹陷的新妈妈，应特别注意乳头的清洁。乳头发炎、乳腺发炎、乳房经过手术的新妈妈不能进行乳房护理。

剖宫产新妈妈产后护理细则

对剖宫产新妈妈的产后护理，部分和顺产新妈妈的相同，如尽早运动、注意清洁、争取时间休息、室内温度适宜等，但因为经历了剖宫产手术，这类新妈妈的产后护理又有自己的特点。剖宫产新妈妈产后身体更特殊，在护理上更应该精心细致。

尽快排气

新妈妈剖宫产后会出现腹胀，主要是由于在手术中，肠管受到激惹，肠蠕动减弱，肠腔内有积气。只有肛门排气，才能说明新妈妈肠道已经正常蠕动，肠道功能基本恢复。所以剖宫产新妈妈在术后应该尽快排气，可以在术后6小时饮用一些排气类的汤，如萝卜汤等，促进排气，同时也能补充体内的水分。

适当活动身体

新妈妈手术后一旦知觉恢复，即应进行肢体活动，24小时后可以做深呼吸、转动颈部、活动肩膀、屈伸手指、转动手腕、伸弯腿脚、翻身、起坐等动作，并下床缓慢活动，以增强胃肠蠕动，预防肠粘连以及血栓形成而引起的栓塞。但动作一定要轻柔、温和。

采取正确睡姿

剖宫产新妈妈睡觉以硬板床为佳，宜多采用左侧卧位，利于血液循环，并注意经常更换睡姿。不宜平卧，因手术后麻醉药作用消失，伤口产生痛感，而平卧位子宫收缩疼痛最为敏感。新妈妈宜使身体和床呈20~30度角。

多排尿

剖宫产新妈妈3~4小时就应排1次尿，并留意排尿时是否有灼热或刺痛的感觉，防止尿道感染。

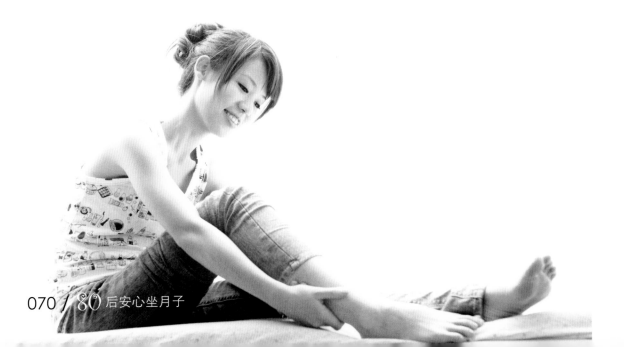

* 剖宫产伤口护理

一般护理

定时更换伤口的纱布和药，更换时，要先用卫生棉球蘸取75%的酒精擦拭伤口周围进行消毒。

伤口未愈合前不要沾到水，产后2周新妈妈最好不要洗澡（恶露未排干净之前一定要禁止盆浴，同时每天需冲洗外阴1~2次），以免水污染伤口，引起感染发炎，新妈妈可以用湿毛巾擦拭身体缓解不适。

如今剖宫产的伤口一般都是横切，家人对新妈妈的伤口进行清洁护理时，要特别注意行动、动作温和；新妈妈自己要少做身体后仰等动作，咳嗽或大笑时要用手按住伤口两侧，以免拉扯到伤口。

伤口不适时的护理

伤口发痒。伤口发痒是正常现象，新妈妈不要用手去抓挠，可以用无菌棉签蘸75%的酒精擦洗伤口周围止痒。

伤口痛。伤口在麻醉药效过后开始疼痛，2~3天后疼痛缓解，如果疼痛持续且有异常情况，如伤口红肿、发热时，很可能是发炎了，需要及时请医生处理。

渗液较多。如果新妈妈伤口有较多渗液流出，要及时告知医护人员处理；如果已经出院，可以用高渗透性的盐水纱布引流，并用盐水冲洗，同时增加换药次数，渗液严重时，要去医院治疗。

替您支招

伤口结痂后切勿用手抓挠，让其自然脱落为好。

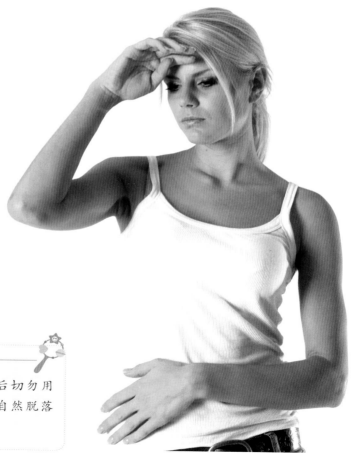

新妈妈产后身体状况细了解

对于刚刚分娩完的新妈妈来说，坐月子是相当重要的一个环节，月子坐得好不好，直接关系到新妈妈的身体恢复情况和以后的健康状况，而月子第1天好好关注新妈妈的身体状况是关键。

* 身体正常状况

脉搏略缓慢

由于子宫胎盘循环的停止和卧床休息，新妈妈脉搏略为缓慢，每分钟60~70次；呼吸每分钟14~16次；血压平稳，变化不大，如果是妊娠高血压综合征新妈妈血压明显下降。

体温略高

在刚分娩后的24小时，新妈妈的体温会略有升高，一般不超过38℃。在这之后，新妈妈的体温大多会恢复到正常范围内。

下腹阵发疼痛

刚分娩后，新妈妈会因为宫缩而引起下腹部阵发性疼痛，这叫作产后宫缩痛，一般在2~3天后会自然消失。

子宫位移

分娩第1天，子宫底大约在平脐或脐下1指，大约在产后10天降入骨盆腔内。

* 防止产后出血

宝宝娩出后，在24小时内阴道出血量达到或超过500毫升，称为产后出血。一般情况下，新妈妈产后的出血量应该在500毫升以内，但由于子宫收缩乏力、胎盘滞留或残留、产道损伤、凝血机制障碍、新妈妈合并有血液系统的疾病等，会引起产后出血。产后出血过多会导致休克、弥散性血管内凝血，甚至死亡，所以是新妈妈产后第1天最需要注意的问题。

新妈妈在分娩后2小时内最容易发生产后出血，所以分娩后仍需在产房内观察。经过产房观察2小时后，新妈妈回到病房，自己也要继续观察，一旦阴道有较多出血，应通知医生，查明原因，及时处理。

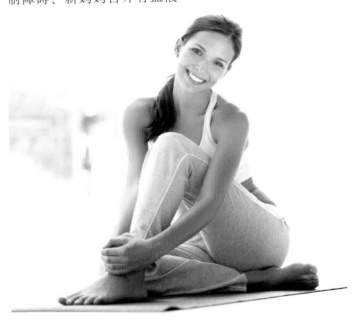

顺产侧切新妈妈的产后护理

大多数顺产的新妈妈，都会经历侧切，这是辅助分娩的一个重要手段。但经过侧切后留下的创伤，前靠阴道，后邻肛门，细菌繁多，加上排便以及恶露排出，很可能使伤口受到污染而发生感染，危害新妈妈的身体健康，所以护理好侧切伤口很重要。

* 顺产侧切伤口产后护理细则

选用安全的卫生用品，及时更换，保持外阴伤口的清洁、干燥。

顺产侧切3天后或出院后，新妈妈如果自己护理外阴，每天用清水或洗液清洗，有条件的最好1天两次。

新妈妈在大小便后都应该用水冲洗会阴，如同用卫生纸擦拭一般，由前往后，以避免细菌感染。

平时睡眠或卧床时，最好侧卧于无会阴伤口的一侧，以减少恶露流入会阴伤口的机会。

不要提重物。新妈妈产后1个月内不要提举重物，也不要做任何耗费体力的家事和运动，因为过早进行过重的体力活动，可能造成盆底组织损伤，甚至造成老年后的子宫脱垂。

如果外阴伤口肿胀疼痛，可用75%酒精纱布或50%硫酸镁湿敷外阴。

新妈妈要保持大便通畅，防止大便使伤口裂开，必要时可以服一些轻泻剂，如蜂蜜、果导片等。

新妈妈如果采用蹲式大便，应避免蹲坑时间过长。

新妈妈如出现伤口血肿、伤口感染、拆线后伤口裂开等，应及时向医生求助。

产后6周内，特别是进行了会阴侧切手术的新妈妈，应该避免性行为的发生，以免伤口撕裂，发生感染，加重疼痛，延缓伤口愈合。

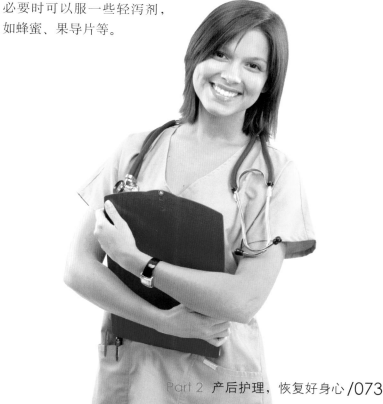

告别疤痕，产后伤口护理是关键

剖宫产新妈妈最大的烦恼可能就是腹部的疤痕，术后的疼痛过段时间就消失了，但那道大疤痕却不会消失得那么快，而且如果护理不当，还有可能遗留终身。看着原本光滑无瑕的腹部，现在却有一条大疤痕，实在不美观，这也极大地影响了新妈妈的心情。其实只要新妈妈产后精心护理，这条疤痕是可以较快消失不见的，其中伤口护理是关键。

剖宫产新妈妈在产后要注意伤口清洁、干燥、卫生，要及时换药，避免伤口感染，皮肤的完整是保护身体、告别疤痕的重要一步。

剖宫产后，新妈妈可以使用腹带；拆线后，可以穿紧身衣，这些方法都能预防疤痕增生。但这里要提醒爱美的新妈妈，剖宫产术后使用腹带、紧身衣不宜过紧，要适可而止。

为了促进伤口愈合，新妈妈要避免剧烈活动，不要过度伸展或者侧屈身体，休息时采取侧卧、微屈体位，减少伤口的张力。

新妈妈也可以在医生指导下，涂抹一些外用药，如去炎松、肤轻松、地塞米松等。

随着伤口的慢慢愈合，会有痛、痒的感觉，也可能有小部分的结痂现象，新妈妈不要用手去抓挠伤口，以防细菌感染；也不要过早地揭掉疤痕结痂，过早硬行揭痂会把尚停留在修复阶段的表皮细胞带走，甚至撕脱真皮组织，并刺激伤口出现刺痒，这会延缓疤痕修复，也影响修复效果。

每个新妈妈都不愿意在生完宝宝后腹部留下一条永久的丑陋疤痕，而解决这一问题的最大原则就是预防大于治疗，所以新妈妈在产后的饮食起居上要多加调整，让伤口干净康健地愈合，不要有色素沉着，尽可能恢复腹部以往的美观。

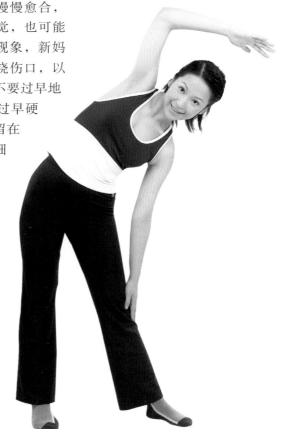

产后检查，让新妈妈更安心

经过42天的产褥期休息和调养，如果新妈妈感到自己身体基本恢复了，那也就是接近坐月子的结束时间了。然而身体究竟恢复得如何，还需要去医院做全面的检查来了解。

产后检查一般在分娩后42~56天之间进行，医生会结合新妈妈的实际情况做全面的检查，以确定新妈妈产后的恢复状况、是否有感染(比如乳房或子宫是否有感染症状)、情绪如何等，及时发现异常情况，同时避免对新生儿健康造成的影响。

产后检查能及时发现新妈妈的多种疾病，还能避免患病新妈妈对新生宝宝健康造成负面影响，同时还可以帮助新妈妈及时采取合适的避孕措施，尤其对妊娠期间有严重并发症的新妈妈更为重要。通常情况下，新妈妈产后检查有以下项目：

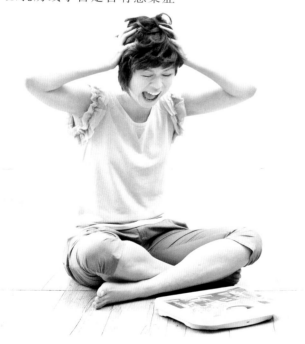

＊体重

体重是人体健康状况的基本指标，过重或过轻都是非正常的表现。新妈妈在产下宝宝后，体重会发生阶段性的变化，正常情况下，会在2个月内逐渐恢复到孕前水平。但由于新妈妈处于月子期，产后丰富的营养和太少的活动量往往会使新妈妈的体重不减反增，所增体重一旦超过限度就会给新妈妈带来很多健康隐患。体重测量可以监测新妈妈的营养摄入情况和身体恢复状态，时刻提醒新妈妈，防止不均衡的营养摄入和不协调的活动量危害健康。

＊血、尿常规检查

新妈妈刚刚分娩完，身体的解剖结构、免疫系统及生理系统处于恢复变化期，非常容易引发感染，给各种疾病以可乘之机，通过血、尿常规检查可以检测新妈妈身体的各种系统的运作情况，在微观上为身体把关。

* 血压

血压属常规检测，有些新妈妈会忽视产后对血压的检查。其实，血压的变化会对身体产生多方面的影响，血压升高时间过长容易导致全身血管痉挛，使有效循环血量减少；而缺血和携氧量的降低则可能危害到全身的器官、组织，如果一旦威胁到脑、心脏、肝、肾等重要器官，其病理生理变化可能导致抽搐、昏迷、脑水肿、脑出血等，重者甚至可致死。所以新妈妈产后一定要定期测量血压，对产后血压增高及时采取措施进行控制，防止以上危险发生，减少由血压变化带来的健康危害。

* 乳房检查

产后乳房非常丰满、娇嫩，由于每天和宝宝嫩嫩的脸蛋和小嘴接触，其外表非常脆弱，很多时候抵不住外部最轻微的伤害，很容易产生各种乳房疾病，不仅危害新妈妈的健康，还直接影响着宝宝的健康。因此，给乳房做体检，不仅是对新妈妈的保护，也是对宝宝健康成长的保障。

* 腹部检查

腹腔内有消化系统、泌尿生殖系统的重要器官，通过腹部检查可以进一步了解子宫的复位情况，以及生产后腹腔内其他器官的情况。对于剖宫产的新妈妈来说，进行腹部检查更为重要。

* 妇科检查

经历分娩的新妈妈，生殖器官的产后恢复是重中之重，如果这些器官没有得到很好的恢复，则新妈妈在以后的生活中会受到各种妇科疾病的困扰，所以产后进行全面的妇科检查绝对必要。

除了以上检查项目，医生还会询问新妈妈一些其他的问题，针对新妈妈的实际情况，医生可能建议新妈妈也做一些其他检查。为了自己身体的早日恢复和健康，新妈妈应该配合医生按时进行各项产后检查。产后检查最好是在产后42~56天之间完成。

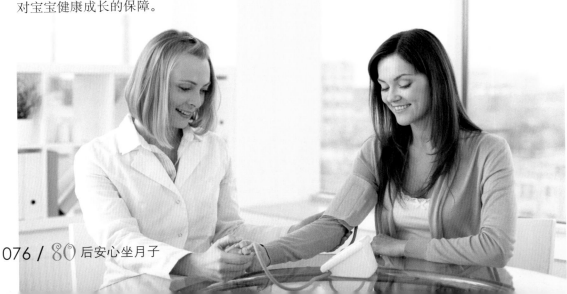

新妈妈骨盆恢复有方法

骨盆主要的功能是支撑身体的结构，同时保护子宫和膀胱。新妈妈怀孕期间，骨盆会支撑胎儿、胎盘以及扩大的子宫内一些额外液体的重量，分娩过后，它会因极度扩张而变脆弱，甚至变形。有些新妈妈在生产后，经常觉得腰酸背痛，这就有可能是由骨盆变形所引起的。

新妈妈可以采取一些有效的方法来使骨盆恢复，改善这一症状。

* 保持正确坐姿

新妈妈坐的时候不要跷二郎腿，一定要保持正确的姿势，使腰部挺直，向椅背靠拢，最好在椅背后放个腰垫，使腰部处于舒适放松状态。

* 选择软硬度适当的床垫

床垫太软，在睡觉时会使身体下坠，太硬则可能对骨盆造成压迫，使骨盆歪斜，因此，新妈妈应该选择一款软硬度适中的床垫。

* 变换睡姿

睡觉时，新妈妈不要一个晚上都保持一种姿势，而是应该侧卧和仰卧相互交替，以此来帮助骨盆的恢复。

* 做适当的骨盆运动

生产过后骨盆肌肉会因为过度扩张而变得薄弱，因此，产后新妈妈应该适当锻炼这些肌肉，但因为是刚刚分娩不久，强度不要太大。以下两项促进骨盆恢复的运动新妈妈可以参考：

运动一：提肛运动

姿势：取仰卧位，双脚伸直，脚尖并拢。

方法：先做屈伸足趾动作，然后以踝部为轴心，向内及向外活动两脚；然后可以做提肛运动，使肛门交替收紧、放松。

运动二：骨盆肌肉压缩运动

姿势：取坐或躺的姿势。

方法：背部往上推至前方，就像在做憋尿时的动作；保持这个动作数5下，以平躺的姿势呼吸，接着恢复原状。重复动作6次。

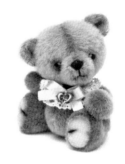

* 盆底肌专业治疗

如有必要，新妈妈也可以到有关医疗机构的产后康复科在专业人员的指导下进行盆底肌康复操训练，通过盆底肌训练，可以减少盆底功能障碍性疾病的发生，同时唤醒盆底的神经及肌肉，使骨盆、阴道更好地恢复到原来的状态。但这一训练不可过早进行，以防伤身，产后42天是进行这一训练和治疗的最佳时机。

不可缺少的子宫恢复法

子宫是新妈妈怀孕、分娩期间体内变化最大的器官，它可以从原来的50克一直增长到妊娠足月时的1000克。一般情况下，新妈妈产后子宫需要6~8周的时间才能恢复到原来的大小。但在此期间，新妈妈可以通过一些有意识的锻炼或动作来促进子宫更快更好地恢复。

*产后子宫恢复的日常方法

产后及时排尿

新妈妈产后要及时排尿，这样才能使膀胱不至于过胀或经常处于膨胀状态。

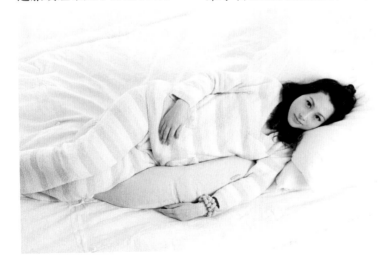

尽早下床活动

新妈妈产后6~8小时，在疲劳消除后可以坐起来，第2天可以下床活动，这样有利于身体生理功能和体力的恢复，帮助子宫复原和恶露排出。

尽早哺乳

母乳喂养不仅非常有利于宝宝的生长发育，而且宝宝的吮吸刺激会反射性地引起子宫收缩，从而促进新妈妈的子宫复原。

侧卧位睡眠，避免仰卧

新妈妈卧床休息时尽量采取左卧或右卧的姿势，避免仰卧，以防子宫后倾；如果子宫已经向后倾屈，应做膝胸卧位来纠正。

注意阴部卫生

新妈妈在产后要注意阴部卫生，以免引起生殖道炎症，进一步影响子宫的恢复。

按摩子宫底

产后初期，新妈妈也可以按摩子宫底，让子宫肌肉因受刺激而收缩，这是促进子宫收缩复原的最自然的方式。

*产后子宫恢复的运动

运动一：坐直，双臂在胸前抱拢，吸气，骨盆向前抬起，再慢慢向后，直到腹部肌肉紧张起来，维持一段时间，此时尽量保持正常呼吸。然后坐下、放松。

运动二：平卧，一条腿弯曲，另一条腿伸直并屈曲足部，即足跟用力向前，使这条腿伸长，然后再向回缩，使腿缩短。注意膝盖不要弯曲，背部也不要弓起。

运动三：平躺在床上，双膝屈起，双手放在腹部，收缩臀部，将后背压向床面，然后放松。多次反复。

产后阴道恢复，让新妈妈更幸福

阴道分娩会引起阴道不同程度的变化，不少新妈妈担心这一变化会影响到以后的性生活质量。其实阴道本身有一定的修复功能，产后出现的扩张现象在产后3个月即可恢复，新妈妈不必为此焦虑、担忧。不过为了使阴道早日恢复到以前的健康状态，产后新妈妈可以通过一些锻炼来加强阴道弹性的恢复，促进阴道紧实。

✳ 走路锻炼

新妈妈走路时，有意识地绷紧大腿内侧及会阴部肌肉，后放松。重复练习。

✳ 屏住小便

新妈妈在小便的过程中，有意识地屏住小便几秒钟，中断排尿，稍停后再继续排尿。如此反复，经过一段时间的锻炼后，可以提高阴道周围肌肉的张力。

✳ 收缩运动

仰卧，放松身体，将一个手指轻轻插入阴道，后收缩阴道，夹紧阴道，持续3秒钟，后放松。反复重复几次，时间可以逐渐加长。

✳ 耻骨尾骨肌收缩运动

仰卧于床上，尽量将身体放松，然后再主动收缩阴道及肛门部位肌肉，收缩时吸气，放松时呼气。每次肌肉持续收缩3秒钟，然后放松3秒钟。大约几周后就能达到使阴道收紧的目的。

✳ 提肛运动

在有便意的时候，屏住大便，并做提肛运动。经常反复，可以很好地锻炼盆腔肌肉。

✳ 收肛提气运动

每天早晚在空气清新的地方，深吸气后闭气。收缩肛门，如此反复100次以上。经过一定时间的训练，盆腔肌肉的张力就会大大改善。

新妈妈经常进行这些锻炼，可以大大改善盆腔肌肉、阴道周围肌肉的张力，帮助阴道恢复弹性，对新妈妈的性生活会有所帮助。针对产后阴道松弛，新妈妈除

了恢复性的锻炼，还应该保证摄入必需的营养，保证肌肉的恢复。

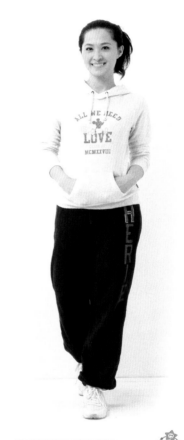

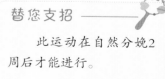

替您支招 ————

此运动在自然分娩2周后才能进行。

缓解伤口疼痛有方法

剖宫产手术后，随着麻醉药作用逐渐消退，新妈妈下腹切口的疼痛也逐渐开始恢复，一般在手术几个小时后，切口便开始产生剧烈疼痛。怎样避免产后伤口疼痛是剖宫产新妈妈迫切想要解决的问题，但因为经历了手术，有些疼痛是不可避免的。只要新妈妈没有病变，能够保持平和的心态，过几天这些疼痛会自行消失的。这里给新妈妈提供一些可以缓解伤口疼痛的方法。

* 排除恐惧心理

新妈妈的心理作用很重要，不要把术后的伤口疼痛想得很可怕，其实在正常情况下，这些疼痛都在新妈妈能够忍受的范围内。新妈妈只要排除对疼痛的恐惧心理，明白完全根除这种疼痛是不可能的，就会顺利度过这几天，之后，术后伤口带来的疼痛就慢慢消失了。

* 采取微屈的侧卧位体位

新妈妈剖宫产手术后采取微屈的侧卧位的体位，能减轻腹壁张力牵拉带来的疼痛。

* 追加镇痛泵

如果新妈妈实在忍受不了术后麻醉失效后带来的疼痛，可以让麻醉师追加镇痛泵。

* 勤换药

新妈妈剖宫产手术后伤口要勤换药，要保持伤口及其周围的干燥和清洁，及时除去汗液，以免由于汗液刺激带来疼痛。出院后要保护好伤口，不要过早撕脱伤疤，这样很容易导致伤口恢复疼痛。

* 营养均衡

新妈妈剖宫产手术后要保持营养的均衡，多吃蔬菜和水果、瘦肉、豆制品等富含维生素和矿物质的食物，这样有利于伤口愈合，减轻伤口疼痛程度，减短伤口疼痛时间。

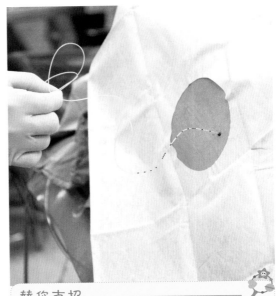

替您支招

在剖宫产后，新妈妈要随时注意自己伤口的变化，如果出现了剧痛、渗液、流脓等情况，一定要及时前往医院进行检查和治疗。即使无异常，新妈妈剖宫产后42天，也一定要前往医院进行复诊。

缓解产后排便困难，让新妈妈更轻松

几乎所有的产后新妈妈都有不同程度的排便困难。一般来说，顺产新妈妈于产后3日内、剖宫产新妈妈在手术后6日内不能排出大便就称为产后排便困难，该症是产褥早期最为常见的并发症之一。新妈妈产后排便困难主要是因为产后活动少、进食少或进食蔬菜水果少而进食高蛋白食物多；另外，剖宫产新妈妈、做过侧切手术的新妈妈害怕伤口疼痛而在排便时不敢用力，也会造成排便困难。

新妈妈分娩几日后依然不能排出大便，就会出现肚胀，并且渐渐加重，感觉下腹不适或者腹疼，极其难受，情况更严重的新妈妈会痛苦异常。所以在产后几日内，新妈妈及家人一定要警惕产后排便困难的发生，如果有排便困难的迹象，或者已经产生了排便困难，就要及时采取对策，对症处理。

为预防及缓解产后排便困难，新妈妈产后应该注意以下护理细则：

新妈妈产后4小时应下床活动一下，下床能够促进肠蠕动与功能的恢复，24小时后增加活动量。剖宫产新妈手术后24小时拔除尿管后应该下床排尿，48小时后开始适当增加下床活动量。

形成较好的生活习惯，坚持每天排便1次。

有条件、经过手术的新妈妈在产后开始数天内最好使用坐式便器，以缓解切口的张力，从而降低排便时的疼痛感。

新妈妈可以采用热敷、按摩等物理方法降低肚胀、增进肠蠕动。具体做法：用热毛巾或者热水袋热敷下腹，并同时进行按摩，每天3次，每次15~30分钟。

新妈妈产后5日仍不能排便的，可以在医生的指导下采用导泻的药物，如果导片、地熏叶等，还可以口服麻仁润肠丸、便乃通等药物治疗，必要时进行灌肠排便。

新妈妈在产后应该根据自己的身体情况进行适宜的运动锻炼，适当的运动量可以帮助新妈妈加快肠胃蠕动，促进顺利排便，同时也可以增强新妈妈的体质。

另外，新妈妈在平时也应该保持精神愉快、心情舒畅，避免不良的精神刺激，因为不良情绪可使胃酸分泌量下降，肠胃蠕动减慢，从而导致排便困难。

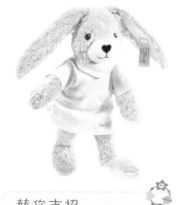

替您支招

有产后排便困难的新妈妈，在日常生活中要注意进食不可过精，要多吃富含纤维的食物；要养成定时大便的习惯；每天起床后空腹饮1杯温开水，有刺激肠蠕动的作用。

认识产后易发的月子病

十月怀胎，一朝分娩，新妈妈终于迎来了自己可爱的小宝宝，所以总是不自觉地把自己的注意力和主要精力都放在宝宝身上。但新妈妈在照顾、呵护宝宝的时候也不要忽视自己的身体。产后护理对新妈妈以后的健康非常重要，如果护理不当，或疏于护理，就会落下难缠

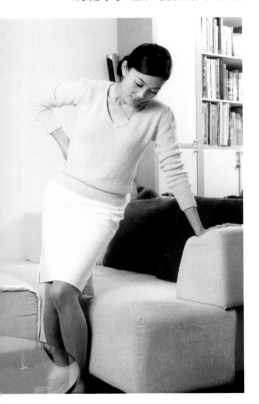

的月子病。以下这些月子病很容易缠上产后的新妈妈，预防好于治疗，新妈妈要对这些月子病有所了解，在产后时刻关注自己的身心，为以后的健康打好基础。

✻ 手腕疼痛

新妈妈产后身体虚弱，在月子期间如果不注意，日常中一些很轻松的小事，也会使新妈妈感到手指发麻、疼痛，麻痛点多发生于从拇指到中指一半的位置。主要是因为新妈妈过度使用手腕及拇指部位，从而造成手腕两条肌腱发炎。

✻ 尿潴留

有些新妈妈产后由于害怕伤口痛而不敢排尿，或者产程太长压迫膀胱，造成产后排尿虚弱无力，膀胱发胀，排尿时点点滴滴很不通畅，这即为尿潴留。

✻ 腰痛

新妈妈的骨盆韧带在刚生产后的一段时间内尚处于松弛状态，腹部肌肉也变得

软弱无力，子宫仍未完全复位，这个时候如果不注意，猛然弯腰拾捡东西，或者久蹲、久坐，新妈妈都会感到腰部酸痛。

✻ 产褥热

如果新妈妈在生下小宝宝后24小时到产后10天出现发烧的症状，即为产褥热。产褥热感染如果严重，会极大地影响新妈妈的健康，甚至危及生命。

✻ 乳腺炎

产后第1个月是新妈妈急性乳腺炎的多发期，由于乳汁排通不畅，淤积在乳房内，从而造成细菌感染，患有乳腺炎的新妈妈会出现乳房疼痛、发烧等症状。

✻ 子宫脱垂

有些新妈妈产后会感到小腹下坠或者腰疼，这主要是由于子宫韧带和盆底肌肉在分娩后变得松弛，使得子宫位置发生了变化，子宫沿阴道方向往下移动，造成了子宫脱垂。

产后运动必须遵守的原则

现代的产后新妈妈特别注意身材的保养，担心产后身材发胖，影响到工作、生活，所以产后保健瘦身的意识比较强，产后没多长时间就开始运动了。适当地运动对新妈妈产后的身体恢复是有帮助的，但如果运动的力度或方式把握不当，就很可能引起反作用，所以新妈妈应该遵循一些产后运动的原则。

*循序渐进，慢慢增强运动强度

新妈妈进行产后运动时，首先要从轻度运动开始，随着时间的推移，慢慢地过渡到中度运动，即使出了月子期，近期内也不建议新妈妈选择高强度运动。在运动类型上，新妈妈应该选择有氧运动，如散步，慢慢地过渡到游泳、慢跑等。

*心态要正确

产后运动是为了身体能更快地康复，或者能消耗一部分脂肪，以达到瘦身的目的，但只有持之以恒地运动，才能出现效果。如果抱着急功近利或者懒惰好逸的心态运动，则只会事与愿违，前者会伤着身体，后者则不会有任何效果。所以新妈妈要心态平和地进行产后运动。

*月子内避免剧烈运动

许多新妈妈为了快速减肥，产后没多久就展开激烈的运动，这很容易造成疲劳，损害健康。产后立即进行剧烈运动减肥，很可能影响子宫的康复并引起出血，严重时还会使生产时的手术创面或外阴切口再次遭受损伤。所以这里要提醒新妈妈的是，产后做做运动可以，但动作一定要缓慢、温和。

新妈妈产后运动不可少，在遵循产后运动原则的大前提下，新妈妈在分娩后如能坚持进行5个月左右科学合理的身体锻炼，不仅对体质以及形体的恢复有益，还可以锻炼全身的肌肉，消除腹部、臀部、大腿等处多余的脂肪，恢复怀孕前的健美身材。

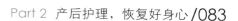

调整产后心理，新妈妈更阳光

新妈妈由于分娩后雌激素突然下降、身体疲劳、对角色转换不适应、哺喂宝宝时受到挫折等种种原因，心理上产生了不适，有时候感到莫名情绪低落、灰心郁闷，有时候为一点小事不称心就觉得委屈，甚至伤心落泪。这些症状在大多数新妈妈产后1周内会发生，并能自行恢复。但也有些新妈妈在整个月子期情绪都很差，甚至发展到了产后抑郁。新妈妈没有一个健康的心理，势必就会造成生理上的种种困扰，从而影响到自己和宝宝的健康。所以新妈妈产后的心理调试很重要，新妈妈只有对自己的心理有个清醒的认识，并进行适时的调整，才能让自己的心理阳光起来，也更有利于自己的身体恢复和宝宝的苗壮成长。

＊ 影响新妈妈心理的因素

♥ 体形变胖

在这个崇尚骨感美的时代，瘦成为绝大多数女性的审美取向，然而，怀孕期间及产后激素的变化，再加上产前产后的大吃特吃，新妈妈的身体难免比以往显得富态。想着以前苗条的身材，看着眼前发福的体态，新妈妈的心情低落难以避免。

♥ 乳房变"丑"

乳房是女性性感和魅力所在，女性对自己乳房的关心程度要超过身体的其他部位。而产后新妈妈，乳晕变黑、增大，乳房下垂，这一变化给新妈妈精神上带来的压力是不言而喻的。

♥ 不消退的孕斑

有的新妈妈怀孕后脸上会出现褐色或黑色的斑点，这些斑点就是孕斑。一般情况下，孕斑在新妈妈产后1年内消失，但也有的会因年纪渐长而逐渐加深。脸上消退不了的斑让新妈妈心情抑郁。

♥ 掉头发

新妈妈产后由于体内激素骤然恢复正常，不免刺激头发迅速脱落。枯黄和稀薄的头发让新妈妈分外担心自己的外表。

♥ 腹部的瘢痕

做过剖宫产手术的新妈妈，在腹部会有一道疤痕，昔日美丽光滑的腹部不见了，这往往让不少新妈妈耿耿于怀。

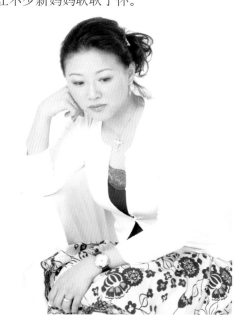

* 新妈妈阳光心理的自我调试

💗 爱上你的身体

这个意识比什么都重要，爱上自己的身体，就不会再觉得变化后的身体难看。其实理智地想想，体形体态的变化，大多数都可以自行恢复，或通过产后运动塑身得以恢复，至于其他，新妈妈大可不必为此伤神，因为它们远没有自己的快乐、宝宝的可爱更重要。

💗 保持乐观

新妈妈不管是对哺育宝宝，还是对自己的生活，都要抱有一个乐观的态度，凡事往好处想。

💗 找人倾诉

新妈妈不要把不愉快的事闷在肚子里，而是应该把心中的积郁倾吐出来，给情绪宣泄一个机会。当新妈妈感到情绪苦闷的时候，找家人或朋友谈谈心，倾吐一下心中的抑郁，就会使心情恢复平静。

💗 自我控制

人的情绪是受人的意识和意志控制的，新妈妈应该学习怎样驾驭自己的情绪。任意放纵消极情绪滋长，经常发怒，会导致情绪失调，引起疾病。

💗 扩大社交

做了新妈妈后，不要整天都围着宝宝转，新妈妈应该参加一定范围的社交活动，这能使新妈妈的头脑保持灵活，增加信息量，这也是新妈妈育儿智慧的一个来源。

💗 增加幽默感

幽默感能够调剂紧张情绪，使新妈妈更快适应新角色、新环境，也能降低新妈妈的不安、焦虑等负面情绪，使心理变得轻松。

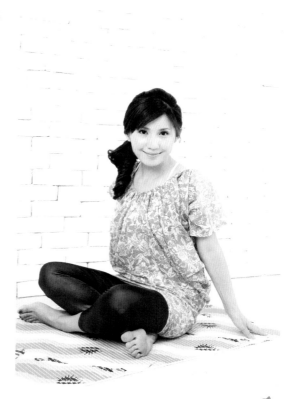

替您支招

新妈妈可以找个笔记本，把自己的不良情绪和发生原因记录下来。过一会儿再看这些记录，新妈妈就能认识到其实有些事并不像想象中的那么严重，从而更加了解自己的问题，对以后类似的问题都有比较好的借鉴作用。

产后护理常犯错误早知道

十月怀胎，新妈妈生完宝宝，算是完成了一大任务，但还不可以彻底放松，好好护理自己产后的身体，同样是一件重要的事情。而很多时候，在新妈妈的产后护理中，新妈妈自己或者家人都会犯这样那样的错误，影响新妈妈的产后恢复，甚至会影响到宝宝，所以新妈妈及家人早知道一些产后护理方面容易犯的错误是很重要的。

以下错误新妈妈及照顾新妈妈的家人不可犯：

* 产后一直卧床休息

许多老人都认为分娩后的新妈妈身体虚弱，多动拉扯伤口，又消耗体力，对康复不利。其实新妈妈分娩后，尤其是剖宫产后，如果一直卧床不起，将导致下肢血液循环不畅，可能发生下肢静脉栓塞，甚至出现致命的肺栓塞。此外，一直卧床还会使新妈妈肠蠕动减弱，引发便秘，影响正常饮食，也不利于膀胱肌收缩功能的恢复。

* 新妈妈产后发脾气，家人认为是娇气

新妈妈由于激素水平变化、疼痛、发热，又缺乏育儿经验，会产生焦虑、烦躁等情绪，可能会有过激语言和行为，严重的还可能患上产后抑郁症。家人应该理解新妈妈的种种反常是出于身体的因素，而不是娇气；应对新妈妈体贴照顾，倾听她的想法，帮助新妈妈调整她的心理。

* 门窗紧闭

新妈妈坐月子确实应该避免受凉，但如果终日紧闭门窗，室内空气混浊，此时探望亲友来往也较多，难免会携带病菌，不良空气有利于病菌生长，使免疫力处于较低状态的新妈妈容易感染疾病。所以新妈妈所在的居室每天应开启门窗交换空气，在夏天也可避免空调病或中暑。

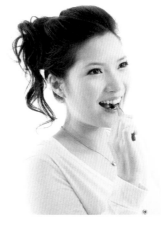

* 不让新妈妈刷牙、洗头、洗澡

在老一辈人的传统观念里，新妈妈在月子里不能刷牙、洗头、洗澡，因为这样新妈妈容易着凉受寒。其实新妈妈分娩后，尤其是剖宫产新妈妈手术后两三天内会出现手术反应热，大量汗渍留在体表，堵塞汗腺孔，容易产生烦躁情绪，也不利于哺乳期的卫生。所以一般情况下，新妈妈在产后或术后可以进行时间较短的淋浴，以清除体表的污渍，浴后也会感到神清气爽，有助于解除疲乏。

*洗发后马上扎头发

有的新妈妈洗澡后，头发还没干就把湿发扎起来，并且马上去睡觉。这样，很容易使湿邪侵袭体内，日后引起头痛、颈痛。

*过早穿紧身内衣

新妈妈穿着紧身的塑身内衣会影响身体的卫生，不利于产后恢复，特别是剖宫产新妈妈更不能过早穿紧身内衣。新妈妈最好在产后1个月开始穿着，但哺乳的新妈妈还是应该坚持使用哺乳文胸。

*夏天洗澡贪凉

有些在夏天坐月子的新妈妈，为了身体舒爽会用不太热的水冲凉。这种一时贪凉的举止，往往会带来许多后患。产后触冷会使气血凝滞，以致恶露不能顺畅排出，导致日后身痛或月经不调。产后新妈妈洗澡的水应该与体温接近，大约37℃为宜。

*过早做剧烈运动

产后尽早运动，对促进新妈妈体力恢复和器官复位有很好的促进作用，但新妈妈一定要根据自身情况适量运动。有些新妈妈急于恢复身材，月子里便开始进行大运动量或较剧烈的锻炼，这样，会影响尚未康复的器官恢复，还会影响剖宫产刀口或侧切伤口的愈合。

*长久看书或上网

新妈妈产后过早或长时间看书、上网，会使眼睛过于劳累，日后再长久看书或上网容易发生眼痛。所以，新妈妈在产褥早期不宜多看书或上网，待身体康复后再量力而行。

*忽视产后体检

如果新妈妈不去做产后检查，就不能及时发现产后异常并及早进行处理，容易延误治疗时间或遗留病症。因此，新妈妈在产后6~8周应到医院进行1次全面的产后检查，以便了解全身和盆腔器官是否恢复到孕前状态，了解哺乳情况；如有特殊不适，更应提前去医院进行检查。

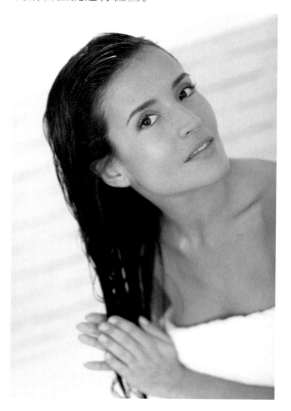

产后手腕痛，处理要及时

产后手腕痛是产后新妈妈常见的一种疼痛，俗称"妈妈腕"，临床上又称为"手腕狭窄性肌腱滑囊炎"。其症状常常是慢慢加重，大拇指底部的肿痛造成大拇指或手腕活动不便，用手做一些动作时，会引发或加剧腕部的疼痛，做家务活时常常使不上劲，严重时还会影响新妈妈的睡眠，疼痛有时像神经痛一样，会往上痛到手臂，往下痛到大拇指末端。

＊产生"妈妈腕"的原因

新妈妈月子期间由于气血虚弱，又受风寒侵袭，寒气滞留于肌肉、关节间，就容易引起肌腱、神经发炎。

产后新妈妈抱宝宝的姿势不对，常常因长时间用手腕托住宝宝头部，从而拉伤了手腕的肌腱。

新妈妈怀孕后期及产后因为体内激素水平发生变化，导致手腕韧带产生水肿，肌腱韧带也变得松弛，强度变差，长时间活动减少，使肌力减退。

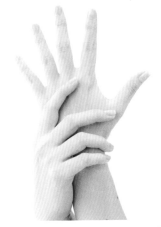

＊对"妈妈腕"的日常预防

新妈妈产后要注意手部保暖，避免寒冷刺激手腕。

新妈妈要减少抱宝宝的次数和时间，或轮流更换抱宝宝的姿势，尽量不要用单手抱，不要过分依赖手腕的力量；应该将宝宝靠近自己的身体，以获得较好的支撑力，减轻压在手腕的重量。

新妈妈尽量不要拿重物，避免重复性地进行手腕下弯的动作，让手腕多休息。

新妈妈做家务时，应该减少长时间过度使用手部的动作，做一段时间就要适当地休息一下，避免大拇指、手腕过度劳累。

＊对"妈妈腕"的日常处理

♥ 按摩

用一只手轻柔地按摩另侧腕关节2~3分钟；用拇指点按另侧腕关节痛点，同时另侧腕关节做旋转运动1~2分钟；双手五指相互交叉做摇腕运动约2分钟；用一只手拇指按另一只手侧腕关节4周，按压2~3次后，再做另一侧腕关节。

♥ 甩甩手

当手腕部出现酸胀感时，新妈妈可以甩甩手，左、右转圈，这一动作虽然简单，但是不仅能消除手腕处的不适感，还能锻炼手腕部的灵活性。

♥ 热敷

新妈妈可以用湿毛巾热敷腕部，以增加局部血液循环，促进炎症吸收。热敷可以每天2~3次，每次20~30分钟。

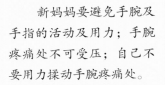

替您支招

新妈妈要避免手腕及手指的活动及用力；手腕疼痛处不可受压；自己不要用力揉动手腕疼痛处。

产褥热的产后护理

新妈妈可能在产后24小时到产后10天出现发烧的症状，即为产褥热。产褥热如果严重，会极大地影响新妈妈的健康，甚至危及生命。

* 产褥热的症状

每天有2次发烧在38℃以上，恶露恶臭味、量多，下腹痛，子宫旁有触痛，怕冷，腹部肌肉紧绷，脉搏加快。

* 产褥热的预防措施

♥ 定期测量体温

新妈妈产后10天内应该定时测量体温，随时留意身体状况。

♥ 避免营养过剩

产后新妈妈既要哺乳、恢复体力，又要增强抵抗力，因此需要加强营养补充，但也不要补过头，防止产生产褥热。新妈妈的饮食应该清淡一些，避免油腻。

♥ 保持私处清洁

产后恶露会持续一段时间，新妈妈要勤换卫生护垫和内裤，尤其会阴有伤口的新妈妈，如厕后最好能用温水冲洗会阴部，以减少感染发生。

♥ 充分休息

新妈妈一定要保证充足的休息，如果身体吃不消，就让家人照顾宝宝，这样才能早日恢复体力，增强体质，减少感染产褥热的可能。

♥ 多喝水

补充水分对于已经发生产褥热或是排尿不畅的新妈妈是非常重要的，新妈妈最好能每天补充2000毫升左右的水。

♥ 保持伤口干燥

剖宫产的新妈妈产后前几天可以用热毛巾擦拭身体，产后7~10天再洗澡，以减少伤口发炎的可能，避免引起产褥热。

♥ 不要过早恢复性生活

产后即恢复性生活，容易对新妈妈的身体造成损害，一般在产后复诊以后，如果医生确认新妈妈的身体已经复原，才可以恢复性生活。

新妈妈一旦患了产褥热，一定要及时就医治疗，医生会依据细菌培养和药敏试验结果来选择合适的抗生素，产褥感染严重的新妈妈应首选广谱高效抗生素等综合治疗。这里要提醒新妈妈的是，只要是对症下药，产褥热很快就能解决，但是一定要在医生指导下按时用药，用药时间要足够，不要任意停药或是自行服用退烧药，否则很容易引起其他并发症。

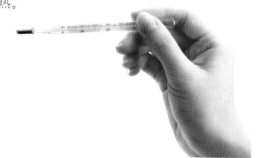

产后脚跟痛的应对策略

产后脚跟痛是新妈妈产后常见的一种病症，主要表现为脚跟处酸痛、麻木，并伴有头晕目眩、腰膝酸软等症状。新妈妈脚跟痛会给行走带来不便，而且如果不注意的话，疼痛感会加重，时间一长，可能无法恢复。所以，产后的新妈妈一定要重视并且采取有效的措施来预防脚跟痛。

* 产后脚跟痛的原因

新妈妈在产后常常会劳损肾气，如果此时穿拖鞋或赤脚穿凉鞋，不注意避寒凉，可能会遭到风寒的侵袭，导致腰脚之间的血液循环不畅，从而出现脚跟疼痛。

新妈妈由于在怀孕期间体重增大，脚上所承受的压力也会增大，这时候如果没有选择合适的鞋，产后也可能产生脚跟疼痛。

新妈妈产后如果没有适当地下地活动，脚跟脂肪垫就会出现退化现象，以后一旦下地行走，退化的脂肪垫由于受不了体重的压力和行走时的震动，会出现脂肪垫水肿、充血等炎症现象，从而引发疼痛。

* 应对产后脚跟痛的方法

♥ 注意脚部保暖

新妈妈产后一定要注意对脚的保护，不要穿拖鞋或赤脚穿凉鞋，最好穿袜子和布鞋，使脚下保持一定温度。

♥ 控制体重过快增长

产后新妈妈应该尽量控制体重的过快增长，因为体重增长过快，会加重身体对脚部的压力，从而导致脚跟痛的发生。

♥ 休息、活动要结合

新妈妈产后要充分休息，但也不是必须长时间地卧床休息，而应在身体恢复良好的情况下及早下床活动、散步，并做些产后保健操等运动。这样不仅能防止脚跟脂肪垫退化，避免产后脚跟痛的发生，而且能防止新妈妈体重过分增加，调节神经功能，对新妈妈改善睡眠、增进食欲十分有利。

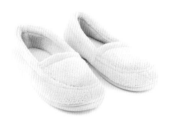

替您支招 ————

新妈妈可以配双硅胶的后跟垫或者全足垫使用，能很好地缓解行走时的疼痛。

产后腰痛的护理

新妈妈分娩后内分泌系统不会很快恢复到孕前状态，而骨盆韧带在一段时间内尚处于松弛状态中，腹部肌肉也变得较软弱无力，子宫不能很快完全复位，所以产后新妈妈会感觉腰疼。产后腰痛是比较普遍的现象，但新妈妈也不要忽视。在产后护理中，要针对自己腰痛的原因，对症下药，加强护理。

＊引起产后腰痛的原因

生理性骨盆韧带松弛
这是引起新妈妈产后腰痛的很大成因。

劳累过度
新妈妈产后要经常弯腰照料宝宝，如洗澡、换尿布、穿衣服、料理家务等，因而劳累过度，腰部肌肉不堪重负，造成腰肌劳损而发生疼痛。

生理性缺钙
新妈妈产后处于比较虚弱的状态，一方面分娩时消耗了大量的能量，另一方面很多新妈妈还在坚持母乳喂养，钙流失非常严重，而缺钙容易引起腰痛。

姿势不当
有的新妈妈为哺乳方便，习惯固定一个姿势睡觉，或总是把宝宝抱在怀里，长时间固定姿势会引起单侧的肌肉疲劳，导致产后腰痛或恶露排出不畅引起盆腔血液淤积从而诱发腰部疼痛。

体重增长过快
新妈妈体重增加过快，腹部赘肉增多，增大了腰部肌肉的负荷，造成腰肌劳损而发生腰痛。

缺乏运动
新妈妈产后较少活动，总是躺或坐在床上休养，腰部肌肉得不到锻炼，血液循环不畅，也会引起产后腰痛。

＊产后腰痛的护理细则

垫柔软物
坐时新妈妈可将枕头、坐垫一类的柔软物经常垫在腋窝下，使自己感到很舒服，以减轻腰部的负荷；睡眠时最好取左侧卧位、双腿屈曲，减少腰部的负担。

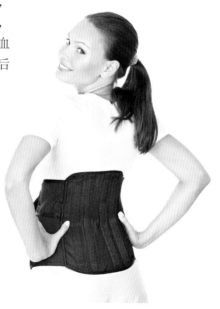

充分休息
新妈妈在产后最初的24小时内，应卧床休息，然后可以在室内稍微活动，以促进恶露的排出，有利于子宫的尽快复原，也有利于产后大小便通畅。随着身体的恢复，可适量运动，循序渐进地做一些产后恢复体操。

❤ 避免经常弯腰、久站、外蹲

新妈妈不要过早参加重体力劳动，特别是需要经常弯腰、久站、外蹲的事情更是不要去做。这些动作会加重腰部负担，引起腰部疼痛。

❤ 常用物品放置要合理

常用物品要放到高低适度的地方，使新妈妈不用弯腰或踮脚即可伸手拿到，减少新妈妈反复弯腰取物从而导致腰肌劳损、腰部着凉、韧带拉伤等。

❤ 避免提过重或举过高的物体

这些动作容易加重腰部负担，导致新妈妈腰部肌肉、韧带拉伤，引起腰痛。

❤ 加强腰部运动

从产后第2周开始，新妈妈就可以适当做一些加强腰肌和腹肌的运动，增强腰肌的稳定性，如做仰卧起坐等，但最好先咨询一下医生再进行。另外也要经常活动腰部，使腰肌得以舒展，以缓解腰部的不适。

❤ 补钙

新妈妈要注意补钙，及时补充体内缺失的钙质，能够避免骨质疏松，缓解产后腰痛。

❤ 控制体重

在月子里新妈妈因要补充营养，所以会摄入不少高脂肪、高蛋白的食物，使体重快速增加，而增加的体重就会给腰部增加负担，引起疼痛。

❤ 纠正自己的不良姿势和习惯

新妈妈要避免长时间低头哺乳，在给宝宝喂奶的过程中，可以间歇性地做头往后仰、颈部绕环的动作；喂奶结束后，可以在床上做腰部绕环动作，舒展舒展四肢，让身体放松；不要长期单侧睡觉和哺乳；抱宝宝的时候，找个舒服的姿势，要经常交换姿势，以缓解腰部疲劳。

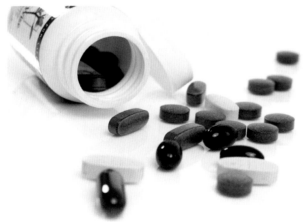

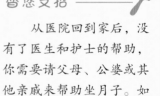

替您支招

从医院回到家后，没有了医生和护士的帮助，你需要请父母、公婆或其他亲戚来帮助坐月子。如果经济上允许，也可以请月嫂帮忙。如果有必要，你可能在新生儿满月之后，仍然需要家人或保姆的帮助，这样可以避免过于劳累，让自己更好地恢复健康。

产后观察——留意异常恶露

正常恶露是新妈妈分娩后的一种生理现象，其颜色最初是鲜红，然后变成浅红，最后变成白色，排出量先多后少（平均总量为500~1000毫升），有血腥味，但无特殊臭气。自然分娩的新妈妈一般2~3周排净恶露，极少数新妈妈可能要持续4周甚至2个月才可排净。

留意恶露是否异常是对产后新妈妈重点观察点之一。如果新妈妈恶露有臭味，或者红色恶露、白色恶露持续时间超过了正常时限，反反复复，淋漓不止，就说明恶露存在异常。恶露异常大多是某些疾病的表现，以产褥期出血和感染最为常见，如果治疗不及时，对新妈妈的身体恢复和健康有很大的危害。

月子期保健不当是引起恶露异常的重要原因。新妈妈产后24小时后应下床活动，可以帮助子宫复原及有利于恶露排出。新妈妈产后切忌长期不下床活动，暑热天气也关门闭户；更不能在月子期进行性生活，以防造成阴道黏膜破裂、子宫内膜感染，导致恶露异常。

如果产后红色恶露反复多次或者越来越多，不时混有新鲜血块，除有胎盘息肉的可能性外，还应警惕绒毛膜上皮癌。新妈妈正常妊娠分娩后数日，尿或血绒毛膜促性腺激素即转为阴性，如果仍为阳性并伴反复的血性恶露，就应当高度警惕。

恶露是新妈妈健康的一面镜子，新妈妈必须注意观察恶露，并采取正确的方法应对恶露。

* 应对恶露的方法

正常分娩的新妈妈，如果健康状况良好，应该在产后24小时尝试下床活动，以促进恶露的排出。

新妈妈可以在医生指导下做产褥操，并喝一些红糖水活血化瘀，也可以促进恶露顺畅排出，有利于子宫恢复。

新妈妈在睡眠时最好采取侧卧的姿势，以免子宫向后倾倒，而不利于恶露排出、排净。

注意产后卫生，如常更换会阴垫、每天换1条内裤等，预防生殖道感染。

恶露如有异常情况及时请医生进行诊治。

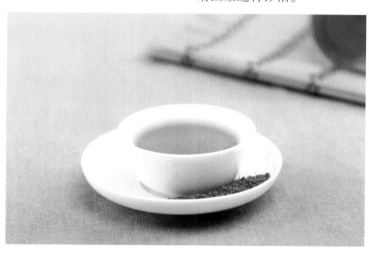

喂奶姿势正确，维护产后健康

经历分娩的新妈妈，身体都非常虚弱，但很多新妈妈又要进行产后哺乳，这时掌握正确的喂奶姿势，不仅对宝宝营养吸收有益，对缓解新妈妈疲劳，保护新妈妈的手腕、腰部等身体部位也有很重要的作用。喂奶时，新妈妈可以在腰后、肘下、怀中都垫上高度适宜的垫子或枕头，也可以把大腿垫高帮助手臂支撑宝宝的重量，要以身体任何一个部位都感觉不到紧张和酸痛为好，喂奶姿势是否正确，检验标准很简单，就是新妈妈和宝宝是否舒服。一般来说，新妈妈喂奶的正确姿势有以下几种：

＊环抱哺乳

新妈妈在床上取坐姿，两腿分开，小腿屈回，呈一小圈状，中间放一个枕头，把宝宝放在枕头上，面向新妈妈的乳房，新妈妈用臂托住宝宝的头部，呈斜侧卧状，并可左右变换姿势。

＊坐姿哺乳

新妈妈坐下来，两脚平放在地板上，将背完全靠在椅子上。椅垫不宜太软，椅背不宜后倾，以免宝宝吸吮乳汁费力，且不易定位。紧靠椅背可以使新妈妈放松背部和双肩。新妈妈也可以用软垫或枕头支持双臂和背部，或在脚底添加脚凳以帮助身体放松，这同时有益于排乳反射。

＊侧卧哺乳

新妈妈可以在背部用垫子（枕头或折叠的毛巾被）支撑着身体，不要用手支撑，那样容易麻木和累，新妈妈轻轻地怀抱宝宝的头，将宝宝身体紧靠在自己的身上。如果宝宝较小，可以把宝宝放在枕头上，使宝宝的位置高

一些，这样宝宝就能够轻松地吸吮到新妈妈的乳头。新妈妈臀部下侧的肌肉不要扭曲或拉得太紧，因为这样会使乳汁流出较慢。

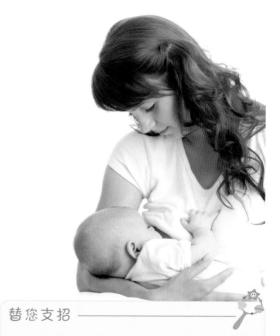

替您支招

这里要提醒新妈妈的是，给宝宝哺乳时，切忌睡觉，以免压着宝宝，发生意外。

产后操——新妈妈的健康运动

生了宝宝后，新妈妈体质虚弱，有的新妈妈还平添了很多问题，如尿失禁、便秘、腿酸痛、腰背痛等，这让新妈妈苦恼不已，也影响新妈妈月子里的心情。其实新妈妈只要在产后及早进行有针对性的锻炼，这些问题是会慢慢解决的。下面给新妈妈推荐一些产后操，新妈妈可以根据自己的身体情况加以选择，科学合理地锻炼，让身体早日康复。

* 产后保健操

深呼吸。用鼻子缓缓地深吸一口气，再从口中慢慢地吐出来。

颈部运动。仰卧，两手放于脑后，肩着床，颈部向前弯曲；复原，颈部向右转(肩着床)，如向旁边看的动作，然后向左转。

转肩运动。屈臂，手指触肩，肘部向外侧翻转；返回后，再向相反方向转动。

手指屈伸运动。从大拇指开始，依次握起，再从小拇指依次展开。两手展开、握起，反复进行。

腕部运动。两手在前相握，手掌向外，向前伸展，握掌。坚持5秒，放松。

脚部运动。两脚并拢，脚尖前伸。紧绷大腿肌肉，向后弯脚踝。呼吸2次后，撤回用在脚上的力。随后将右脚尖前伸，左脚踝后弯，左右交替。

* 剖宫产后复原操

剖宫产新妈妈与顺产新妈妈不同，为了避免在复原运动中伤口疼痛或不小心扯裂，新妈妈可以特选这套产后复原操。

深呼吸运动

仰躺床上，两手贴着大腿，将体内的气缓缓吐出。

两手往体侧略张开平放，用力吸气。

一面吸气，一面将手臂贴着床抬高，与肩膀呈一直线。

两手继续上抬，至头顶合掌，暂时闭气。

一面吐气，一面把手放在脸上方，做膜拜的姿势。

最后两手慢慢往下滑，手掌互扣，尽可能下压，同时吐气，吐完气之后，两只手放开恢复原姿势，反复做5次。

下半身伸展运动

仰躺，两手手掌相扣，放在胸上。

右脚不动，左膝弓起。

将左腿尽可能伸直上抬，之后换右脚，重复做5次。

腹腰运动

平躺床上，旁边辅助的家人，以左手扶住新妈妈的颈下方。

辅助者将新妈妈的头抬起来，此时新妈妈暂时闭气，再缓缓吐气。

辅助者用力扶起新妈妈的上半身，新妈妈在此过程中保持吐气。

新妈妈上半身完全坐直，吐气休息，接着再一面吸气，一面慢慢由坐姿回到原来的姿势，重复做5次。

替您支招

这套产后保健操动作温和，顺产新妈妈和剖宫产新妈妈都可以做。

产后牙齿护理

有些老年人有"产妇刷牙，以后牙齿会酸痛、松动，甚至脱落……"的说法，其实，这种说法是不对的。新妈妈生产时，体力消耗很大，体质下降，抵抗力降低，口腔内的条件导致病菌容易侵入机体致病；同时由于人体激素的急剧变化和钙质的大量排出（通过乳汁），新妈妈的牙齿极易出现松动现象。所以为了健康，新妈妈不但应该刷牙，而且必须加强牙齿的护理和保健。具体来说，新妈妈产后牙齿的护理有以下要点：

* 及时清洁牙齿

新妈妈应该做到餐后漱口、早、晚用温水刷牙；另外，还可用些清洁、有消毒作用的含漱剂，在漱口或刷牙后含漱，含漱后15~30分钟内不要再漱口或饮食，以充分发挥药液的清洁、消炎作用。

* 刷牙时用力要适宜

刷牙用力过大会导致牙齿过敏、继发龋坏甚至使牙髓暴露，也会使牙龈损伤、

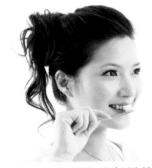

退缩，露出原来被包埋的牙根部，加重牙齿敏感症状，所以新妈妈在早晚刷牙时用力要适宜。

* 不要剔牙

剔牙其实是一种不良的生活习惯。虽然偶尔剔牙不会造成多大的损害，但剔牙会剔出瘾来，会剔得越来越用力、越来越频繁，这就会使柔软的牙龈不断退缩，使牙颈甚至牙根暴露，造成牙齿敏感，增加了患龋齿和牙周炎的机会。

* 要双侧牙齿轮流咀嚼

如果新妈妈咀嚼时集中在某一侧，会造成肌肉关节及颌骨发育的不平衡，轻者影响美观，重者造成单侧牙齿的过度磨耗及颌关节的功能紊乱，而另一侧则会呈失用性退化。所以新妈妈在日常饮食中要养成双侧牙齿轮流使用的好习惯。

* 不要把牙齿做工具使用

有的新妈妈有用牙齿开瓶塞、咬缝线的习惯，这些做法容易把牙齿咬折，使牙齿移位。

* 不要咬过硬食物

月子期间，新妈妈的牙齿有松动现象，所以不要吃那些过硬的东西，否则到老时，牙齿会出现问题，比如牙齿折裂、咬物痛、张口受限等。

* 不要紧咬牙

有的新妈妈在用力时，或情绪激动时，都会紧咬牙，这对牙齿的健康是不利的，会导致牙齿过度磨耗，容易出现牙折等症状。

* 不要自行随意服药

有些新妈妈出现牙齿疼痛等症状，就自己盲目乱服止痛药，这是不可取的。因为一些药物会与牙本质结合，使牙齿颜色变黑，更严重时会造成牙表面缺损。所以，出现牙齿疼痛等症状时，应及时去医院就诊。

新妈妈产后用药须知

对于要哺乳喂养的新妈妈来说，产后用药要谨慎，因为新妈妈所吃的药物会出现在乳汁中，进而影响到宝宝，如有不慎，会危害宝宝的健康。

* 新妈妈产后用药原则

平时用药要慎重选择；可用可不用的药物最好不用；允许儿童使用的药物，新妈妈可以使用，这类药物一般不会对宝宝造成大的不良反应，但不能排除个体差异；如果新妈妈必须使用对宝宝有一些不良反应的药物，那么应该停止哺乳，改人工喂养。

* 降低乳汁中药量的措施

新妈妈尽可能使用半衰期短的药物；采用最佳给药途径；宝宝出生后1个月内，新妈妈应尽量避免使用药物。

* 产后哺乳期内慎用的药物

中药中哺乳新妈妈必须慎用的包括：

补益中药，如黄芪、人参、党参。

活血中药，如丹参、红花、乳香、牛膝、没药。

温热中药，如肉苁蓉、附子、干姜、肉桂、半夏。

寒凉泻下中药，如牛黄、芒硝、大黄、番泻叶。

滋腻中药，如熟地等。

西药中不适合新妈妈哺乳期服用的包括：眠尔通、消炎痛、苯妥英钠和苯巴比妥、溴化物等。

* 产后哺乳期内禁止服用的药物

红霉素、四环素、卡那霉素、异烟肼、庆大霉素、氯霉素、利巴韦林、甲硝唑、吲哚美辛、氨甲丙二酯、硫脲嘧啶、放射性碘等放射性同位素、氢氯噻嗪及磺胺类、安定类等药物。

新妈妈产后用药，一般除了不服用药盒上明确规定新妈妈不宜服用的药外，新妈妈还应该根据自己的身体特点，慎重选药，最好在医生指导下用药。

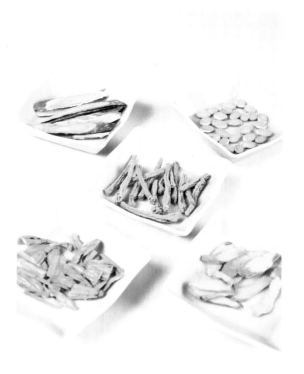

新妈妈自我检查，为健康保驾护航

新妈妈产后，除了在规定的时间内按时到医院接受产后检查，在日常生活中也应该随时关注自己的身体，做好自我检查，哪里不适、哪里异常做到早发现、早处理，为以后的健康保驾护航。

＊自我观察

观察伤口

新妈妈要注意观察腹部、会阴伤口愈合情况，检查伤口有无渗血、血肿及感染情况。

观察褥汗

褥汗以夜间睡眠和刚刚醒时明显，持续1周后好转。

观察恶露

恶露产后3周左右才干净或血性恶露持续2周以上，说明子宫复原不好。还可以闻恶露有无臭味，如有臭味说明可能患有产褥感染。

观察乳房

新妈妈要注意观察乳房表面色泽是否正常，有无水肿、浅静脉怒张、皮肤皱褶等，乳头是否有畸形、凹陷、回缩、抬高、糜烂及脱屑等；乳晕颜色是否正常，以粉红色为佳；乳头是否溢乳等，这些关系着新妈妈以后的身材恢复情况以及哺喂宝宝是否顺利。

观察子宫

一般产后10~14天子宫降入骨盆，经腹部检查触不到子宫底，要检查有无压痛，6周左右子宫即可恢复至正常未孕时的状态。新妈妈可以在每天同一时间手测宫底高度，以了解子宫逐日复旧的过程。

＊自我测量

测量体温

新妈妈可以用自备体温计每天定时在身体相同的部位进行体温测量。一般情况下，新妈妈分娩后24小时内由于疲劳，体温会轻度升高，一般不超过38℃；产后3~4天由于乳房极度充盈，体温有时可达38.5℃~39℃，持续1小时，最多不超过12小时，均属正常情况。如产后体温持续升高，新妈妈及家人要查明原因，并预防产褥感染。

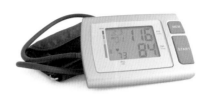

测量血压

新妈妈可以自行购买测压仪，按照测压仪的说明自我测量血压，最好每天都能观察1次，并尽量保证在同一时间、相同部位、固定同一侧手臂，每次测量后用本子做好记录。定期测量血压可以对产后血压增高及时采取措施并进行控制，把握血压的波动规律，减少由血压变化带来的健康危害。

测量脉搏

由于胎盘循环停止、循环血量变少，加之产褥期卧床休息，新妈妈的脉搏较慢，但很规律，为60~70次/分。如果新妈妈测量脉搏在这个范围之外，应该多加注意，保持身体的健康。

测量体重

体重是人体健康状况的基本指标，过重或过轻都是不正常的表现。新妈妈可以在家里用脚踏秤自行测量，测量时要注意将测出的体重值与产前和孕前的体重进行对比。在月子期间，新妈妈的体重应该基本保持稳定，增减以不超过2千克为宜；产后2个月后，体重回落，正常情况应减少5~8千克，接近孕前体重值。如果体重不减反增，且增长得很快，要注意适当调节饮食，同时增加活动量；如果体重降低的速度过快也要引起注意，一方面要加强营养，另一方面也可以考虑进行代谢系统的检查。

测量呼吸

新妈妈产后腹压降低、膈肌下降、呼吸深且慢，一般为14~16次／分，当新妈妈体温升高时，呼吸和脉搏均加快，但不能偏离这个范围太远。

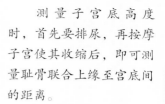

替您支招

测量子宫底高度时，首先要排尿，再按摩子宫使其收缩后，即可测量耻骨联合上缘至宫底间的距离。

新妈妈洗澡注意细则

新妈妈分娩后代谢旺盛，汗腺分泌活跃，特别是在产褥期，有恶露不断排出，会阴部分泌物较多，如不保持会阴部清洁和干燥，容易导致感染。另外代谢废物留于皮肤表面，还会影响哺乳时的卫生，也影响新妈妈的情绪，所以新妈妈月子里洗澡是必要的。

一般新妈妈夏天3日后、冬天5~7天后，体力基本恢复，就可以开始淋浴；会阴有伤口以及剖宫产新妈妈产后1周内不宜洗澡，但可擦澡，待拆线后就可以洗澡了。

每次洗澡的时间不宜过长，一般5~10分钟即可。

产后洗澡要遵循冬防寒、夏防暑、春秋防风的原则。

冬天产后洗澡，浴室温度也不宜过高，因为这样容易使浴室里弥漫大量水蒸气，导致缺氧，使本来就较虚弱的新妈妈发生眩晕。

洗完后新妈妈要尽快将身体上的水擦去，及时穿上御寒的衣服后再走出浴室，避免身体着凉或被风吹着。

产后前几天洗澡，最好有人陪伴，以免发生晕厥。新妈妈淋浴时不要空腹，以防发生低血糖。

产后洗澡对新妈妈有很多好处，勤洗澡可以使新妈妈神清气爽，身体健康，有利于伤口的早日愈合，对新妈妈的情绪和心理也有调节和改善的作用。如果家里有很好的保暖条件和热水，新妈妈在遵循上述洗澡细则的前提下，可以放心去洗澡。

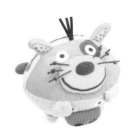

新爸爸月子期备忘录

新妈妈辛苦生下宝宝，身体虚弱；新生宝宝身体脆弱，需要细致的呵护，这个时候就需要新爸爸担起作为丈夫和爸爸的责任，照顾新妈妈和宝宝的生活起居。

* 照顾新妈妈

产后新妈妈即可扶着栏杆轻微活动。新妈妈初次下床，可能会有些头晕眼花，丈夫要搀扶、照顾新妈妈。另外，新妈妈每天洗脸、梳头、刷牙、换衣服、改变坐姿或睡姿时，新爸爸也应该及时协助身体虚弱的新妈妈。

* 照顾宝宝

新爸爸可以花点心思，多接触宝宝。新爸爸与宝宝多接触，不但可以帮助建立亲子间的感情，同时还可以协助新妈妈照顾宝宝，给新妈妈创造更多的休息时间。

* 合理安排膳食

产后的饮食调养对新妈妈非常重要，所以新爸爸要在这方面精心准备，可以多备些水分、维生素丰富的蔬菜、水果，如西红柿、橙子、葡萄等，每天适当为新妈妈加餐，增加2~3种小点心、汤类等。

* 控制亲友探视时间

新爸爸要做好接待亲朋好友的工作，尽量减少亲友的探视频率，缩短探访时间，以保证新妈妈有平稳的情绪、充分的休息。

* 营造温馨的家庭气氛

新妈妈生产后，可能会出现心理、情绪方面的问题，新爸爸应该为新妈妈营造一个温馨的家庭氛围，让新妈妈有安全感、幸福感，从而杜绝产后抑郁的形成。

* 体贴新妈妈，避免性生活

新妈妈生完宝宝后，大约需要8周，子宫才能恢复到原来未孕时的状态。在此期间新爸爸一定要多加忍耐，不与新妈妈过性生活，以保护新妈妈的生殖系统健康。

新爸爸在照顾新妈妈和宝宝的时候要注意个人卫生，下班回来及时清洗双手，不在室内抽烟，也应该学会抱宝宝的正确姿势以及协助新妈妈喂奶，更重要的是，新爸爸必须要注意宝宝的安全。

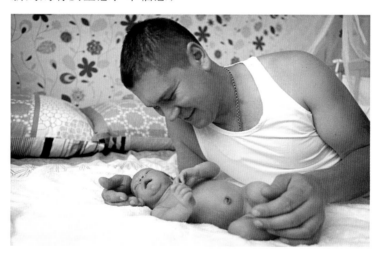

月子期的健身运动方案

要想快点增强体质，把因怀孕、分娩带来的体态变化恢复到孕前的状态，在月子期就进行一些健康而合理的健身运动是必不可少的。如果新妈妈觉得自己的身体没有问题，也得到了医生的确认，就可以进行一些室内锻炼了。当然如果是剖宫产新妈妈，最好还是先休息4~6周，之后再开始锻炼也不迟。

＊健身运动第一项：抬髋运动

做法：平躺，双膝弯曲，双脚平放床上；吸气，鼓起腹部；呼气，将尾骨向肚脐的方向抬起，臀部不离开地面。

功效：这是一项有效锻炼腹肌的运动。

＊健身运动第二项：凯格尔练习

做法：平躺，膝盖弯曲，双脚平放床上；收缩阴道肌肉，感觉就像小便时要中断尿流；保持收缩数到4，然后放松，重复10遍，这是1组练习。争取每次做3~4组，每天做3次左右。

功效：如果新妈妈接受了会阴侧切，或会阴部感到有瘀血、肿胀，那么通过此项练习可以收紧骨盆底肌肉，改善会阴区域的血液循环，避免诸如尿失禁等问题。

＊健身运动第三项：半仰卧起坐

做法：仰卧，双膝弯曲，双手抱在头后；深吸一口气，然后呼气的同时收缩腹肌，抬起头部和双肩，后背下部仍然平放地上；慢慢将头、肩放下，恢复平躺姿势。重复8~10次。

功效：这个运动能够帮助新妈妈锻炼腹部肌肉。

＊健身运动第四项：俯卧撑

做法：双手双膝撑地，大腿与身体垂直，双手分开略大于肩宽；保持背部挺直，收腹，慢慢弯曲肘部，然后再撑直双臂。重复10~12次，可以做3组。

功效：这项运动能够帮助新妈妈加强上肢力量，利于增强抱宝宝时所需的臂力。

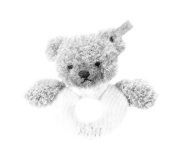

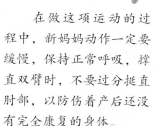

替您支招

在做这项运动的过程中，新妈妈动作一定要缓慢，保持正常呼吸，撑直双臂时，不要过分挺直肘部，以防伤着产后还没有完全康复的身体。

虽然新妈妈可能急着想要恢复怀孕前的身材和体质，但还是要注意安全，在做这些运动的过程中应该循序渐进，不可急于求成。

产后小便困难的原因和处理方法

* 产后小便困难的原因

许多新妈妈，尤其是初产新妈妈，在分娩后一段时间内会出现小便困难，有的新妈妈膀胱里充满了尿液，虽然有尿意，却尿不出来；有的新妈妈即使能尿，也是点点滴滴尿不干净；还有的新妈妈膀胱里充满了尿，却毫无尿意。以上这些都属于尿潴留，是产后常见的并发症之一。

造成产后小便困难的原因主要有3个方面。首先，怀孕晚期，由于新妈妈增大的子宫压迫膀胱，使膀胱肌肉的张力降低；在分娩时，胎宝宝的头又长时间紧紧地压迫着膀胱，使膀胱肌肉的收缩力减弱。因此，虽然分娩后子宫对膀胱的压迫减轻，但由于膀胱肌肉张力的下降和收缩功能的减弱，膀胱已无力将其中的尿液排除干净。

其次，有些新妈妈在分娩时做了会阴侧切术，小便时尿液刺激伤口会引起疼痛，导致尿道括约肌痉挛，这也是产

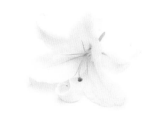

后小便困难的原因。

最后，有些新妈妈不习惯在床上小便，也会影响及时排尿，如果产后5~6小时仍排不出尿液，即为产后尿潴留。

* 产后小便困难的处理方法

在产后4~6小时内，无论有无尿意，应主动排尿。不习惯卧位排尿的新妈妈，应该鼓励她坐起来或下床小便。

在下腹正中放置热水袋以刺激膀胱收缩，促进排尿。

在盆内放上热水，水温控制在50°C左右，然后直接坐在热水里浸泡，每次5~10分钟，也可以用开水熏下身，让水汽充分熏到会阴部，利用水蒸气刺激尿道周围神经感受器而促进排尿。

用温开水冲洗尿道周围，也可以让新妈妈听流水声，以诱导排尿。

新妈妈要多坐少睡，不要总躺在床上。

采用开塞露纳肛，促使逼尿肌收缩、内括约肌松弛而导致排尿，效果不错。

按摩法：将手置于新妈妈下腹部膀胱膨隆处，向左右轻轻按摩10~20次，再用手掌自新妈妈膀胱底部向下推移按压，以减少膀胱余尿。

通过药物治疗，进行肌内注射，帮助膀胱肌肉收缩，促进排尿。

新妈妈应该多饮水，增加尿量，促进排尿反射。

新妈妈在产后排尿时要增加信心，放松精神，平静而自然地去排尿，特别要把注意力集中在小便上。小便时最好采取半蹲半立的姿势。

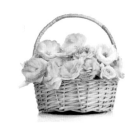

新妈妈产后中暑的防治

正常人体的体温处于动态平衡，维持在37℃左右，但月子期的新妈妈一般体质较为虚弱，中枢体温调节功能存在障碍，在高温、高湿、通风不良的情况下，往往容易导致产后中暑。因此，新妈妈对产后中暑的认识、预防和及时治疗极为重要。

＊产后中暑的类型及症状

产后中暑按其临床表现有以下类型：

先兆中暑

开始时，新妈妈仅感口渴、多汗、恶心、头昏、头痛、胸闷、心慌、乏力等。

轻度中暑

新妈妈体温上升、脉搏加快、呼吸加快、面色潮红、无汗、痱子多。

重度中暑

新妈妈体温可达40℃以上，伴随着面色苍白、昏迷、呕吐、抽搐、腹泻、脉搏细数、呼吸急促、血压下降、瞳孔缩小，最终可因虚脱致呼吸、循环衰竭。重度中暑的新妈妈即使抢救脱险，也可能由于中枢神经的损害而留下严重的后遗症，所以新妈妈在产后一定要严加预防产后中暑。

＊产后中暑的预防

新妈妈对高温的适应能力较差，所以其居室一定要打开窗户，使空气流通，保持适当的温度；被褥不宜过厚，可以用凉席；穿薄一些的夏季衣裤；平时要多饮水。

在夏天坐月子的新妈妈，因夏天日长夜短，新妈妈更容易感到疲劳。充足的睡眠，可使新妈妈的大脑和身体各系统都得到放松，是预防中暑的好措施。

新妈妈产后，其皮肤排泄功能较旺盛，出汗较多，可以经常用温水擦浴，勤换衣服，这也可以预防产后中暑。

新妈妈在平时要养成良好的饮水习惯，通常最佳饮水时间是晨起后、上午10时、下午3~4时、晚上就寝前，分别饮1~2杯白开水

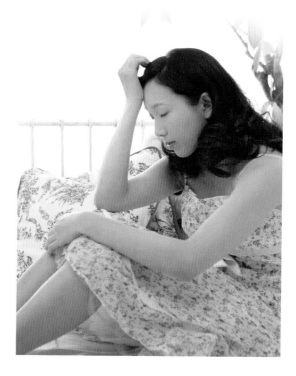

或含盐饮料。不要等口渴了才喝水，因为口渴就表示身体已经缺水了。平时要注意多吃新鲜蔬菜和水果亦可补充水分。

* 产后中暑的应对

如发现新妈妈有中暑的症状，应立即离开高温环境，到通风较好的凉爽处休息。

解开新妈妈的衣服，多饮些淡盐水或服仁丹、解暑片、十滴水、藿香正气水等，短时间内即可好转。

新妈妈头部可敷上冷毛巾，还可以用湿毛巾或30%~50%的酒精擦浴前胸、后背等处，但不要快速降低新妈妈体温。

让产后中暑的新妈妈侧卧，头向后仰，

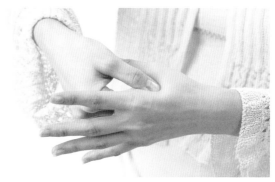

保证呼吸道畅通。严重者，要赶快呼叫救护车或通知急救中心。

若新妈妈产后中暑已失去知觉，可指掐人中、合谷等穴，使其苏醒。若呼吸停止，应立即实施人工呼吸。

抵御产后抑郁的对策

新生命的到来不仅给新妈妈带来了欢乐，也带来了繁重的劳动、重大的责任和永无止境的劳碌和操心，再加上新妈妈在产后，雌激素迅速下降，造成体内内分泌发生变化，从而产生了抑郁症状，比如新妈妈生完宝宝后变得委屈、爱哭、绝望、内疚、悲观、恐惧、紧张等，更有严重的，新妈妈在产后会产生轻生念头。但受到产后抑郁困扰的新妈妈，首先自己要能调整自己的情绪，要知道人生不仅有成功、幸福，也有失败和痛苦，这都是很正常、很自然的事情，关键是我们要以平和、乐观、健康的心态去对待我们的生活。除此，对于新妈妈的产后抑郁，也有很多的抵御妙招，用这些方法可以有效调节新妈妈的产后情绪，让新妈妈从产后抑郁中走出来。

* 关注新妈妈

家人的细心关注，会让新妈妈更有安全感，觉得更幸福。所以宝宝出生后，家人不要因为围着宝宝转而忽略了产后身体虚弱的新妈妈，多体会新妈妈的感受，尽量满足新妈妈的需要。

* 充分休息

新妈妈在月子里可以做一些事，但也不要什么事都亲力亲为。对于月子期的新妈妈来说，休息是最重要的。只有保持良好的身体状态和精神状态，才能远离产后抑郁。

＊适量做些家务、体育锻炼或自己喜欢做的事

做这些事情不仅可以转移注意力，也可以使新妈妈体内自动地产生快乐元素。如果什么都不让新妈妈做，会使新妈妈越发地感到生活乏味单调，加剧抑郁情绪。

＊增进夫妻感情

平时多和新爸爸在一起，告诉他你的感受，甜蜜的夫妻感情往往让产后抑郁不治自愈。

＊和亲友聊聊天

倾诉是调节负面情绪的最好途径。在月子里，不要只忙着照顾宝宝，从而无意识地封闭自己，要多和旁边的亲友聊聊天，说说话，向他们倾诉一下自己的喜怒哀乐，这对缓解抑郁、紧张的情绪很有好处。

＊巧用颜色调节心情

色彩可为人的精神提供营养，因为其作用于人的视觉器官，能使人产生一系列心理效应，红色使人兴奋，黄色使人喜悦，绿色使人情绪稳定等。因此，月子里的新妈妈也可以选择一些色彩明快、漂亮的布料进行布艺缝制，对调节心情很有效果。

＊欣赏音乐

在月子期，新妈妈可以听一些音乐作品来调整自己的情绪。节奏明快的音乐使人精神焕发，旋律优美的音乐使人安定舒适，新妈妈听这类音乐，不仅可以缓解不良情绪，同时还可以净化心灵，增加对生活的感悟和理解。

＊积极思考

其实很多新妈妈的消极心理都是由轻率、不现实的思维方式引起的。因此，新妈妈改变自己的不正确的思维模式是消除不良心境的重要方法。凡事都应该积极思考，乐观思考，形成这样的思维方式，更有利于新妈妈摆脱抑郁心境。

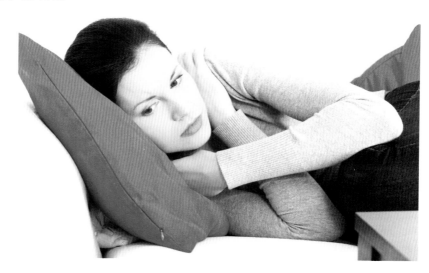

剖宫产新妈妈要避开的"雷区"

剖宫产新妈妈手术后，在饮食起居上比顺产新妈妈有更多的注意事项，如果新妈妈忽略了这些事项，则可能会给自己的身体带来很大的危害。特别是以下事项，对于剖宫产新妈妈来说，更是禁入的"雷区"，一定要避开。

* "雷区"一：坐浴或盆浴

剖宫产新妈妈一般可以在产后1周洗澡、洗头，而要特别注意的是，洗澡时必须坚持擦浴或淋浴，而不能坐浴或者盆浴，以免脏水进入生殖道而引起感染。

从健康角度来说，进行剖宫产手术的新妈妈，在伤口拆线前最好不要淋浴，因为要保持腹部伤口的干燥、清洁。这时候，新妈妈用温水擦洗身体局部位置即可，如果实在不习惯不洗澡，可以请医生将腹部伤口做好防水保护后再进行淋浴。

* "雷区"二：吃胀气食物

有些新妈妈刚做完剖宫产手术，便开始进补牛奶、糖类、黄豆、豆浆、淀粉等食物。这些食物食用后会促使肠道产气，使新妈妈发生腹胀。而剖宫产手术本身就会使肠肌受刺激，导致肠道功能受到抑制，肠蠕动减

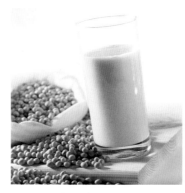

慢，肠腔内有积气，所以，新妈妈术后过多食用胀气食物会更加重腹胀，也不利于伤口愈合。

* "雷区"三：高热量进食

剖宫产后，新妈妈体力消耗严重，确实急需补充营养，但是这并不意味着剖宫产新妈妈就要每天大鱼大肉，盲目进补。这样的饮食方法一方面会让新妈妈体重上升，引起便秘和奶水中脂肪含量猛增，使宝宝产生脂肪性腹泻；另一方面吃这些食物会加重肠胃负担，让经历了剖宫产手术的新妈妈的

伤口更难以愈合，还容易引起内热，产生产褥感染。

* "雷区"四：平卧

新妈妈剖宫产后，随着麻醉效果的逐渐消退，就会出现切口的疼痛，而平卧会使子宫后倾，对伤口产生牵拉痛，而且这种痛更为敏感，也不利于伤口的早日愈合，所以新妈妈休息时应该采取侧卧。

* "雷区"五：大小便时心怯

剖宫产后，新妈妈因为害怕触动腹部伤口，导致疼痛或者伤口开裂，在大小便时就有恐惧心理。这是错误的，新妈妈经历剖宫产后应及时大小便。因为剖宫产后，如果大小便不能顺利排泄，就容易造成尿潴留和便秘，若有痔疮，情况将会变得更加严重。新妈妈应该排除恐惧心理，自然、平和地大小便，为顺利度过月子期开个好头。

角色转换，培养妈妈心理

虽然经历了十月怀胎，但宝宝的降生还是让很多新妈妈不适应，对成为一个妈妈觉得生疏，也为甜蜜的二人世界的消失不见感觉有些遗憾。新妈妈有这样的心理是正常的，但宝宝的来到是不可改变的事实，新妈妈更应该积极调整自己的心态，转换角色，做个称职、幸福的好妈妈。

产后新妈妈心理不适主要来自两个方面的原因：首先是对自己妈妈角色的不认同，看着宝宝觉得陌生，同时照顾宝宝的时候，由于是新手妈妈，很多事情都不会做，容易产生挫折心理，觉得自己无法胜任妈妈的角色，从而心里的压力变大，情绪变得低落。

其次是因为新妈妈产后雌激素降低，内分泌相应发生变化，从而引起了情绪的波动。

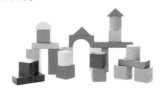

对此，有以下的解决方法：

* 多和宝宝接触

宝宝总是会变得越来越可爱，妈妈应该多和宝宝接触，不要除了喂奶，把其余的照顾宝宝的事情都交给家人或月嫂。只有新妈妈看着宝宝在一天天成长，才能激发出天生的母爱，才能对妈妈这一角色有全新的认识。

* 家人协助新妈妈养育宝宝

一般来说，宝宝刚出生的时候，新妈妈可以让新爸爸重点帮忙，例如在产后腰酸背痛，通常需要一段时间才能恢复，此时不妨请新爸爸帮忙先将宝宝抱起来，再交给自己。另外，也可以请爸爸帮忙在夜间喂奶，让自己能有比较好的睡眠。如果是哺喂母乳，可以事先挤好母乳，让新爸爸将母乳温热再喂宝宝，以保证新妈妈的睡眠。

* 家人适度赞美、鼓励新妈妈

家人之间、夫妻之间难免因育儿问题而产生争执，这就需要事前的沟通与必要的退让，只有这样才可以避免产生不愉快，也能让养育宝宝变得更为顺利。这里重点要说的是，家人不要总是否定新妈妈的做法。很多新妈妈毕竟没有做妈妈的经验，有些失误是难免的，家人要对新妈妈的辛苦和付出多加赞美和鼓励，随着宝宝的慢慢长大，新妈妈肯定会越做越好的，家人不要挑剔，影响新妈妈的心情。

* 照顾好自己

照顾好宝宝需要新妈妈付出很大的体力和精力，所以新妈妈容易觉得疲惫，甚至会有失去自己的失落心理。所以新妈妈在照顾宝宝的同时，也要照顾好自己。只有这样，才能做个坚强乐观、快乐阳光的好妈妈。

产后乳房肿胀的处理

在产后的3~5天内，新妈妈因为血液循环增加，乳房变得丰满起来，出现肿胀的感觉，有时会有些轻微的胀痛和发热，这大多是乳房开始分泌成熟乳的标志。但也有的新妈妈在产后会出现异常的乳房肿胀现象，双乳坚硬得有如石头一般，肿痛甚至往腋下延伸，导致双臂因为疼痛而举不起来。乳房太过肿胀时会导致乳晕被撑平，进而造成宝宝的含乳困难，若是宝宝仅含住乳头拉扯摩擦，容易造成新妈妈乳头的受伤与疼痛。因此，为了新妈妈自己的乳房健康，也为了宝宝能顺利地吸吮乳房，对于产后乳房肿胀，特别是问题比较严重的，新妈妈应该采取一些措施进行缓解和治疗。

✳ 及早开奶

频繁的哺乳，是缓解乳房肿胀最好的方法。新妈妈产后与宝宝24小时同室，有助于随时观察宝宝想要吃奶的征兆，顺着宝宝的需求，每1~3小时进行1次哺乳，1天哺喂至少8~12次。哺喂时，确定宝宝的含乳姿势是正确的，并且有吸出奶水的吸吮动作。由于初乳比较黏稠，新妈妈可以在宝宝吸吮乳房时，同时适度地按压乳房，由乳房周边往乳头方向按压，帮助奶水流出与减轻乳房的肿胀。尽量让宝宝吸吮一边的乳房直到松软，再试着哺喂另一边的乳房。

✳ 冷敷乳房

如果新妈妈感觉乳房坚硬而且肿胀，可以将一大塑料袋容量的冰（冰可以是块状的或者碎渣状的），包裹在一条薄婴儿浴巾内，再将包裹好的冰袋敷在肿胀的乳房上，切忌直接敷在皮肤表面。新妈妈在冰敷15~20分钟后，一般肿胀就能得到明显的减缓。冰袋可以放回冷冻箱再次使用，在肿胀现象消失之前，需要重复进行冷疗法。

✳ 热疗乳房

热疗乳房对放松紧绷且肿胀的乳房也十分有效。热疗法的最佳方式就是新妈妈冲个热水澡，让热水浸湿乳房。淋浴水的温度必须够高，这样才会散发蒸汽。但是注意不要灼伤敏感的乳房或乳头组织。新妈妈还可以试着将毛巾用热水浸湿，然后分别包裹两只已经浸湿的乳房，待热度散发后拿下毛巾。重复这个方法，直至乳房不再肿胀。

✳ 按摩乳房

新妈妈将双手的2~4指放在乳晕靠近乳头基部的位置，施力往胸壁方向下压；以相同的方式，顺着乳头绕圈操作。

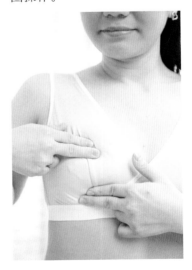

*排出乳汁

频繁地排出乳汁是解决乳房肿胀最关键的一步。经常用母乳给宝宝喂奶可以防止乳房过度肿胀；另外如果乳房过于肿胀，也可以使用吸奶器等把乳汁吸出来，下次喂给宝宝，或弃掉。排出乳汁可以减缓新妈妈乳房的肿胀感，从而保证宝宝的奶水供给。

*使用乳头罩

对于乳房肿胀，乳晕被撑平的新妈妈，宝宝吮吸乳房存在困难，新妈妈戴乳头罩可以帮助宝宝重新吸住乳头，并有效地吸取乳汁。等到乳房不再肿胀，新妈妈就可以停止使用乳头罩。

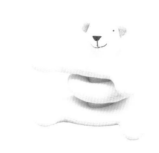

预防产后风湿，健康坐月子

有的新妈妈月子里感觉手指、脚趾关节肿胀、疼痛，又怕风怕凉，这很有可能是患了产后风湿。很多新妈妈之所以会在月子里患上这种病，很可能与孕期不注意保暖、产后频繁接触冷水等因素有关。对于产后风湿，预防更为关键，新妈妈只要在分娩后做好保暖，月子里注意饮食起居，一般可以远离产后风湿。

*产后风湿的症状

新妈妈情绪急躁、易上火、多忧郁，不思饮食，形体消瘦；筋骨失养，腰膝酸软；气血不足、不畅；长期肢体关节疼痛，手接触冷水时疼痛更为明显。

*易得产后风湿的因素

门窗不严，使新妈妈受风着凉。

卧室阴暗潮湿，致使血脉不通。

新妈妈分娩后，未及时去汗，同时又没有及时保暖，从而使风寒等乘虚而入。

新妈妈得不到充分的休息而过度操劳。

新妈妈产后子宫受伤，出血过多，导致血脉空虚、元气大伤等，致使外邪乘虚而入，使新妈妈的肌肉和关节疼痛、酸困、沉重，怕风怕冷，导致产后风湿。

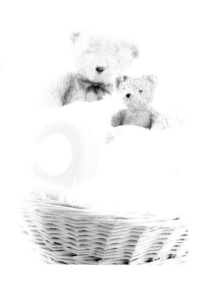

＊ 产后风湿的预防

♥ 注意保暖

无论是顺产还是剖宫产，新妈妈生完宝宝后流汗都比较多，所以一定要做好保暖，不要受风着凉，切忌被风直吹。

♥ 充分休息

新妈妈分娩时消耗了很多体力，所以分娩后最好卧床休息24小时，保证产后充足的睡眠，第2天再下床活动。

♥ 注意营养

新妈妈在产后不但要吃得有营养，还要合理搭配、营养平衡。

♥ 保持良好情绪

新妈妈在月子里要保持心平气和、情绪稳定，不要生气，也不要着急，要轻松愉快地度过月子里的每一天。

♥ 保护关节

新妈妈在月子里要保护关节，产后2~3周内不要过度活动关节，平时在活动的时候，要避免用力过大，禁止从事体力劳动，以防伤着关节。

♥ 禁止性生活

新妈妈在月子里，要绝对禁止性生活。

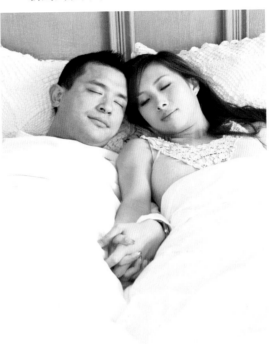

替您支招

产后风湿是风湿病的一种，如果新妈妈确诊是产后风湿，就要把握治疗时机，及早治疗。

产后风湿对新妈妈的伤害比较大，所以在月子期间一定要对新妈妈精心照顾，防风防寒，避免遭受风寒潮湿的侵袭。当发现新妈妈患了产后风湿疾病后，一定要及早治疗，以免导致病情更加严重。同时，新妈妈及家人也应该多了解一些产后风湿的常识，选择专业的医院治疗，切忌盲目用药。

坐月子期间能用束腹带吗

坐月子期间使用束腹带不当，对新妈妈身体有害。建议在4个月之后使用，但一定要注意使用方法。单纯依靠束腹带并不能保证身体的完美恢复，还需要配合适当的运动和均衡的饮食。另外，因为束腹带是贴身佩戴的，所以要注意清洁并保持皮肤的干燥，以免痱子横生。

*产后4个月开始绑束腹带

产后盆腔、子宫、内脏器官都会进入一个恢复期，如果太早绑束腹带会使这些器官受到压迫，血液循环不畅，从而影响它们的恢复；而如果没有正确的绑法，更有可能造成骨盆底的充血进而转化成盆腔炎或子宫、内脏的移位等不良后果。所以产后绑束腹带不宜太早，让盆腔、子宫、内脏自然复位才是重点。新妈妈等到4个月后器官基本复原才可以开始使用。

*束腹带可以帮助妈妈恢复体形

胎儿娩出后身体内脏受到的压力突然减轻，如果没有很好地卧床休息，就容易下垂，用束腹带可以纠正这一问题。

产后妈妈腹部肌肉松弛、肚腩、腰围变大，束腹带可以贴身绑缚在耻骨到肚脐的位置，帮助妈妈补充肌肉力量的不足，使松弛的肌肉得到喘息，逐渐恢复弹性，从而去掉大肚腩和游泳圈，有利于恢复体形和防止内脏下垂。

*使用束腹带不当的危害

腹带束紧腹部，静脉就会受到压力，容易引发下肢静脉曲张或痔疮。

束腰紧腹时勒得太紧，还会造成腹压增高，导致韧带的支撑力下降，引起子宫脱垂、子宫后倾后屈、阴道前壁或后壁膨出等，并容易诱发盆腔炎、附件炎等妇科病。

束腹过紧还会使肠道受到较大的压力，饭后肠蠕动缓慢，出现食欲下降或便秘等。

由于腹部动脉不通畅，血管的供血能力有限，会导致心脏的供血不足，脊椎周围肌肉受压，妨碍肌肉的正常活动以及血液的供应。

*正确的束腹带绑法

仰面平躺在床上，双手掌心放在小腹处，向心脏方向推挤内脏。

将束腹带从耻骨绑起，绕过臀部，回到耻骨为一圈，重叠7圈。每到髋部就将束腹带反折一次。松紧度以感觉不松，且舒服为准。

向上螺旋缠绕，每缠绕1圈，就向上走2厘米，直到肚脐。

将剩余的束腹带头塞入即可。

替您支招

束腹带需要小强度而长时间地坚持使用，不宜开始就绑得很紧，否则容易造成骨盆底、子宫、内脏受到强力压迫，使得血液流通过慢，从而影响这些器官功能的进一步恢复。

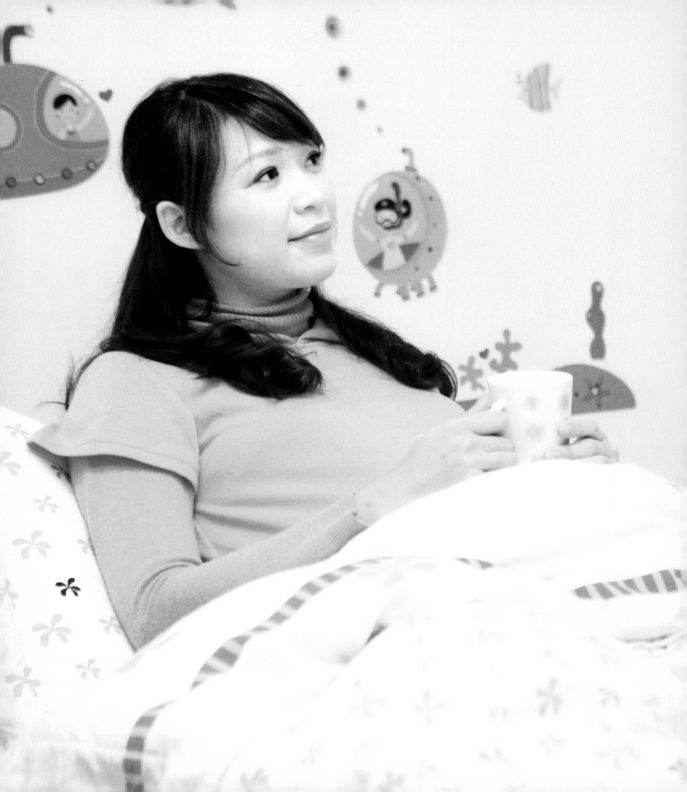

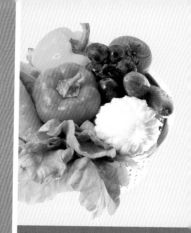

Part 3

精心照护，安度月子期

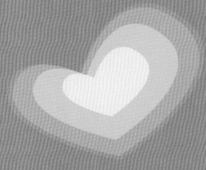

新妈妈衣食住行有原则

在老年人的观念里，新妈妈坐月子的讲究特别多，不能洗头、不能刷牙、不能开门窗、穿得越厚越好，等等。我们现在知道，这些观点都不太科学。当然，传统的坐月子法也有很多值得我们学习和借鉴的地方，比如新妈妈月子里不能着风、不能碰冷水等。综合传统的、当前的新妈妈坐月子的经验和规律，新妈妈在月子里的衣食住行要遵循以下原则：

*衣

新妈妈穿衣要讲究宽松、透气、舒服、保暖，质地要柔软，最好是棉质的，因为棉质衣服能吸汗，以免新妈妈出汗太多而着凉感冒。

*食

新妈妈饮食的第一要点就是膳食平衡、营养丰富，而口味上应该以清淡、易消化为主。新妈妈平时要多喝水以补充水分，少吃油腻和生冷的食物，以免伤肠胃。新妈妈食物的进补要适可而止，营养进补绝不是多多益善，像桂圆、阿胶、枸杞子等食物，虽然营养价值高，但并不是每个新妈妈都适合食用。月子里，新妈妈不能盲目地吃，饮食要科学。

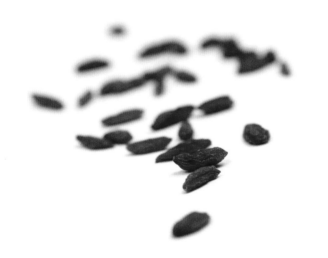

*住

新妈妈的居室要宽敞、向阳、通风、透气、安静，温度、湿度不要太高，也不要太低。新妈妈和宝宝作息要规律。

*行

新妈妈可以适当地做些锻炼和运动，也可以到户外散散步，做做柔和的健身操和提肛运动等，但少去人流密集的地方，这些地方容易传播细菌和感冒病毒，对月子里体质比较虚弱的妈妈不利。

总的来说，新妈妈的月子生活要以舒适、保暖为原则，对于老人的一些关于坐月子的传统观念，只要不是原则性的，新妈妈就不必较真，既要体谅老人的苦心，又要保持自己月子里的好心情。

新妈妈月子里的必备品

新妈妈的月子坐得好不好，直接关系到新妈妈以后是否会留下月子病，新妈妈坐月子的质量和产后恢复情况密切相关。所以为了以后身体的健康，新妈妈要细心度过月子期，其中有些物品是新妈妈月子里不可缺少的。

＊哺乳内衣

新妈妈在哺乳期间，应该选用专门的哺乳内衣。在选择内衣的时候，要选择能把整个乳房都托住的全罩杯式纯棉针织内衣，穿全罩杯式内衣可以给乳房有力的支撑，避免哺乳后的乳房下垂。另外，要选前面开扣的，或是罩杯可以打开的内衣，穿这种类型的内衣，新妈妈在给宝宝哺乳时不用来回地穿脱，既方便保暖又干净简洁。

＊防溢乳垫

防溢乳垫是新妈妈哺乳期间为控制渗乳必不可少的用品。新妈妈在选择防溢乳垫时，要选择吸水力强、柔软性能高的，预防碰到"奶崩"的情况。另外，新妈妈最好选择一次性的防溢乳垫，不要选择那种多次重复使用的。重复使用的防溢乳垫不仅吸水性很差，很难起到防溢的作用；而且因为乳汁具有丰富的营养，溢出后时间长了容易滋生细菌，这些细菌会附在乳垫上面，新妈妈再次使用时，容易造成乳房的感染并传染给宝宝。

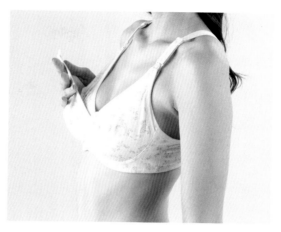

＊温暖的帽子

新妈妈在月子期间应该有一顶帮助头部保暖的帽子，因为新妈妈生完宝宝后身体虚弱，容易受风寒入侵而引起月子病，特别是新妈妈的头部，一定要注意保暖，不能受风吹，否则就会落下产后偏头痛的毛病。

＊舒服、保暖的鞋

新妈妈穿鞋也有很多讲究，大体来说，新妈妈选鞋的标准有4条：一是包住脚后跟，不透风，因为新妈妈需要注意保暖；二是柔软，新妈妈体质虚弱，所以不能穿硬的鞋子；三是跟脚，新妈妈的鞋子要完全随着脚走；四是吸汗，新妈妈在月子期间经常出虚汗，所以选的鞋子一定要有非常好的吸汗功能，不然汗水滞留在新妈妈的皮肤表面，很容易使新妈妈着凉。

月子期间预防感冒有妙招

新妈妈的抵抗力较低，容易受到呼吸道病毒的侵害而患感冒。引起感冒的病毒可能原本就存在于人的呼吸道，在抵抗力下降的时候大量繁殖而致病；也可能因感染了外界的病毒而致病。因此，对于月子里新妈妈的感冒，预防为根本。

* 保湿、通风

新妈妈的卧室温度最好保持在20℃~24℃，但在保温的同时也要注意通风，每天应开窗通风2~3次，每次20~30分钟。空气干燥的时候，可以在房间里放一个加湿器或者一盆水，同样能起到预防感冒的作用。

* 增强身体的抵抗力

新妈妈只有增强体质和抵抗力，才能很好地对抗感冒，这就需要新妈妈充分休息，补充营养，适当进行体育锻炼。

* 清洁皮肤

新妈妈出汗比较多，衣

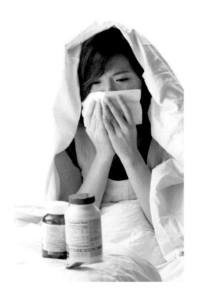

裤、被褥常被汗水浸湿，容易使病菌繁殖生长。因此，新妈妈的衣裤和被褥必须勤换勤晒，这样不仅能保持清洁，而且还能借助阳光中的紫外线杀死病菌，预防感冒。

* 减少外界病毒的传入

如果家中有人患了感冒，应立即采取隔离措施；在月子里应该尽量减少亲戚朋友的探视，以减少交叉感染；少到人较多的地方，比如夏夜小区里大家一起乘凉、聊天的地方。

* 脚部保暖

如果新妈妈脚部受凉，会反射性地引起鼻黏膜血管收缩，容易受到感冒病毒的侵扰。新妈妈要注意脚部的保暖，最好能时刻穿上袜子。

* 多消毒

房间里应及时用食醋熏蒸法进行空气消毒。以食醋5~10毫升每立方米的比例，加水将食醋稀释2~3倍，关紧门窗，加热使食醋在空气中逐渐蒸发掉，有消毒防病的作用。

* 经常搓搓手

人的手上有很多经络和穴位，经常搓手能促进手部的血液循环，从而疏通经络，增强免疫力，提高对抗感冒病毒的能力。

新妈妈刷牙有讲究

在我国的传统观念里，新妈妈坐月子不能刷牙，因为新妈妈刚生完宝宝，月子里怕凉，其实这是不科学的。新妈妈分娩后，既要恢复自己的身体，又要照顾宝宝及哺乳，所以依然需要很多营养，需要吃很多食物。新妈妈摄入的食物多了，食物及残渣留在牙缝里和口腔内的机会就会加大，如果新妈妈不及时刷牙漱口，患上牙齿或口腔疾病的概率就会大大地增加。如果新妈妈患上了口腔疾病，就有可能通过乳汁或亲吻传染给宝宝。因此，新妈妈产后刷牙应该和以前一样，是不可缺少的。

＊ 按时刷牙

新妈妈在产后也要像以前一样早晚漱口。在牙刷的选择上，新妈妈最好选用有三排毛的牙刷，刷头要小，刷毛要柔软，这样才不会伤害到牙龈；牙膏要选择刺激性小的普通牙膏；刷牙水要用温水，切勿用冷水。新妈妈刷牙时动作要温和，应该使用竖刷法，牙齿里外都要刷到。新妈妈产后3天内也可以先不用牙刷刷牙，而用手指刷牙。新妈妈可以将右手的食指缠上干净的纱布，将牙膏挤在上面，然后像牙刷一样来回上下揩拭。用手指刷牙，首先可以保护刚刚分娩后新妈妈的牙齿；而且能够活血通络，使牙齿更加牢固；还能有效预防牙龈出血、牙齿松动等疾病，所以对于产后3天的新妈妈十分适合。

＊ 及时漱口

新妈妈除了早晚刷牙，平时吃了水果、点心、坚果，喝了饮料、甜汤等之后，还应该及时漱口。新妈妈漱口可以含水漱、含药液漱、含盐水漱。含水漱，即新妈妈用温水反复漱口，以清除食物残渣；含药液漱，就是将中草药水煎后，用药液漱口，这种漱口是针对新妈妈不同的口腔疾病的，可以告诉医生自己的口腔问题，在医生的指导下购买使用；新妈妈还可以将3克左右的盐放入口中，用温水含着，等盐慢慢溶化后反复漱口冲洗牙齿，这样可以防止牙齿松动。

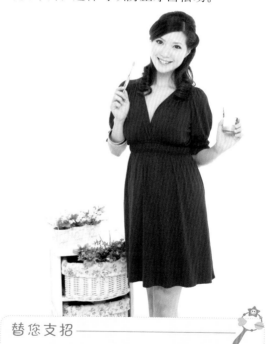

替您支招

通风时应先将新妈妈和宝宝暂移到其他房间，避免对流风直吹而着凉。

产后"第1次"，新爸妈须知

十月怀胎，新妈妈的生理状况发生了极大的变化，包括体重增加、脂肪增多、乳房及子宫变大、骨盆腔变得充血等，产后必须等上一段时间才会恢复，因此，忍耐了很久的新爸爸还需要再耐心一些。一般情况下，新妈妈在产后8周，身体上因孕产发生的变化基本恢复原状，这时新爸妈方可恢复性生活。

新爸妈的性生活虽然恢复了，但有时却不怎么顺利，这让很多新爸爸困惑苦恼，其实这是有原因的。新妈妈身体虽然恢复了，但毕竟经历了分娩，生理和心理都与孕前有所不同。在对待性生活上，影响新妈妈的因素大致有生理和心理两个方面：在生理上，新妈妈会担心伤口感染，怕伤口(会阴切开部位等)痛、受伤，经过生产的阴道产后第1次性交不舒服；在心理上，新妈妈可能害怕再次怀孕，或者腹部松弛不想让新爸爸看到，或者心里想着宝宝，等等。

因此，想要恢复到以前的幸福状态，夫妻双方在心理、生理方面需有充足的准备，所有可能引起焦虑的因素，都要事先好好沟通，新爸妈必须互相了解、互相体谅，家庭才能更和谐、更幸福。

* 产后"第1次"注意事项

新爸爸与新妈妈亲热时，可以多施爱抚行为，不可动作过猛，要保护新妈妈刚刚恢复的阴道。

新爸爸要注意保护新妈妈的乳房。这时新妈妈的乳房经常充盈大量奶水，如果受压，会导致乳房疾病，给新妈妈和宝宝造成痛苦。

某些新妈妈的卵巢在产后20天左右就可恢复排卵功能，1个月左右就可能来月经。所以新妈妈产后一旦恢复了性生活，就应及时采取避孕措施。

新爸妈每次过性生活的时间不宜太长，以免使新妈妈消耗过多精力，影响新妈妈的休息。

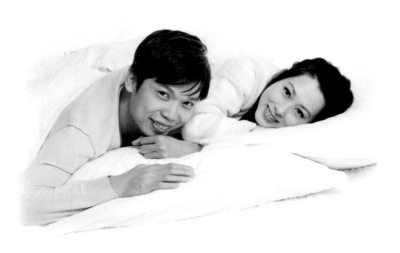

产后不要太早穿高跟鞋

怀孕时，为了保护腹中宝宝，新妈妈都会脱下高跟鞋，换上平底鞋。到了产后，感觉一身轻，爱美的新妈妈就会不由得又穿起高跟鞋。产后3周，新妈妈的激素水平会恢复正常，但是这并不代表人体的韧带也恢复到了产前的正常水平。通常韧带完全修复到正常水平，根据新妈妈个体的差异，至少要3个月到1年的时间。因此，产后，短则3个月，长则1年内，新妈妈足部、骨盆及腰部的韧带处于一种相对松弛的状态，为了健康考虑，最好少穿高跟鞋。如果新妈妈实在想穿高跟鞋，或有些场合应该穿高跟鞋，要注意以下问题：

* 穿高跟鞋每天不超2小时

新妈妈穿高跟鞋，不能像孕前那样整天穿着。如果每天穿高跟鞋超过2小时，新妈妈会觉得疲惫，对新妈妈的韧带恢复和脚踝健康都不利。

* 要挑选稳定的高跟鞋

新妈妈选择高跟鞋，要遵循4个原则，足弓处要接触良好；鞋面不能外斜；鞋跟应该足够坚固并且不能内偏；鞋跟从4厘米高开始，适应后再考虑鞋跟高6厘米的鞋，逐步过渡到自己习惯穿的高度。

* 穿高跟鞋走路要平稳

新妈妈切忌穿着高跟鞋奔跑，即使再着急也要平稳地走。因为新妈妈穿高跟鞋后，本体感觉与肌肉反射会变得迟钝；另外，穿上高跟鞋，重心上升，加上韧带松弛，腰、骨盆、足的关节相对不稳，很容易造成急性的腰、骨盆、踝扭伤或劳损。

时尚、爱美的新妈妈生完宝宝后，想恢复美丽，恢复形象，所以想穿上心爱的高跟鞋，这在情理之中。但为了长久的健康，新妈妈还是应该忍耐一下，尽量少穿，能不穿就不穿，为脚部完全康复以后放心穿高跟鞋打好基础。

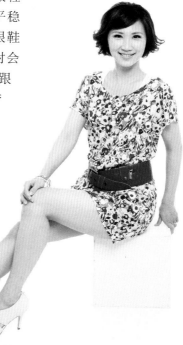

春季坐月子注意事项

春季，万物复苏，气候逐渐变得温暖起来，可春季的风还比较寒冷，气候也比较干燥，新妈妈在春季坐月子，要注意以下事项：

*注意春季保暖

春寒料峭，春风有时也刺骨，尤其是天气还没有转暖，却停止了供暖，让人觉得室内比冬季还冷。对于体质虚寒的新妈妈来说，在这个季节坐月子，保暖很重要，千万不能着凉。

*不吃燥热、辛辣、油腻食品

春季许多蔬菜都陆续下来了，新妈妈可以适当吃些新鲜的蔬菜。尽管补养很重要，分娩后最初几天还是吃些清淡、易消化、营养丰富的食物为好，不要吃燥热、辛辣、油腻等会加重内热、增加肠胃负担的食品，特别是在比较干燥的春季坐月子的新妈妈，更应该避开这些食物。

*适温洗澡

春季坐月子的新妈妈可以在产后3天洗浴，室温在20℃~22℃，浴水温度在37℃左右。浴室不要太封闭，不能让新妈妈大汗淋漓，以免头晕、恶心。但春季风沙较大，尤其在北方春季的风很大，新妈妈洗浴时一定不要开窗户，以免受风。

*预防传染病

春季是传染病的好发季节，新妈妈要注意休息，避免过多接触外来人员；也要注意餐具、衣着等的清洁卫生，避免细菌传播。

*多饮水、多喝汤

春季空气比较干燥，尤其是北方，室内外湿度比较小，新妈妈要注意多饮水，母乳喂养的新妈妈更应保证充足的水分，这样不仅可以补充由于空气干燥过多丢失的水分，还可以增加乳汁的分泌。

*衣着要适宜

春季新妈妈穿衣也要注意，虽然气温回升了，但还是不稳定，忽冷忽热，早晚比较冷，新妈妈要注意适宜穿衣，早晚注意增减衣服。

*保持空气流通

居室应该定时开门窗，让春天的新鲜空气进入房间，让新妈妈和宝宝呼吸到新鲜的空气。室内湿度在60%左右、温度在20℃左右比较合适。

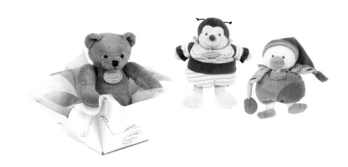

夏季坐月子注意事项

新妈妈在夏季坐月子，最大的问题就是出汗，一方面是因为气温高，另一方面也是由自己的新陈代谢造成的。新妈妈一觉醒来，总觉得满身大汗。因此对于夏季坐月子的新妈妈来说，清爽、凉快地度过月子期就是最重要的事。具体来说，新妈妈在夏季坐月子，注意到以下事项，则可以安度这个阶段。

* 衣着要宽松

新妈妈应穿宽松的长袖衣和长裤，最好再穿上一双薄袜子，在保持身体凉快的同时，也要预防受凉。

* 洗澡时要防风、防凉

夏天坐月子的新妈妈，不洗澡是不大可能的。但洗澡时，一定要防风防凉，洗完后立即把身体擦干，穿好衣服后再走出浴室。

* 勤于护理私处

新妈妈的会阴部分泌物较多，因天气炎热，又会出很多的汗，因此新妈妈每天应用温开水或1／5000高锰酸钾溶液清洗外阴部，勤换会阴垫并保持会阴部清洁和干燥。

* 乳房护理

因为夏天容易出汗，新妈妈应该经常用温水清洗乳房，这样可以避免滋生细菌，一方面防止了乳房疾病，另一方面也保护了宝宝。

* 保证吃好、休息好

分娩会使新妈妈极度劳累，加上夏天

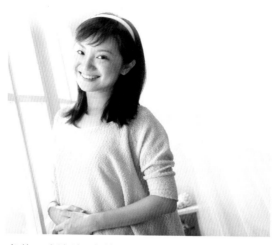

炎热，新妈妈身体更是疲累，因此新妈妈最重要的事就是有良好的睡眠，只有充足的睡眠才能保证新妈妈的精力。另外，饮食也是缓解新妈妈疲劳、增强新妈妈体质的重要途径，新妈妈在睡足之后，应吃些营养高且易消化的食物，同时要多喝水。高营养、高热量、易消化的食物，会促使新妈妈的身体迅速恢复及保证乳量充足。

* 居室要舒适

我国的老一辈人认为，坐月子要将门窗紧闭，不论何时新妈妈都要盖厚被，这是十分危险的，尤其是在夏季，新妈妈极易因此而中暑。居室内应该经常通风，让空气保持流通。室内温度不要太高，也不要太低，或者忽高忽低。如果室内温度过高，新妈妈可以适当使用空调，室温一般以25℃~28℃为宜，但应注意空调的风不可以直接吹到新妈妈。

秋季坐月子注意事项

新妈妈在秋季坐月子的第一大好处就是气候适宜，秋天不冷不热，非常适合新妈妈在家休养。可秋季有时非常炎热，有"秋老虎"之说，有时又不仅燥而且凉，在这样的季节里坐月子，除了和春、夏季一样应该吃好、睡好外，新妈妈还需要注意以下事项：

＊ 洗头洗澡照常

秋季坐月子切忌又捂着又不洗澡，这一方面不利于个人卫生和伤口的恢复，另一方面，在气温还很高的时候，新妈妈不洗澡不洗头很容易发生产后中暑。

＊ 及时更换衣服

由于秋天温差较大，新妈妈应该注意及时更换衣服，中午较热的时候可以适当少穿，但仍应穿长裤和较薄的衣衫，穿布袜和平底布鞋。产褥期本来褥汗就多，不要再特意加衣服，以免大量出汗，反而容易感冒。秋天风多，新妈妈一旦要到室外去，一定要戴顶薄帽，以免受风感冒。

＊ 滋补要适宜

秋天不像夏天那么炎热，正是滋补的季节，但也并非补得越多越好，而是应该按照"需啥补啥"的原则，针对自己身体的薄弱处进补，不要盲目进补大量营养补品。这不仅对新妈妈的体质恢复无益，甚至还会给肠胃带来极大的负担，影响新妈妈的消化功能和体内平衡，得不偿失。

＊ 注意室内温度和湿度

秋天白天气温较高，室内的温度也会上升，如果温度在25℃~26℃，可不必开空调，注意保持室内空气清新；如果气温高于28℃，就应当轻微开窗通风或短时开空调以便使室温合适。另外，室内的湿度也要适合秋季的气候特点，室内适宜的湿度不仅可以使新妈妈舒适，对于宝宝更是重要，宝宝皮肤娇嫩，干燥的空气会对他造成伤害。

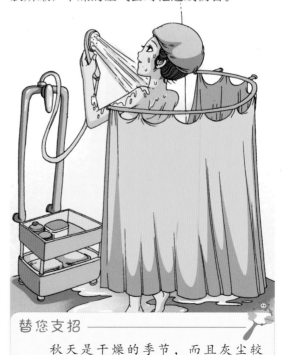

替您支招

秋天是干燥的季节，而且灰尘较多，这时可以在新妈妈的居室内安置加湿器，加湿的同时也能够净化空气。

冬季坐月子注意事项

新妈妈冬季坐月子，首要的问题是温暖，新妈妈身体温暖，心里才会觉得温暖，月子才能过得安心，也能为新妈妈以后的强身健体奠定基础。具体来说，新妈妈冬季坐月子要注意以下这些问题：

* 洗热水澡

新妈妈产后皮肤分泌旺盛，多汗，洗热水澡首先可以保持身体清洁卫生，减少发病；其次还能促进新妈妈血液循环，让身体暖和起来，解除分娩疲劳，舒缓精神。但要注意的是不要盆浴，淋浴时间也不宜过长，5~10分钟即可。

* 注意穿衣保暖

冬季坐月子的新妈妈，可以穿一些比较宽松的、纯棉的、便于解开的衣服，尽量不要穿套头衣服。新妈妈要特别注意腿、脚的保暖，如果下肢保暖做得好，全身都会觉得暖和。脚上，新妈妈要穿上棉质的袜子，选择厚底软鞋。

* 可以适当温补

妈妈进补一般以补气补血为主，来保暖身体、收缩子宫。在冬季，新妈妈适合温补，温补食物可促进血液循环，达到气血双补的目的，而且筋骨较不易扭伤，腰背也不会酸痛。新妈妈一定要避免吃生冷的食物、冰品或喝冷饮。

* 切忌冷水

新妈妈忌寒凉，冬季坐月子的新妈妈更应该注意这一问题。在日常生活中，自己的手脚不要接触冷水，以免引起腹痛及日后月经不调、身痛等。

* 居室环境暖湿度要适宜

新妈妈和宝宝的居室一定要空气清新，注意定时通风换气。

温度要适中，以20℃~25℃为宜，太冷易使新妈妈、宝宝患上感冒，甚至肺炎。新妈妈和宝宝最好住南面的房间，能够享受到充足的阳光，这会让新妈妈感到心情温暖舒畅，并有利于观察宝宝的一些变化。

房间相对湿度以55%~65%为宜，湿度太低，空气干燥，可使鼻黏膜受损、咽部发干；而湿度太高，新妈妈和宝宝皮肤不能排汗，发冷，会感到气闷不畅，且易产生细菌，新妈妈和宝宝都处于身体虚弱时期，抵抗力差，经不起细菌的侵蚀，极易得病，所以湿度一定要适宜。

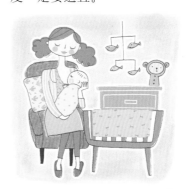

替您支招

新妈妈洗澡时要保持空气适当流通，如果有排风扇，可以开启，以免蒸汽过多导致新妈妈缺氧、虚脱。

产后调理，对症下药

每个新妈妈都面临产后恢复的问题，新妈妈的具体身体情况不同，恢复身心的方法也存在差异。新妈妈不能盲目效仿别人的成功经验，而应该仔细辨别自己属于哪种体质，自己的产后身体属于哪种情况，再对症下药，给予科学合理的产后护理。

* 新妈妈体质属性类型

♥ 热性体质

属于此体质的新妈妈面红目赤，怕热，四肢或手足心热，口干或口苦，大便干硬或便秘，痰涕黄稠，尿量少色黄赤味臭，舌苔黄或干，舌质红绛，易口破。

♥ 寒性体质

寒性体质的新妈妈面色苍白，怕冷或四肢冰冷，口淡不渴，大便稀软，频尿量多色淡，痰涎清，涕清稀，舌苔白，易感冒。

♥ 中性体质

属此体质的新妈妈不热不寒，不特别口干，无特殊常发作之疾病。

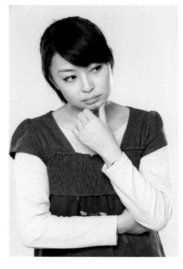

* 新妈妈体质情况类型及调理应对

♥ 血液循环不良型

表现：新妈妈在经期前会出现小腹胀，一到经期就会便秘；经血颜色暗沉、黏稠；经血量多，经期会达7天以上。

应对措施：新妈妈在产后1个月左右应该开始增加活动量，多走动一些，避免长时间坐着；要有意识地练习呼吸运动，并配合提肛动作，促进骨盆的血液循环。

生活小贴士：秋冬注意保暖，特别是腰腹部和手脚等部位；少穿紧身裤，穿有弹性的裤子；睡前用温热水泡泡脚；不要接触凉水；揉揉小腹，搓搓耳朵，以促进全身血液循环。

♥ 怕冷遇寒型

表现：新妈妈平时一到经期，腹部就有受寒的感觉，经痛严重，受寒感会更严重；但保暖后会觉得舒服一些。经期通常都推迟，常会持续7天以上，经血暗红色，会夹杂像猪肝色般的血块流出。特别怕冷。

应对措施：新妈妈产后1个月就可以进行有氧运动了，比如快走、慢跑、做操、练瑜伽等，都能起到缓慢温和热身的作用，同时提高血液携带氧气的能力，提高自身抗寒力。

生活小贴士：可以盆浴或泡脚来驱寒气；在秋冬季节可以睡前用暖水袋暖腰腹，增加温热的效用；做好日常保暖，可以穿厚内衣或厚袜。

💜 体质虚弱型

表现：新妈妈经期前脚会水肿，且易疲劳，腰酸背痛；食欲不佳，容易感冒或拉肚子；经血浅红色，有时量多有时量少，呈两极化，经期短。若是并发贫血，月经就容易推迟。新陈代谢差，水肿严重。

应对措施：新妈妈产后1个月可以开始进行有氧运动，比如慢跑等，可以逐渐增加运动量，如果感到疲劳适当减量，不要做剧烈运动。

生活小贴士：睡前可以用干毛巾擦全身，尤其是手足、四肢、腹部，这样能够提高免疫力，促进血液循环，增加新陈代谢；晨起和睡前新妈妈可以练习深呼吸和叩齿运动，以强化肾脏功能。

💜 产后贫血型

表现：新妈妈容易头晕，精神不集中，总是健忘；经期腹部不舒服，还会腰酸背痛，并发各种不适；经血为粉红色或浅红色，很稀，经期很短；月经推迟的现象很严重。

应对策略：新妈妈产后适宜采用散步、做操等运动量小的运动，恢复身体，增强体质。

生活小贴士：每晚应在22点以前上床，若是睡不着可以喝杯热牛奶；平常不要用眼或用脑过度，睡眠要充足，日常饮食生活要注意补血；要改正以往的不良饮食习惯，如偏食、挑食等，注意均衡摄取营养。

💜 压力过大型

表现：经期前情绪焦虑不安，容易发脾气；贪食与厌食不停地重复；老是排气或打嗝；容易长痘痘；不是便秘就是拉肚子；在经期前会腹胀或腹痛，但月经一来这些症状就会消失，经血是一般的红色，持续4~5天，不太规律。

应对措施：新妈妈产后1个月应该适当增加运动的量和力度，同时加上柔韧性的练习，如瑜伽等，最好配合平静而愉快的曲调，更能舒展身心。

生活小贴士：多听些轻音乐；找亲友聊聊天；房间里多放些绿色植物。这些方式都可以缓解新妈妈生活的压力。

对自己到底属于哪种体质属性，身心存在哪种情况，新妈妈要心里有数，对症下药，这样新妈妈的产后调理才会更有效果。

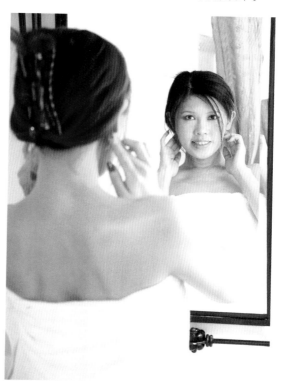

产后第1次例假前后的护理

新妈妈分娩后，卵巢功能的恢复需要一个过程。因新妈妈体质不同，卵巢恢复、例假复潮的时间各有不同，而且例假复潮后，前几次不论在量或者周期规律上一般会和生产前有所不同。总体来说，需要两三个例假周期，新妈妈的生理周期才会慢慢恢复到和孕前一样的情况。从新妈妈未来第1次例假，到例假复潮，到恢复到孕前状况，大致需要几个月的时间。在这段时间里，妈妈要调整好自己的身体、精神状态，让自己的"月事"规律起来，让自己的身体更健康。

＊ 产后第1次例假复潮时间

产后第1次例假什么时候会来，每个新妈妈的情况不一样，并没有一个非常明确的时间。一般来说，这个时间与新妈妈的年龄、是否哺乳、哺乳时间的长短、卵巢功能的恢复等情况有关。总体来说，没有哺乳的妈妈会比哺乳的妈妈较早恢复正常的例假。没有哺乳的新妈妈，一般在产后3个月内，例假会来报到，但也有少数新妈妈在产后4个月之后才恢复例假；母乳喂哺的妈妈，例假和排卵的恢复一般会晚一些，在产后4~6个月。但是每个人的差异性很大：有些妈妈在哺乳期间，例假就一直没有来；有些妈妈即使哺乳，在产后第1个月例假就按时报到了；也有些哺乳的妈妈在产后1年左右才恢复例假，这些都是正常的现象，新妈妈不必担心。

＊ 产后第1次例假的异常情况

💙 量少

有的新妈妈产后第1次例假量很少，甚至来一点点就完了。造成产后例假量少的原因有很多，如新妈妈产后大出血、受到强烈刺激和打击、气候突变、哺乳、劳累、受寒、子宫发育不良、患有一些疾病（如贫血、肝病、糖尿病等），以及缺少维生素、内分泌失调等。

💙 不规律

通常新妈妈在产后前几次的例假，生理周期都不是很规律，不过一般几次过后就会恢复正常。但是，如果产后生理周期长期紊乱，就应该咨询妇科医生，因为还可能是由于神经内分泌功能失调、器质病变或者药物等引起。

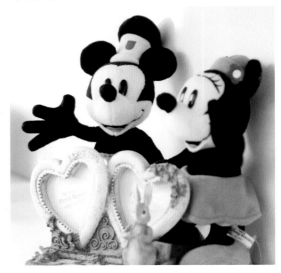

💗 量多

大多数新妈妈的产后第1次例假量会比平时稍多，出血时间稍长。其原因可能包括新妈妈过度劳累、紧张；妇科的器质性病变引起，例如子宫肌瘤、子宫息肉等；产后持续无排卵造成卵巢雌激素分泌过多，刺激子宫内膜使其增生，因此脱落时出血量增多。对于第1次例假量多的情况，如果以后逐渐恢复正常了，一般不必进行治疗；如果产后第1次例假出血量持续增多，出血时间过长(超过7天或者产前正常时间)，就应该到医院做进一步的检查与治疗。

💗 恢复时间迟

产后例假迟迟不来最常见的原因是新妈妈长期哺乳、卵巢和内分泌功能恢复慢、产后大出血所致的席汉氏综合征等。另外，如果新妈妈产后长时间例假没有复潮，要警惕再次怀孕的可能。

＊产后第1次例假前后的身心护理

💗 首先，新妈妈要保持心情愉快，避免过度劳累，要防止情绪波动，注意休息，避免心情抑郁、沮丧、紧张。

💗 其次，在卫生方面，新妈妈要勤换卫生巾，用温水清洗阴部，洗澡最好选择淋浴，要保持外阴、内裤及卫生用品的清洁。

💗 再次，新妈妈要保证营养，注意荤素搭配，防止缺铁。在日常饮食中要多食用一些鱼、瘦肉、动物肝、血等蛋白质丰富、含铁量多、容易被人体吸收的食物。不要吃酸辣刺激性的食品，不要饮酒、喝咖啡。

💗 最后，新妈妈要做些适当的身体锻炼，增强体质，使盆腔器官能够更快更好地恢复原来的功能。

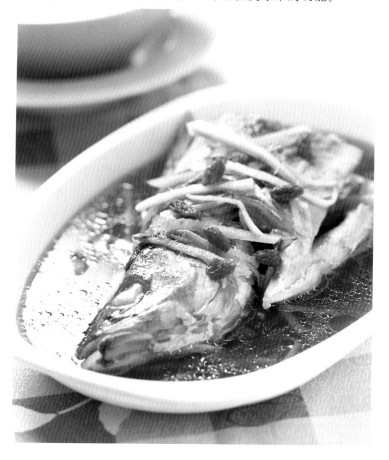

新妈妈尽快入睡小妙招

月子期的新妈妈，身体处于恢复中，又要日夜照顾宝宝，所以身体十分劳累，急需要高质量的睡眠，但新妈妈躺下后，往往又睡不着，怎样才能让新妈妈尽快入睡呢？这里给新妈妈提供一些小妙招。

💗 把手里的事情放下来

很多新妈妈都有一个习惯，爱把手边的事情都做好了，再坐下或躺下休息。其实事情不一定要一次做完的，而且很多事情不是非做不可的。新妈妈可以把手里的杂事放下来，把什么都不用做的空余时间留给自己，这不仅是给新妈妈空出了休息的时间，更是一种心理暗示，告诉自己可以休息了，全身及大脑放松下来，新妈妈就会产生睡意，躺下来，自然就睡着了。

💗 把室内光线调得暗一点

光线太强烈，会让大脑兴奋而不利于睡眠，把室内的光线调得暗一些，创造一个睡觉的安静的氛围有利于新妈妈入眠。

💗 静静地看几页文字优美的书

安静是能入眠的保证，不仅环境要安静，新妈妈的内心也要安静。躺下来睡不着，看几页文字优美的书，相当于给大脑做了个按摩，慢慢地，新妈妈就会产生睡意。

💗 让家人照顾宝宝

新生宝宝不会说话，总是用哭闹来表达所有的意思，宝宝总在新妈妈的身边，新妈妈就不容易入睡。所以新妈妈应该把宝宝交给家人，自己在另一个房间好好地睡一觉，养精蓄锐，醒来好好照顾宝宝。

💗 睡眠要规律

规律睡眠，才能形成基本固定的生物钟，什么时候该醒，什么时候该睡，都不会很困难。有的新妈妈要么忙于照顾宝宝，很长时间不睡觉；要么有空余时间大睡特睡，这是不科学的，容易让生物钟变得紊乱，不利于睡觉时快速入眠。

💗 适宜锻炼

体育锻炼能够帮助新妈妈更好地入睡，提高睡眠质量，但锻炼也要讲究时间和强度。如果体育锻炼时间与就寝时间太接近，会使新妈妈过于兴奋，身体温度过高，以至于难以入睡。新妈妈也应该避免进行强度较大的运动，这对月子期自己的身体不利。新妈妈白天适宜地做一下运动，在睡前两三个小时安静下来，睡觉时能够较快地进入睡眠状态。

💗 泡15分钟温水澡

泡个温水澡，促进新妈妈的血液循环，缓解一天的疲劳，能够极好地提高新妈妈的入睡速度。

＊ 新妈妈穿衣有讲究

新妈妈产后最常见的身体现象就是出汗多，尤其以夜间睡眠和初醒时最为明显，这是一种正常的生理现象，是身体在以出汗的形式排出孕期体内增加的水分。基于这一特点，在整个月子期，新妈妈的穿衣就有很多的讲究，必须认真对待。衣服穿对了，穿暖了，才既能显示新妈妈的气质，又能保护新妈妈的身体，让新妈妈舒适而愉快。

💗 衣服要宽大舒适

有些新妈妈，害怕产后发胖，体形改变，想用瘦衣服来掩盖发胖的身体，便穿紧身衣、牛仔裤来束胸、束腹，这样的装束非常不利于血液流通，特别是乳房受压易患乳腺炎。所以，新妈妈衣服应宽大舒适，以能活动自如为好。

💗 衣服厚薄要适中

新妈妈衣着要根据四季气温变化相应增减，夏天不宜穿长裤、长袖衣服，也不要包头；即使在冬天，只要屋子不漏风，也不需要包头或戴帽子。如果新妈妈外出则适当戴上帽子，但也不需要包得过严。

💗 衣服质地要合适

新妈妈衣着应选择麻、毛、棉、丝、羽绒等制品，因为这些纯天然材料柔软舒适，透气性好，吸湿，保暖。

💗 根据季节变化增减衣服

新妈妈产后抵抗力有所下降，衣着应根据季节变化注意增减。如果天气较热，就可以少穿一点；如果气温下降，要及时添加衣服。

💗 不宜穿戴过多

有的新妈妈不管冷热，不分冬夏，总是多穿多捂，这样身体过多的热量就不能散发出去，结果出汗过多，导致新妈妈全身虚弱无力，盛夏时还会发生产后中暑，出现高热不退、昏迷不醒，甚至危及生命。所以新妈妈穿衣，要根据气候变化，不宜总是穿戴太多。

💗 要勤洗勤换衣服

产后多汗，有时不到半天新妈妈的衣裤就已经湿透了，不要怕麻烦，要多准备一些内衣裤和贴身衣物，一旦感觉不舒服马上换上干净的衣服，把换下来的洗干净。

新妈妈产后乳腺管呈开放状，为了避免堵塞乳腺管，影响宝宝健康，新妈妈选择内衣时应选择全棉透气性好的布料，内裤应选择透气性好的布料。为防止发生感染，新妈妈应避免选用化纤类内衣。

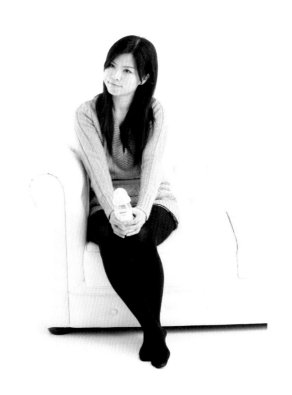

新妈妈不可忽视的生活细节

对于新手妈妈来说，月子里很多细节都注意不到，或者根本想不到，但这些细节却对新妈妈或宝宝的健康很重要，新妈妈还是应该在日常生活中多留心、多总结，这里有几个生活细节，新妈妈不要忽略。

新妈妈在月子里，不应该卧床不动。新妈妈在分娩24小时之后，便应该起床在室内稍微活动，这样可促进恶露的排出，有利于子宫尽快复原，也有利于产后大小便通畅。

新妈妈产后应慎用药物调养，如有需要，可以先咨询一下医生的意见。

新妈妈应注意适当通风，但应避免对流冷风直接吹到自己身上。

产后哺乳期间不来月经，新妈妈不能认为就不会怀孕。

产后一旦开始恢复性生活，就应及时避孕。

产后恶露一般持续3周，如果恶露中有血块、出血量增多或有不好的气味，排出时间过短或超过3周，表明子宫收缩不良或有感染，应该及时看医生。

不要忽视产后检查，这样才能保证新妈妈和宝宝的身体健康。

宝宝在出生30分钟内，就应该吃母乳，这样有利于母乳的分泌；更重要的是，这时的乳汁是营养丰富的初乳，其含有宝宝生长发育不可缺少的营养成分和抗病物质，是宝宝的"黄金第1餐"。

新妈妈夜间喂奶时，应避免因为光线不足而造成乳房堵住宝宝鼻孔而导致宝宝呼吸道堵塞等危险。

新妈妈在月子期进补营养时，不要过多摄入高脂肪食物，这类食物既容易影响食欲，还会使身体发胖，影响体形。

新妈妈在月子期，饮用红糖水不可超过10天，以防增加血性恶露；鸡蛋每天吃4~6个即可，不可吃得过多；小米粥不应该太稀薄或只以小米为主食，以避免身体缺乏其他营养。

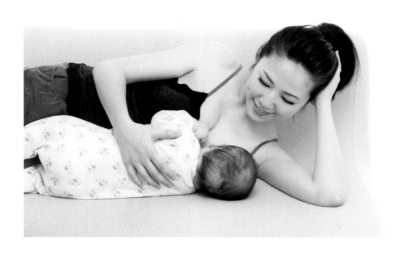

按摩得当，让新妈妈保持好状态

新妈妈月子期，幸福也疲惫，在照顾宝宝的空余时间，给自己的身心做些简单的按摩，会有意想不到的效果，能让新妈妈保持一天好状态。

✳ 身体按摩

♥ 头部按摩

新妈妈可以把手捏成松软的拳，轻敲头部；然后把拳伸开，用手掌轻轻拍击头部。

♥ 胳膊按摩

新妈妈伸出右手，放松手腕，轻轻用手指抓捏左臂肌肉，慢慢下降到左腕；然后伸出左手，重复同样的动作，抓捏右臂肌肉。

♥ 腿部按摩

新妈妈左腿略微抬起，用松软的拳敲打大腿、臀部，然后手腕放松，轻轻敲打膝盖至小腿。重复同样的动作，敲打右腿。

♥ 两脚按摩

用大拇指紧压足弓下面足底正中的位置，5~10秒钟，两脚互换按压几次。

✳ 心理"按摩"

跟新爸爸一起上街，买自己和新爸爸都喜欢的漂亮内衣，做一个漂亮的新妈妈。

让新爸爸每天照顾孩子，也把你观察到的宝宝的变化告诉他。

重新做一次婴儿，尽量跟宝宝的生活节奏保持一致，他睡觉的时候，你也抓紧时间睡觉。

用相机将宝宝每天的样子记录下来，并想象一下宝宝1岁的样子、5岁的样子、7岁的样子。

每天听一些柔情的音乐，尽量每天晒晒太阳。

给宝宝换尿布、洗澡时，多跟他说话，告诉他你正在为他做什么，并把自己称为妈妈。

在镜子里多角度地看看自己抱着孩子的模样，体味做妈妈的快乐。

多休息，缓解疲劳，将家务搁一搁，理直气壮地告诉自己"我是一个新妈妈"。

告诉家人和来访的朋友，在准备宝宝的用品时，不要忘记你的需要。

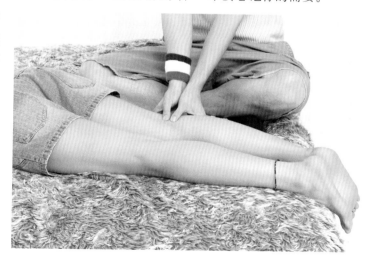

把抚育宝宝过程中遇到的困难列个困难表，和新爸爸一起商量解决它们的方法，直到你们满意为止。

*针对产后腰痛的按摩法

用一手掌从上向下推搓腰部3~5遍，以皮肤有温热感为宜。

用双手拇指从上向下沿着两侧的腰肌进行按压3~5次。

双手握拳，用拇、食指面沿着腰肌从上向下交替叩击，以皮肤有温热感为宜。

双手手掌交替在腰骶部从上向下推摩，以皮肤有热感为宜。

*针对产后缺奶的按摩法

用一手掌从乳房根部将乳房托起，用另一手大鱼际做向乳头方向推法数次。

用双手在乳头部轻轻做捻法半分钟。

用双手大鱼际从外向乳头方向推摩胁肋及上胸部2~3分钟。

用双手交替在腰部顺时针按摩，以腰部皮肤有温热感为宜。

*针对手腕疼痛的按摩法

用一手按摩另侧腕关节2~3分钟。

用拇指点按另侧腕关节痛点，同时另侧腕关节做旋转运动1~2分钟。

双手五指相互交叉，做摇腕运动约2分钟。

用一手拇指按另一手侧腕关节四周，按压2~3次后，再做另一侧腕关节。

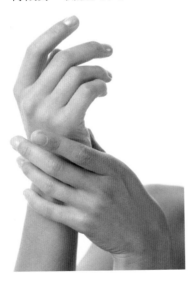

*针对产后颈肩痛的按摩法

一手放于脑后颈部，用手从脑后发际往下拿捏到颈根，两手交替反复3~5次。

一手放于胸前，拿对侧肩井穴及肩周围，两手交替2~3分钟。

用一手拇指交换按压颈后部风府至大椎穴3~5分钟。

双手五指交叉，放于颈后部，同时头部做有节律的屈伸动作5~8次。

保护视力，"心灵窗户"更明亮

眼睛是心灵的窗户，眼睛更能体现新妈妈的精神气质和外表美。而对于月子期的新妈妈来说，眼睛容易干涩、发痒、发疼，这说明眼睛缺乏养分，如果长期如此，不仅影响眼睛的生理功能，新妈妈还会失去眼睛的美丽。因此，新妈妈在月子里做好眼睛护理是很重要的。

*新妈妈视力问题的类型

♥眼干涩

新妈妈生了宝宝后感觉眼睛变得干涩了，还怕强光，特别容易疲劳，视物时间稍长就有头晕、眼花等感觉。这主要是因为新妈妈在妊娠、分娩过程中，体力和精力消耗很大，出现气血两亏、肝肾两虚等现象，个别新妈妈还有产后贫血现象，这些因素就造成了新妈妈的眼睛干涩。

♥眼花、头疼

新妈妈怀孕晚期，血压升高，有可能会导致眼底毛细血管增生，导致头疼、眼

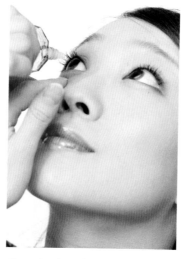

花，有时还会出现眼冒金星的现象，或是感到眼前有小黑点儿移动的现象。

♥视力模糊

新妈妈分娩时过度用力，造成眼球结膜充血，眼睛屈光度改变，从而造成头晕眼花，视物模糊。

*新妈妈视力护理细则

新妈妈应该多吃富含维生素A的食品，如扁豆、胡萝卜、瘦肉、绿叶蔬菜，这些食物可防止眼角膜干燥、退化，可以增强眼睛在无光中看物体的能力。

新妈妈多吃各种水果，特别是柑橘类水果，还应多吃绿色蔬菜、粮食、鱼和鸡蛋。

新妈妈应该经常闭目养神，充分休息，这样视力才不会感到疲劳。

不要长时间看东西，这样会损伤眼睛，特别是不要长时间盯着电脑。一般目视固定物1小时左右，就应该闭目休息一会儿，或远眺一下，以缓解眼睛的疲劳，使眼睛的血气通畅。

平时新妈妈不要用脏手揉眼。

新妈妈看书时眼睛与书应该保持一定的距离，不要在光线暗弱及阳光直照下看书。

吹空调时间不要过长。

避免座位上有风吹过，可以在座位附近放置茶水，以增加周边的湿度。

新妈妈要多喝水，对减轻眼睛干燥有帮助。

新妈妈不要与家人合用洗漱用品。

新妈妈应该注意频繁并完整地做眨眼动作，经常眨眼可减少眼球暴露于空气中的时间，避免泪液蒸发。

新妈妈尽量不要戴隐形眼镜，而是佩戴框架眼镜。

新妈妈要保持良好的生活习惯，保证睡眠充足，不熬夜。

经常关注自己的眼睛，如果发现眼睛发红，有灼伤或有异物感，眼皮沉重，甚至出现眼球胀痛或头痛，休息后仍无明显好转，应该及时上医院检查。

保养卵巢，让新妈妈保持年轻

卵巢的健康与否关系着女性的整个人生，无论是身体健康、美丽容颜，还是夫妻性生活、生育以及月经等，卵巢都起着至关重要的作用。如果卵巢早衰，女性就会出现月经失调、皮肤问题、身体曲线变形、妇科问题、局部脂肪堆积、精神状态欠佳、睡眠质量低下、乏力忧虑、潮热盗汗、性冷淡等。对于新妈妈来说，生理及心理因分娩发生了很大的变化，体内激素分泌也和孕前有所不同，卵巢很容易受到影响，所以为了保持自身的年轻魅力，新妈妈在产后及时保养卵巢是极为必要的。

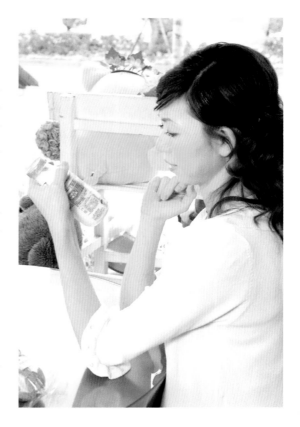

＊ 卵巢的日常保养

♥ 饮食平衡

新妈妈在日常饮食中要保持膳食平衡，常喝牛奶，多摄入鱼、虾、蔬果等食物；另外新妈妈也可以在医生的指导下服用补养肝肾、滋补气血的药物，如熟地、何首乌、黄芪等。

♥ 保持情绪乐观

卵巢功能衰退的快慢程度因人而异，不但和孕产、遗传因素、疾病有关，也与新妈妈的个人情绪有关。有的新妈妈生过宝宝后，就会感叹青春不再，自己的女性魅力降低了，这种负面的自我评价，会抑制自己的身体机能，让自己的身体真的衰退起来，其中也包括卵巢功能的衰退。所以新妈妈一定要保持乐观、积极的情绪，保持一颗年轻的心。

适当运动

适当运动，可以调节人体免疫力，有助于防止卵巢衰老，同时还可以阻止其他相关的妇科疾病，阻止身体过多积累脂肪，而身体中脂肪的多少会影响到激素的分泌。同时，适当运动也能增强免疫力，从而维护了卵巢的健康。

保持和谐的性生活

和谐的性生活能令新妈妈精神愉快，消除孤独感，缓解心理压力，增加对生活的信心，有利于维持内分泌功能的平衡，从而减缓卵巢

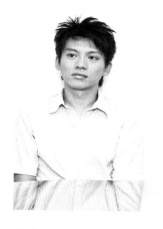
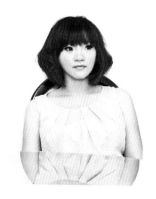

的衰老。但这里要提醒新妈妈的是，产后经过调养，虽然恢复了性生活，但一定不要过于频繁，强度太大，这对新妈妈还没有彻底恢复的身体不利。

♥ 生活方式要健康

健康的生活方式对卵巢保养有极大的推动作用，所以，新妈妈在产后要增强保健意识，健康意识，让自己的卵巢保持"青春"。

* 卵巢的按摩保养

新妈妈沐浴清洁后，取适量的卵巢保养精油，均匀涂抹于腹部，从锁骨向肚脐方向顺势按摩。

沿腰线左右两侧向肚脐揉压，上腹部加强横膈膜，下腹部加强子宫卵巢区。

以肚脐为中心，双手顺时针方向深沉按下腹部，加强卵巢吸收。

替您支招

为了很好地保养卵巢，新妈妈不要做超负荷的运动或超负荷的体力劳动；不要吸烟以及被动吸烟；尽量不要吃减肥药；产后尽量母乳喂养。

手部疲劳，通过锻炼来缓解

很多新妈妈有手部酸痛、无力甚至半夜被麻醒的经历，很多时候这不是产后中风的前兆，而是手部过度疲劳所致。月子里的新妈妈体质本来就虚弱，又要照顾宝宝，有时还会上网、玩手机，如果反复使力，动作又不当，就会让手部过度疲劳，从而出现酸麻、疼痛的症状。对此，大多情况下，新妈妈都不必去医院专门治疗，通过做一些手部运动和小动作，这种症状就会得到缓解甚至消失。

✳ 手部运动，让手更健康

运动1：把双手十指交叉，手心向下，用力向下推手，将手指向上翘起，感觉手指有明显的伸拉感即可。推压5~8次。此运动可以缓解手指疲劳，给手指充分的舒适感。

运动2：双手互相揉搓和伸拉各个指关节，双手各按摩1~2次。此运动可以缓解手指疲劳，给手指充分的舒适和放松感。

运动3：把双手手心相对，10个手指用力向内推，保持10~20秒钟后放松，然后再做1组。每组10~20秒，做3~4组。

此运动可以缓解手指麻木感，锻炼手指力量，使手指纤细。

运动4：双手向胸前弯曲，双手握拳，然后快速向外伸直手臂，同时将双手手指打开，重复同样动作。手指一定要用力地握拳、打开。每组做10~20次，做3~4组。此运动可以锻炼手臂和手指肌肉，使手臂和手指修长，缓解手指的疲劳感及紧张感。

运动5：一只手掌心向上，另一只手的大拇指由掌根部向手指方向推压掌心，尽量推压掌心的所有部位。双手各推压按摩1~2次。此运动可以缓解手掌疲劳，给手掌充分的舒适和放松感。

运动6：拿一个球状物放在掌心，然后重复用力握，稳稳地握住几秒钟，然后双手放松并令五指充分伸展，在伸展时，同时注意尽力将五指分开。保持这个伸展动作几秒钟后再重复握拳练习。此运动可以缓解手指僵硬和不适。

运动7：从一张打开的报纸开始，抓住报纸的一角，朝着自己的方向努力把整张报纸都攥在手里，这样报纸会从一

角开始卷起，最终变成手里紧实的一团。再拿一张报纸，重复练习。此运动可以增加手指柔软度和灵活性，还可以锻炼前臂的肌肉。

✳ 手部小动作，让手更灵活

用一只手把纸搓成一小团，把纸拉平后再重复。

将五指张开，并将手置于水平面上，每次抬起一根手指，慢慢加速；然后换另一只手，来回做练习。

伸开手指，每次用一根手指去触碰掌心，同时保持其他手指尽可能伸直，这有助于锻炼手指的协调性。

伸出双手，让手臂与肩齐平，曲肘让前臂向上。不要收回双臂，让两边肩胛骨向内运动，停留片刻，然后重复同样的动作。

握紧双拳，从1数到5，然后屈指紧握片刻。

站起来，让双手自然放松，此时手心自然会向内，再让手心向外。停留片刻，然后重复同样的动作。

双手抬平，与肩同高，然后舒张手指，并重复同样的动作。

产后避孕要及时有效

我国提倡1对夫妇只生1个孩子，因此，产后避孕尤为重要。很多新妈妈由于不懂得避孕或采取了不正确的避孕方法，常常在生下宝宝几个月后再次怀孕。由于产后新妈妈的生殖器官还未恢复到正常状态，子宫很软，而做了剖宫产的新妈妈子宫上还有伤口，中止妊娠的时候很容易发生损伤，如子宫穿孔、大出血等，对身体的损害很大，有时发生并发症甚至还会危及生命。所以，产后妈妈应该了解不同避孕工具的避孕原理和避孕方法，选择自己最佳的避孕手段，避免意外怀孕。

＊产后避孕的时间

新妈妈产后3个月，月经正常后，就应该避孕。

＊产后避孕的方式

完全哺乳

完全哺乳，是指宝宝从出生一开始就吸吮新妈妈的乳头，每次将乳房的乳汁都吸干，并定时交替地吸吮双乳，直到吸净乳汁为止，其中包括夜间全部由母乳喂养。婴儿强烈地吸吮刺激，能反射性地抑制新妈妈排卵，达到避孕的效果。但此法避孕不完全可靠。

避孕套

避孕套可以避免精子与卵子相遇而避孕，成功率为80%~90%。其使用方便，可预防性病，又不影响月经，适合大多数的新妈妈。

避孕环

新妈妈顺产过了42天，一般就可以放置避孕环，剖宫产的新妈妈则需要等待3~6个月。也可以放置一种黄体酮节育器，可恒定缓慢释放黄体酮，产生长效避孕作用。每个节育器可使用1年，并且可以缓解月经痛以及减少月经血量。

安全期避孕法

新爸妈过性生活时避开排卵受孕时间，以达到避孕的目的。一般从下次月经来潮的第1天算起，倒数14天或减去14天就是排卵日，排卵日及其前5天和后4天，除了月经期和排卵期，其余的时间均为安全期。

避孕药

以类似女体激素的成分抑制排卵。最新研究表明，新妈妈口服避孕药，在避孕的同时，也能够减少患卵巢癌的概率。

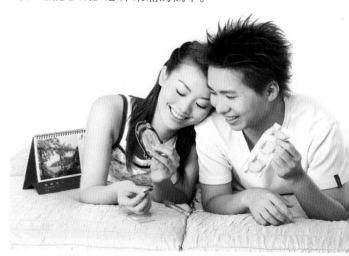

产后乳房下垂，新妈妈有对策

新妈妈分娩后，激素量减少，则脂肪和乳腺组织会快速减少，孕期已被撑大的乳房表皮在内容物减少的情形下，自然就会松垮下来，没有了以前的紧致饱满，从而出现乳房下垂。对爱美的新妈妈来说，乳房没有了以前的坚挺和美观，是极为苦恼和影响心情的事情。那么对于乳房下垂，有没有应对方式呢？其实通过正确穿用内衣、按摩，新妈妈的乳房下垂是可以预防或得到缓解的。

*日常对策预防产后乳房下垂

选择尺寸合适的胸罩

只有合适的胸罩才可以托住乳房，不仅孕后期要戴，哺乳期也要戴，这样做是为了防止乳房在增大变重后，其皮肤和内部支撑组织撑扩伸张。新妈妈最好选用哺乳胸罩，里面有一种能换能洗的垫子，可以吸净渗漏出来的乳汁（当然，也可以用棉垫代替），而且可以从前面解开喂奶，新妈妈日常哺乳十分方便。

控制体重

新妈妈在哺乳期要避免体重增加过多，脂肪堆积也容易使乳房下垂。哺乳期，新妈妈摄食要平衡，不要营养过剩，不要使乳汁过多有剩余。

注意乳房卫生

新妈妈要注意乳房卫生，防止发生感染、挤压，乳房病变也会导致乳房变形、下垂。

*行为对策对抗产后乳房下垂

按摩

新妈妈每天早上起床前、晚上临睡前，分别用双手按摩乳房10分钟。

方法：仰卧床上，由乳房周围向乳头旋转按摩，先按顺时针方向，后按逆时针方向，到乳房皮肤微红时止，最后提拉乳头5~10次。

功效：这样可以刺激整个乳房，包括腺管、乳腺脂肪、结缔组织、乳头和乳晕等，使乳房日趋丰满而有弹性，改变下垂现象。

淋浴

新妈妈每天坚持在淋浴的过程中借用喷头的水力对两边乳房进行按摩，刺激胸部组织的血液循环，每天几分钟，乳房便会不知不觉地变得丰满。

运动

运动1：新妈妈平躺仰卧在地板上，双膝自然弯曲，双脚平放在地上，提臀、收腹，腰部贴在地上，抓起哑铃，双手展开平放于地，手心向上。举起哑铃于前胸正上方，坚持3秒钟放下。

运动2：新妈妈身体平直地俯卧在床上，双手撑起身体，收腹挺胸，双臂与床垂直；胳膊弯曲，向床俯卧，但身体不能着床。每天做几个，可逐渐增加个数。

新妈妈看电视注意事项

月子里的新妈妈，有时可能会想看电视，而照顾的家人却认为看电视影响健康，于是出现了分歧。其实新妈妈在月子里只要科学、合理地看电视，是没有什么危害的。适当地看看电视，不仅可以舒缓新妈妈的情绪，保持良好的心情，还能收集信息、开阔视野，有助于新妈妈日后重返职场。但是新妈妈在看电视的同时必须注意一些问题，不要因看电视而影响到自己的身体恢复，特别是保护好自己的眼睛。

新妈妈看电视须注意：

* 刚刚分娩，新妈妈不宜看电视

刚刚分娩的新妈妈视网膜存在水肿现象，这时看电视会伤害新妈妈的视力，所以新妈妈一定要等视网膜水肿吸收后再看电视，这个时间大约需要10天。

* 不要长久看电视

新妈妈眼睛疲劳会造成视力下降，所以新妈妈在月子后半期虽然可以看电视，但还是要注意不要看太久，最好每天不超过1个小时，否则眼睛会很容易疲劳。看电视的过程中，新妈妈可以适当地闭上眼睛休息一会儿，或者站起来走动一下，以消除眼睛的疲劳。

* 保持适当距离

新妈妈看电视时，要和电视机保持一定的距离。看电视的时候，眼睛和电视屏幕的距离要保持在电视机屏幕对角线长度的5倍，

减少电磁波对新妈妈的辐射。

* 电视节目要适宜

新妈妈不要看刺激性比较强的节目，如一些惊险恐怖片、过于伤感的悲剧，以免扰乱新妈妈月子里的情绪。

不过为了健康，新妈妈月子期间最好以休息为主，电视偶尔看看即可，防止无意识延长看电视时间而对眼睛、腰部造成伤害，也要防止家电辐射对身体的不利影响。

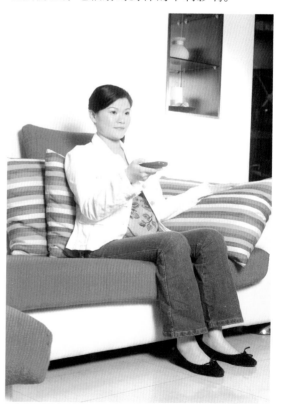

新妈妈月子房有要求

新妈妈和宝宝在月子里几乎整天都在居室内度过，良好的居家环境十分重要，这不仅是新妈妈和宝宝防病保健的重要途径，也可以使新妈妈保持愉快轻松的心情。

选择月子房注意事项

月子房要选择阳光和朝向好的房间，这样，夏天可以避免过热，冬天又能得到最大限度的阳光照射，使居室温暖。

居室通风效果要好，不要接近厨房等多油烟的房间。

月子房不宜选择敞开、阴湿的房间，由于新妈妈的体质和抵抗力都比较低下，居室一定要保温、舒适。

月子房采光要明暗适中，最好有多重窗帘可以随时调节采光。

月子房消除病毒不可少

新爸爸和家人不要在居室内吸烟。

月子房内卧具、家具要消毒，可以让阳光直射这些物品5小时，以达到消毒的目的。

要随时清除便池的污垢，排出臭气，以免污染室内空气。

月子房内可以用3%的来苏水（200~300毫升/平方米）湿擦或喷洒地板、家具和2米以下的墙壁，并通风2小时。

月子房必须符合的要求

温度、湿度适宜

有条件的新妈妈可以在室内安装空调，冬天要将室内温度保持在18℃~25℃，湿度保持在30%~80%；夏天将温度保持在23℃~28℃，湿度保持在30%~60%。这样的温度、湿度标准可以避免新妈妈夏天中暑、冬天受冷。

卫生清洁

新妈妈的居室要空气流通，经常打开门窗通风换气，保持空气新鲜，排除室内乳气、汗气、恶露血腥味。居室要保持清洁整齐、光线柔和。

安静人少

新妈妈室内应保持安静，避免过多亲朋好友探视。新妈妈身体虚弱，需要抓紧时间适当多休息；宝宝神经系统尚未发育完全，稍有响动会受到惊吓。所以新妈妈的居室内人尽量要少，

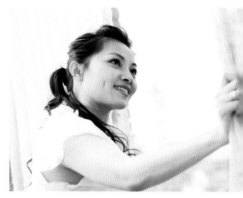

减少噪声和打扰。减少人来往，也可以避免病毒、细菌的感染和传播。

新妈妈在一个良好的居室环境中，可以保持精神和情绪愉快，可以促进睡眠，有利于身体的恢复，还可以预防病毒、细菌的感染，对抵抗力较差的新妈妈有保护作用，所以家人给新妈妈准备的月子房一定要宽敞、通风、舒适、安静。

替您支招

高温天气的时候，月子房可以使用空调、电风扇等，但空调温度不宜过低，电风扇不宜直吹新妈妈和宝宝。

新妈妈不可忽视的贴身物——卫生巾

新妈妈产后，生殖系统会有不同程度的创伤，而且皮肤高度敏感，分娩又使新妈妈的身体抵抗力下降，如果新妈妈护理不当、不注意清洁卫生极易引起感染，由此产生健康问题。而卫生巾作为新妈妈的贴身之物，与新妈妈的生殖健康关系紧密，一旦使用不当，很可能造成健康隐患。所以产后新妈妈如何选用卫生巾，对身心健康至关重要。

＊新妈妈使用卫生巾容易犯的失误

新妈妈在月子里，如果对卫生巾的使用方法不当，极易造成来自卫生巾的污染，让自己的健康受到威胁。一般来说，新妈妈在使用卫生巾时会存在以下的失误：

长期使用大吸收量的卫生巾

很多新妈妈为了方便，会选择大吸收量的卫生巾，因为可以较长时间再更换，长期使用这种卫生巾对健康无益，长时间不更换卫生巾会增加各种妇科疾病的发病概率。

把卫生巾放在卫生间里

卫生间一般比较潮湿，终日不见阳光，而卫生巾多为非织造布制作，受潮后材料容易变质，使细菌侵入繁殖，污染卫生巾，从而侵害到新妈妈的健康。因此，新妈妈应该把拆包后的卫生巾放在干燥、洁净的环境里，受潮后不应再使用。

用卫生巾前不洗手

新妈妈在使用卫生巾前不洗手，很容易在使用过程中，把手上的病菌带到卫生巾上，从而影响到自己的健康。

不注意卫生巾的有效期

很多新妈妈会忽略这个问题，很久以前买的卫生巾还在使用，这是不科学的，因为卫生巾是使用高温消毒的方法达到无菌的，一次性消毒灭菌的有效期有限，超过期限就没有无菌保障了，新妈妈再使用，只会危害到新妈妈的身体。

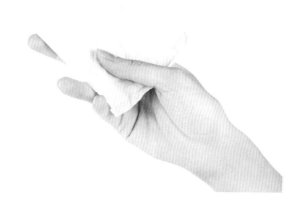

*新妈妈挑选卫生巾的原则

💗 以棉质表面为好

棉质表面的卫生巾对新妈妈的肌肤更有亲和力，渗透性也好；而干爽网面的纤维质卫生巾容易导致过敏。

💗 要选用产妇专用卫生巾

普通卫生巾一般含黏合剂、荧光增白剂等化学成分，非常不适合新妈妈高度敏感的皮肤，易产生刺激，引起感染；普通卫生巾吸水性一般，易侧漏、回流，无法应对产后大量恶露；使用过程中，卫生巾表面潮湿、闷热，不仅使新妈妈产生不舒服的感觉，还会促进新妈妈恶露中所含细菌的繁殖；普通卫生巾虽然防水性能好，但透气、透湿性则差，很容易导致对皮肤的刺激，引起痱子、红痒等问题。因此新妈妈在月子期应该选用产妇专用卫生巾，这种高品质专用卫生巾可最大限度地减少新妈妈的疼痛，给予脆弱的产后新妈妈最切身的舒适感受。

新妈妈对卫生巾的使用比一般女性要求更多，这不仅是例假生活的需要，更是新妈妈健康、舒适的需要。在整个月子期，新妈妈应该选用能最大限度地有效避免感染、疼痛的产妇专用卫生巾。

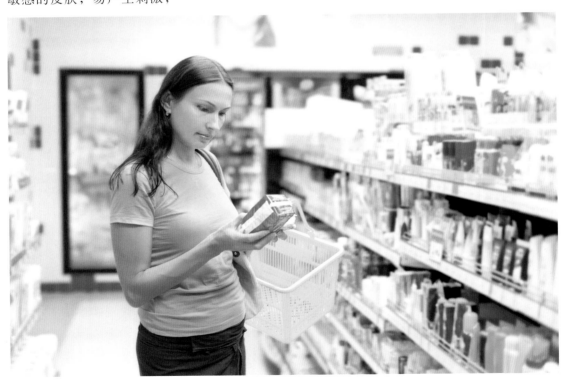

高龄新妈妈坐月子注意事项

坐好月子对产后新妈妈很重要，特别是高龄新妈妈。高龄新妈妈产后的身体一般会比年轻的新妈妈弱些，所以月子期的调养十分重要，高龄新妈妈在月子期一定要注意身体变化，饮食起居要科学、合理。

*高龄新妈妈的产后第1天

高龄新妈妈大多是剖宫产，手术后的第1天一定要卧床休息。

在手术6小时后，新妈妈应该多翻身，这样可以促进瘀血的下排，同时减少感染，防止发生下肢静脉血栓和盆腔静脉血栓。

在手术24小时后，新妈妈可以下床适当活动。

在48~72小时后，新妈妈可以走得稍多一些，这样能促进肠蠕动，减少便秘、尿潴留和肠粘连的发生，但是走的次数和时间要根据新妈妈的身体状况来进行调整。

*高龄新妈妈坐月子细则

静养

高龄新妈妈产后42天都要静养，新妈妈要在安静、向阳、空气流通的居室休养身体，不要过早负重及操劳家务。

远离产后抑郁

新妈妈年龄越大，产后抑郁症的发病率越高，这可能与新妈妈产后体内的激素变化有关，很多患有产后抑郁症的新妈妈在产前就已经有先兆，如常常莫名哭泣、情绪低落等。因此家人在新妈妈产后要精心呵护新妈妈，多和她说话，多开导、安慰她，要及时地安慰新妈妈的情绪。

宜温补，不宜大补

高龄新妈妈产后都很虚弱，一定要吃些补血的食物，不过不能吃红参等大补之物，以防虚不受补。比较适合高龄新妈妈的温补食品有桂圆、乌鸡等。此外，新妈妈也要补充蛋白质，富含蛋白质的食物有牛奶、鸡蛋、海鲜、黄豆等。对于患有产后痔疮的新妈妈，应多吃水果蔬菜。总体来说，新妈妈的饮食要清淡可口、易于消化吸收，且富有营养及足够的热量和水分。

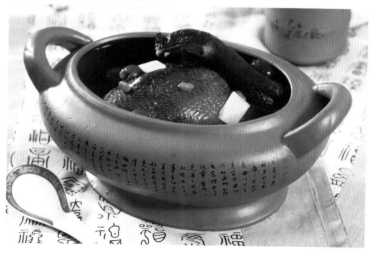

月子期远离紧身束腹，让新妈妈更轻松

刚生完宝宝的新妈妈，生殖系统的恢复需要6~8周的时间，在正常情况下，子宫会逐渐复位，怀孕造成的松弛的腹壁也会在此期间自然恢复。但有很多新妈妈担心凸起的肚子、变粗的双腿不能恢复到怀孕前的状态，为了保持优美的体形，月子里就戴上束腹带，穿上紧身的内裤，或穿上紧身的牛仔裤，认为这样就可以起到塑身的作用，其实新妈妈这样做是不科学的，对产后的身体不利。

＊新妈妈应该远离的紧身束腹衣服

腹带，紧身的内衣、内裤，紧身牛仔裤，等等。

＊新妈妈紧身束腹的负面作用

新妈妈在月子期长时间紧身束腹，静脉长期受到压迫，会导致下肢静脉曲张和便秘。

长期紧身束腹，由于腹内压升高，会发生腰肌劳损、子宫脱垂、子宫后倾等现象。

人体的腹部血管分布很丰富，长时间紧身束腹，会影响盆腔的血液循环，使机体的抵抗力下降，刚生完宝宝的新妈妈，体质虚弱，很容易引起盆腔炎症。

＊新妈妈可以使用腹带的特殊情况

如果新妈妈是剖宫产分娩，一般在手术后的7天内可以用腹带包裹腹部，这是促进伤口愈合的需要。但是，腹部拆线后就不宜长期使用腹带了。

如果新妈妈身体过瘦或内脏器官有下垂症状，可以适当戴腹带，这时的腹带对内脏能够起到举托的功效。但是当新妈妈的脏器举托复位后就应该将腹带松解。

除了以上情况，如果新妈妈是正常分娩，就不宜长期使用腹带，也要避免穿紧身内衣、内裤，紧身牛仔裤等。

月子里的新妈妈，过早地紧身束腹，不但不会产生减肥塑形的效果，还会极大地推迟新妈妈身体的恢复时间，影响新妈妈的身体健康。新妈妈强度较大的减肥瘦身，最好在产后6~8周再进行，月子里新妈妈可以做一些简单的适合生殖系统恢复的健身操和其他一些强度不大的运动，这不仅有利于身体恢复，也能为月子期过后的健身减肥打好身体基础。

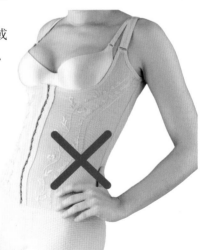

新妈妈日常动作要留心

新妈妈产后，尤其是坐月子期间，对身体的保护非常重要，稍有不当，就可能给年轻的新妈妈带来长久的痛苦，很难治愈。但是宝宝的出生，让家务变得多起来，刚刚分娩后的妈妈不得不做些家务活。在做家务的过程中，新妈妈难免会伸手、弯腰，要做些动作，但有些动作在平时看来没什么，对于新妈妈来说却有危险，新妈妈一定要留心。

✳ 新妈妈日常生活中的错误动作

♥ 够高处的东西

有的新妈妈因为一时的需要，会不自觉地伸手够放在高处的物品，如橱柜顶部的奶瓶、衣柜上方的纸卷等，这个动作容易拉扯到新妈妈的伤口，加剧疼痛，新妈妈要避免。

♥ 久站久蹲

新妈妈要给宝宝换尿布、洗奶瓶、换衣服等，可能就会无意识地一直站着或者蹲着，这不仅会加重新妈妈的疲劳，也会牵拉或压迫到还未恢复的内脏器官和伤口，对身体极为不利。

♥ 频繁地弯腰

新妈妈频繁地弯腰，如拿热水瓶、拖地等，易使子宫下垂及不易复位，新妈妈一定要避免。

♥ 干重家务活

平常就很勤勉的新妈妈，在月子里也会坐不住，有时甚至还会做一些很重的家务活儿，如把装有很多物品的箱子从一个房间移放到另一个房间等，其实这些活儿新妈妈完全可以交给家人，要知道自己的健康才是最重要的。过于繁重的家务活儿会让新妈妈更疲惫，也会让身体恢复得更慢。

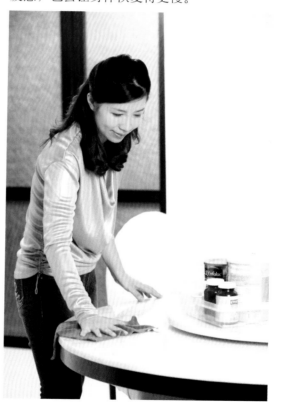

❤ 用错误姿势给宝宝喂奶

很多新妈妈都喜欢就着宝宝，自己侧身、弯腰给宝宝喂奶，采取这种姿势哺乳，往往会使新妈妈的腰部肌肉总处于紧张的状态，容易造成腰肌劳损而腰痛。

＊新妈妈的科学做法清单

打扫卫生时选用长柄的扫把、扫箕和拖把。

把宝宝的洗浴用品放在浴室台架伸手可及的地方，或放在换尿布台的抽屉里。

宝宝的睡床最好能升降，或童车较高一些，使新妈妈每次从睡床或童车里往外抱和放宝宝时，不用太弯腰。

在厨房放一把椅子，方便新妈妈经常坐下去做家务。

把奶刷、奶瓶、奶锅及常用厨具放在橱柜中上层，让新妈妈伸手可及。

把电热水器或暖水瓶等物品，放在一个不用太弯腰就能拿到的地方。

给宝宝洗澡的浴盆可以放在茶几上，并在旁边放一把小凳子，新妈妈可以坐在小凳子上给宝宝洗澡。

新妈妈给宝宝喂奶时，可以坐在椅子上，背后加一个靠垫，然后在脚边放一个小凳子，把一只脚放在小凳子上，最好在膝盖上再放一个枕头，这样就抬高了宝宝的位置，宝宝的重量都落在新妈妈的大腿上，从而大大减轻了新妈妈腰部肌肉的负担。

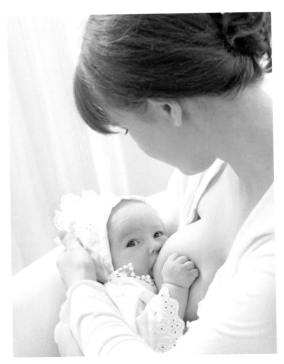

新妈妈在月子里除了要照顾好宝宝，也要照顾好自己，日常动作要速度慢一些，幅度小一些，避免劳累，充分休息，只做必须做的，可做可不做的事情无须做，让自己保持充沛的精力和体力，顺利度过月子期。

替您支招

每天早上起床后、晚上入睡前刷牙，平时吃完食物后，妈妈都应该用温水或漱口液漱漱口，可清除口腔内滞留的食物碎屑、牙垢，有利牙齿的保健。

产后记性差，应对有方法

生完宝宝后，很多新妈妈发现自己记忆力下降了，前几分钟做的事、说的话很容易就忘了，还总是丢三落四，所以不由得就有些失落，觉得自己记性变差了，老了。其实很多新妈妈产后记忆力都会程度不同地衰退，新妈妈只要采取一定的方法，产前的记忆力是会恢复的。

*多读报、看书

人的大脑功能与其他器官一样，都是"用进废退"，越是使用它，功能就越发达，一旦停用，功能就会退化，所以新妈妈可以在月子里适当看些书、读些报，促进大脑的积极运转，提高自己的记忆能力。

*听优美的音乐

轻柔的音乐可以促进新妈妈脑部血液循环、舒解压力，不但对改善新妈妈的情绪有很大作用，也能提高新妈妈的记忆力。但新妈妈不要听节奏强烈的音乐，如摇滚乐等，可能对改善自己的记性有反效果。

*不要抽烟

新妈妈切记不要抽烟，这样不但自己的记忆力会受损，如果母乳喂养宝宝，还会影响到宝宝将来的学习、记忆能力。

*保持好心情

新妈妈要尽量减少产后的压力，做事情尽量慢慢来，凡事往乐观积极的方面去想，每天保持一个好的心情。美好的心情也有利于记忆力的恢复。

*日常生活中多动脑

在日常生活中，新妈妈要给自己制造思维、记忆的压力，强迫自己用脑，例如新妈妈可以做做记忆力游戏，可以有意识地背背菜谱等，这些对大脑都是一种锻炼。新妈妈只有经常做这些有意识、有针对性的活动，思维能力才会较快地恢复，同时也提高了自己的记忆力。

*适度运动锻炼

新妈妈应该安排适当的运动锻炼，适度运动不但有助于身体恢复，也可改善精神状态，增加专注力，恢复记忆力。

*用笔记下来

如果新妈妈常常记不住该做的事，可以把它们有条理地记下来，做完一件事情画掉一件，慢慢地形成思维惯性，联想记忆的能力就会提高。

*睡眠要充足

睡眠可以让新妈妈的大脑得到充分休息，对新妈妈恢复体力、保持精力旺盛、提高记忆力都有极为重要的作用。

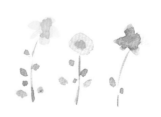

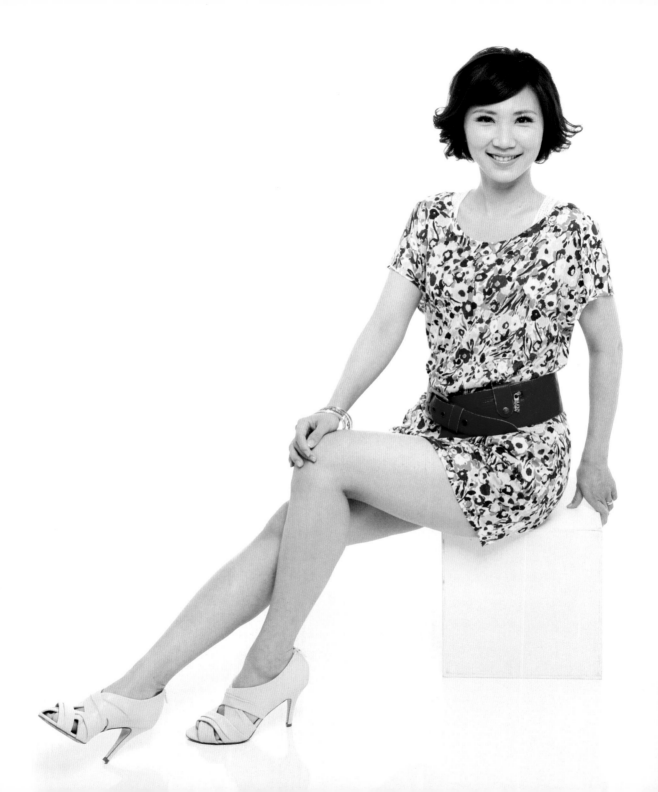

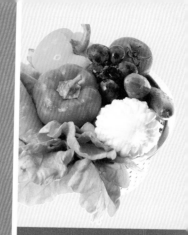

Part 4

养颜塑身，还原好状态

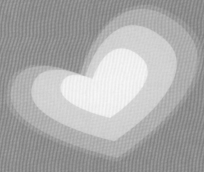

剖宫产疤痕缩小有妙招

选择剖宫产的新妈妈，最担心的就是开刀后腹部长长的疤痕。虽然疤痕的大小与新妈妈个人体质情况有关，但是有些措施也可以使新妈妈手术后的疤痕尽量缩小。

* 物理措施要及时

新妈妈剖宫产后，应该立即使用腹带，但要注意松紧适度；拆线后，可以适当地穿紧身衣，这些方法能够预防疤痕增生。

* 换药要及时

新妈妈在剖宫产手术后，要及时、按时换药，促使创面安全、尽快愈合，避免伤口感染，留下永久的疤痕。

* 保持伤口清洁

新妈妈应该及时擦去腹部汗液，不要用手搔抓伤口，避免用衣服摩擦疤痕或用水烫洗的方法止痒，以免加剧局部刺激，促使结缔组织炎性反应，引起进一步刺痒，而影响疤痕的愈合。

* 不要过早揭疤

随着伤口的愈合，新妈妈可能会有痒、痛的感觉，不由得伸手去触摸伤口，发现有了结痂，还会不小心揭下来，这是错误的。过早硬行揭痂会把尚停留在修复阶段的表皮细胞带走，甚至撕脱真皮组织，并刺激伤口出现刺痒，这会延缓疤痕修复，也影响修复的效果。

* 不要让阳光直射

新妈妈应该防止紫外线刺激形成色素沉着，所以阳光好的时候，也不要把自己的伤口暴露在阳光下，接受阳光直射。

* 不要剧烈活动

新妈妈在术后不要过度拉伸或者弯曲自己的身体，休息时采取侧卧、微屈体位，以减少伤口的张力。

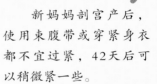

替您支招

新妈妈剖宫产后，使用束腹带或穿紧身衣都不宜过紧，42天后可以稍微紧一些。

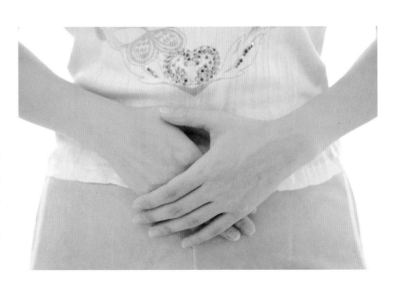

淡化剖宫产疤痕保健法

新妈妈剖宫产术后42天，一般情况下，伤口基本没有什么问题了，但腹部的疤痕依然还在，爱美的新妈妈看着丑陋的疤痕总是倍感失落，苦恼不已。

＊涂抹薰衣草精油

薰衣草精油有着很强的美容功效，在淡化疤痕方面也得到了广泛的证实，是新妈妈意欲淡化剖宫产术后疤痕的比较理想的选择。

＊涂抹维生素E

维生素E可渗透至皮肤内部而发挥润肤作用，同时，维生素E还能保持皮肤弹性。新妈妈可以将维生素E胶囊里面的液体涂抹在疤痕上，轻轻揉按5~10分钟，每天2次，持之以恒，疤痕就会渐渐淡化。

＊涂抹淡化疤痕的按摩膏

现在市面上有些专门用来淡化疤痕的按摩膏，新妈妈可以选用。但值得注意的是，新妈妈一定要选择正规厂家出产的产品，并且在涂抹前要试用，以防按摩膏和自己的体质不符，引起过敏。

＊涂抹维生素C

维生素C具有美白功效，新妈妈把维生素C涂抹在颜色较深的疤痕上，可以达到淡化、美白疤痕的效果，使之与周围健康的肌肤色调一致。

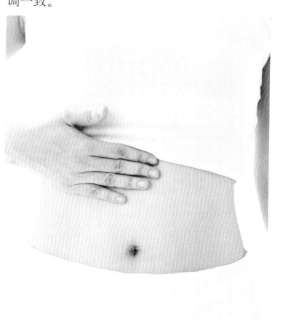

远离妊娠纹，恢复皮肤好状态

产后妊娠纹让很多新妈妈极为苦恼，曾经光洁美丽的皮肤，现在出现了很多妊娠纹，特别是脖子、腹部。新妈妈不必过于着急，有很多方法可以消除妊娠纹，这里做些简单介绍。

＊橄榄油涂抹按摩法

新妈妈可以取一勺橄榄油，在妊娠纹出现的地方轻轻按摩，长期坚持，就能使妊娠纹变淡或者彻底消除。

＊食疗法

猕猴桃、西红柿、猪蹄均具有有效去除妊娠纹的功效，新妈妈可以适量食用。做法：西红柿打汁饮用。猪蹄煮烂后食用。猕猴桃作为水果来吃。这里提醒新妈妈，这三种食品分别单独食用就有去妊娠纹的功效。另外，西红柿汁要忌空腹喝；猪蹄含有高脂肪，新妈妈不宜多吃；猕猴桃性凉，肠胃不好的新妈妈应该少吃。

＊产后束缚带

如果新妈妈产后腹部太大，也可以适当地用束缚带，以承担腹部的重力负担，减缓皮肤过度的延展拉扯。但要注意的是，新妈妈不要把束缚带绑得太紧，否则会影响血液循环，对恢复不久的身体不利。

＊使用去妊娠纹产品

目前市面上的去妊娠纹产品很多，有条件的新妈妈可以选购适合自己的去妊娠纹霜或精油等，但要注意用正规产品，也要防过敏。

＊自制去角质膏按摩法

新妈妈可以用自制去角质膏按摩有妊娠纹的部位5分钟，对消除妊娠纹很有效。

替您支招

这种去角质膏一般新妈妈都可以用，对皮肤保养很有效果。其做法是：将3小勺白砂糖，加上2小勺纯天然蜂蜜，放在1个小碟子里，均匀地搅拌在一起；加入小半勺甜杏仁基底油再次搅拌；最后加入2滴玫瑰精油，充分搅拌即可。

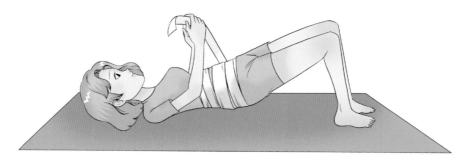

产后瑜伽好处多

怀孕生子，新妈妈经历了一个漫长的过程，但相对于成为妈妈的幸福，很多妈妈对孕育分娩的辛苦都不太在意。而最让新妈妈耿耿于怀的，是因经历怀孕、生产而走样的身材，很多新妈妈都在为能否恢复到孕前的好身材而焦虑。对此，新妈妈可不必太担心，因为只要产后正确控制饮食，加上正确的瑜伽锻炼，新妈妈想要恢复以前的好身材是完全可能的。饮食方面已有不少说明，这里只重点给新妈妈介绍一下产后的瑜伽锻炼。

* 健身塑体

适当的产后瑜伽运动能改善血液循环、恢复皮肤张力以及减少脂肪堆积，更能消除腹部、臀部、大腿等处多余的脂肪，对新妈妈的健身塑体极有帮助。

* 恢复体能

在整个孕期，新妈妈体能衰退，产后往往会身体衰弱、精神不振。瑜伽运动对新妈妈体能的恢复有很大帮助。

* 预防乳房下垂

产后瑜伽锻炼，能使新妈妈乳汁充沛，给予宝宝充足、健康的乳汁。同时，产后瑜伽也会使新妈妈的胸部变得紧实而富有弹性，防止哺乳后乳房下垂。

* 调整心态

瑜伽运动可以帮助新妈妈消除当妈妈后所产生的生理、心理问题，如形体恢复、失眠、激素失衡引起的情绪变化和照顾宝宝所面临的挑战等，能够预防产后抑郁症。

* 改善水肿

新妈妈在孕期，因胎宝宝压迫下肢静脉而导致发生腿部水肿，甚至造成下肢静脉曲张，产后练习瑜伽，可以加强肢体力量，改善新妈妈下肢水肿和静脉曲张等问题。

* 增强骨盆肌肉张力

生产后，新妈妈的骨盆肌肉组织松弛，且张力变弱，适度的瑜伽训练不但可增强新妈妈会阴肌肉的弹性，促进子宫收缩，预防子宫、膀胱、阴道下坠；并能使子宫恢复到正常位置；还可以强健骨盆肌肉，以增加骨盆内器官的支撑力量，预防新妈妈压迫性尿失禁的产生。

产后瑜伽是一种十分有效的可以促进和提升生命活动平衡的运动。产后的新妈妈大多数要面临角色转换，体内各种激素、内分泌系统重建平衡，体形、体力恢复等问题，因此容易出现一时的生理、心理失衡，从而引发产后抑郁。而产后瑜伽可以促进新妈妈体内各种平衡的重新建立，实现产后心理、生理的有效调整，使新妈妈的身体更好地恢复到原来的状态，使情绪趋于积极向上，使心理趋于稳定乐观，所以新妈妈在产后练习瑜伽极有好处。

产后瘦身瑜伽范式

新妈妈产后减肥要重视的一点就是塑形，如果不进行塑形，即使瘦了，身体缺乏线条，外表也不会好看。下面这些瑜伽范式，既能减肥，又有助于塑形，是新妈妈想要恢复曼妙、窈窕身材的理想选择。

* 三角伸展式

💗 挺直身体站立，打开双腿，两腿距离要比肩宽，再向两侧打开并伸直手臂，使两手臂在一条直线上，并保持和地面平行，然后转动右脚，使脚尖转向正右方。

💗 吸气，同时将身体向右侧倾斜，注意双腿要保持不动，身体慢慢侧向下方，手臂保持伸直，直到右手碰到右脚尖前的地面上时停止下降，这时两手臂依然在一条直线上。然后将头部转向左方，眼睛看着左手，保持姿势停留几秒时间。

💗 吸气，同时将身体恢复为开始姿势，右脚也转回身体正前方。换边重复上面动作。

> **小贴士**
>
> 这一式动作非常简单，但是练习这式动作能够增强新妈妈的身体柔韧性，同时能锻炼到腰部和手臂肌肉。

* 束脚式

💗 坐立，保持脊背挺直，双脚脚心相对。

💗 吸气，双手向身体两侧延展；呼气，双手交叉放于脚尖下方，缓慢俯身向下，脊背向前延展。

💗 保持呼吸两肘内收，保持自然均衡的呼吸3~5次。

💗 随后加强练习，保持位置不变，双手缓慢向两侧延展，指尖触地。

💗 保持自然呼吸3~5次后，身体还原，坐回垫子上。

> **小贴士**
>
> 此动作可以促进新妈妈腹部的血液循环，加强对腹部器官的按摩，更加紧实产后新妈妈的腹部赘肉；同时可减缓肩胛的紧张，骨盆和腹部以及背部能得到足够的血液供应，帮助卵巢正常发挥功能，也有助于分娩时减少痛苦。

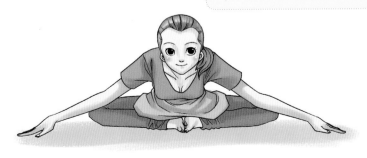

* 单腿平衡伸展式

💧 左脚踩地，右脚脚跟向上立起，直到膝盖触地。

💧 双腿尽量打开，调整身体，保持盆骨朝向正前方。

💧 脊背中正，随吸气手臂向头顶上方合掌。

💧 身体随手臂的带动向上延展，保持3~5次呼吸。

> **小贴士**
>
> 此动作可以改善新妈妈腿部水肿，有利于消除下肢疲惫，消除腰部多余脂肪。

* 弓式

💧 俯卧在垫子上面，并拢双腿，脚背贴垫子，脚尖朝后，把双手放在身体两边，手掌朝上打开。

💧 弯曲双腿膝盖，向上抬起小腿，并且将小腿肚尽量贴着大腿后面，双脚不断接近臀部，然后用刚才平放在垫子上的双手一起抓紧靠近臀部的双脚。

💧 深吸一口气，向后抬起头部，弯曲背部，使身体呈现一个凹形，双手用力拉住双脚。

💧 慢慢放开双脚，小腿慢慢回到垫子上，恢复开始姿势，休息一会儿继续练习几遍。

> **小贴士**
>
> 此动作能锻炼到新妈妈全身的肌肉，特别是背部，如果新妈妈有腰酸背痛的问题，可以练习这式动作来缓解痛感。同时此动作还能帮助促进消化，提高肠胃的功能，促进血液循环，紧实肌肉，减少背部、腰腹部和大腿上的赘肉，在塑造身体线条上的作用非常大。

* 蛇式变式

💧 俯卧，双腿并拢，脚尖点地，双手放于胸部两侧，两肘内收。

💧 随吸气，手臂用力，胸部离开地面。

💧 双肩下沉，臀部、后背保持收紧，目视前方。

💧 缓慢抬起右腿，延展脚尖，保持膝关节伸直。

💧 3~5次均匀呼吸，随呼气，右脚还原，换左腿。

> **小贴士**
>
> 此动作可以恢复新妈妈臀部弹性，防止下垂，消除腰背部的脂肪，在塑造臀、腰、背部曲线上很有功效。
>
> 新妈妈产后体内各关节组织较松弛，所以在产后练习瑜伽时，要循序渐进，逐步加大力度，最好在指导老师的指导下练习，以避免身体受到伤害。在练习产后瑜伽的时间上，需要根据新妈妈的身体恢复状况来定。一般来说，顺产新妈妈产后即可开始做瑜伽，而剖宫产新妈妈大约要在42天以后，伤口愈合良好的情况下，才能练习产后瑜伽。

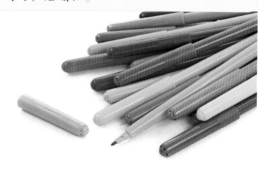

有效减肥，让你快点瘦下来

看着活泼可爱的宝宝，新妈妈会无比喜悦；可看着自己发福的体态，新妈妈又会分外苦恼。如何有效减肥，做个快乐、轻松、拥有魔鬼身材的新妈妈呢？

* 全力带宝宝

带宝宝是个体力活儿，会消耗新妈妈大量的脂肪和能量，从而在不知不觉中达到瘦身的效果。

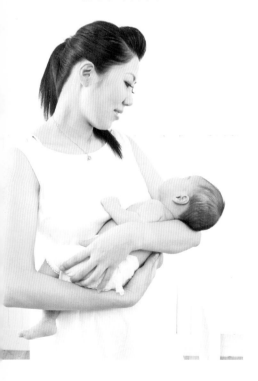

* 快乐做家务

做家务无疑也是体力活，如果月子里的新妈妈每天只是睡觉、吃饭，而不做家务活，就错失了一个减肥的大好机会。哼着歌，整理一下卧室，擦一下餐桌，拖一下地板，手脚运动了，全身运动了，既充实了月子相对枯燥的生活，也消耗了体内的脂肪，何乐而不为呢？

* 悠闲散散步

在散步中减肥，既轻松又简单，是一个不错的减肥方法。新妈妈不妨带着宝宝，心情悠闲地去散步，到楼下的公园里，或到附近的林荫道。新妈妈每天坚持散步1个小时左右，可以达到很好的减肥效果。

* 稍微少吃点

看着美食，爱美的新妈妈就忍忍吧。摄入身体需要的膳食营养后，新妈妈就不要那么贪吃了。美食诱惑不小，窈窕身材更是重要。

* 把热量少的食物请上餐桌

想要减肥，又不能饿着新妈妈，那么新妈妈最好把那些低热量、吃了又有饱腹感的食物当成餐桌的主角，如蔬菜、粗粮杂豆、薯类等食物，不仅热量低，而且营养价值还高，吃这些食物在促进新妈妈减肥的同时，也利于新妈妈的健康。

想要恢复苗条身材，产后新妈妈就要动起来，只有勤于发现生活中一个又一个的减肥妙方，并付诸实践，新妈妈肯定可以快速瘦下来。关键是要持之以恒，把减肥妙方执行到底，

只有这样，新妈妈的火辣身材梦才能变为现实。

替您支招 ————

运动瘦身的时候，妈妈最好结合塑形一起进行，因为瘦并不等同于美，所以妈妈在瘦身的同时，也要兼顾体态的挺拔、优美。

不做"小腹婆"的妙方清单

宝宝终于出世了,可新妈妈小腹没有了往日的紧实平坦,充满赘肉的小肚子出现了,成了名副其实的"小腹婆"。对于影响形象美观的腹部赘肉,新妈妈可谓绞尽脑汁,有时却毫不见效,这里帮新妈妈总结了一份消除腹部赘肉的妙方清单,新妈妈可以参考试用。

* 消耗腹部脂肪的运动

动作1:坐在椅子上,双脚并拢,上身挺直,右手叉腰,左手上举向右伸展,深吸一口气,挺胸收腹,保持姿势几秒钟,然后还原。换侧进行,重复多次。

动作2:仰卧在地板上,双脚并拢,微微上抬,双手平行向前伸展,与地面保持平行,收腹,同时上半身也抬离地面,深吸一口气,保持5秒钟,恢复初始状态。重复多次。

动作3:站立,双脚自然分开,双手叉腰,抬起左腿,屈膝,直到与地面保持平行,然后,吸气,抬头,挺胸,收腹,保持该状态5分钟。然后换腿重复动作。

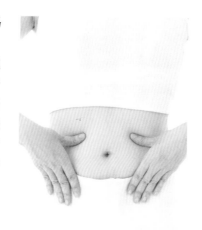

动作4:站立,双脚分开,屈肘,握拳在耳旁,向里回收肘部,左腿向前抬起并屈膝,直到大腿处与地面保持平行,保持5秒钟,收回手臂和大腿,回到初始状态。换侧重复进行20次。

* 海盐按摩

海盐能够促进身体排出废物,还能促进脂肪代谢,为肌肤补充矿物质,让腹部肌肤细致紧实。新妈妈洗完澡后,抓一把海盐,绕肚脐顺时针按摩腹部50圈,再逆时针按摩50圈,然后双手交叠,上下用力按摩50次。新妈妈坚持1~2个月会见效。

* 俯睡瘦小腹

如果新妈妈晚上吃得太多,仰睡会让多余的脂肪囤积在小腹周围,从而造成小腹赘肉。新妈妈简单地更换睡姿,就能帮助、促进消化与循环系统的代谢,消耗更多的脂肪。而俯卧是消耗更多腰腹部脂肪、迅速平坦小腹的最佳睡姿。

* 早吃晚餐

新妈妈在睡前4小时吃晚餐就不容易发胖,如果已经有很多赘肉,可以把晚餐时间更提前一些,比如晚上18点之前,让肠胃在睡前有充分的时间消化、排空,这样腹部就不会囤积脂肪,新妈妈也才可能拥有平坦的小腹。

替您支招

俯卧睡姿会对脊椎造成压力,甚至造成呼吸困难,因此新妈妈是否采用这种睡姿应该视自己的身体状况调整。

恢复修长美腿，让新妈妈更自信

身材和容颜是女性永久的话题，经历过分娩的新妈妈也不例外，有时由于生理、心理的变化，新妈妈可能比一般女性更关注身体变化。不少产后新妈妈都抱怨自己在生完宝宝后，原本优美的体形不见了，不仅脸上、身上出现了斑点、妊娠纹，而且腰部、腹部等都要比以前粗得多。特别是很多新妈妈在孕前有一双修长的美腿，可产后却变得又粗又肿，连裙子都不大敢穿了。其实新妈妈大可不必如此，只要有毅力和耐心，方法得当，新妈妈恢复美腿的风采并非难事。

✳ 洗澡美腿

洗澡加上合适的洗浴用品，如浴盐、精油等，可以促进血液循环，也能让腿部曲线更优美。

✳ 按摩瘦腿

新妈妈可以挑选一款适合自己的精油，取1~2滴滴在腿上，随后用捏、揉、推等方式进行按摩。

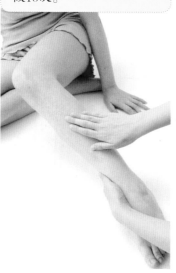

双手的手掌紧贴包住腿肚肌肉，双手扭动进行揉搓，一直持续到腿肚全部变热为止。

✳ 美腿操

小腿操

💙 双腿并拢，双手放在脑后，左腿微曲，右腿向外伸直。左右腿各重复5次。

💙 仰卧在床上，双手叉腰，双腿向空中做蹬踢的动作，心中默数50，随后双腿弯曲放在床上休息几秒钟，再重复上述动作。

大腿操

💙 脚尖向外站立，腰背挺直，双腿叉开微曲，与肩同宽，双手放在大腿上。

💙 右腿向前伸，脚尖向上，腿尽量向下压，连做5次。随后换左腿，重复5次。

💙 双拳紧握向前，双腿微曲下蹲，上半身仍然保持挺直。

💙 仰卧床上，双手叉腰，左腿弯曲，右腿伸直由下至上，连做5次。随后换左腿，重复5次。

产后美臀，打造优美曲线

很多生完宝宝的新妈妈都会感叹自己失去了曲线美，其实这是新妈妈不客观的想法。分娩后，新妈妈之所以曲线不那么明显了，很大一个原因就是在孕产期，营养丰富，造成脂肪堆积；而另一个原因就是新妈妈产后因水肿而肌肉松弛，显得臃肿，除了腹部，臀部表现得更为明显，而结实、挺翘、圆润、有弹性的臀部是女性美的表现，新妈妈在产后如何美臀，才能打造出孕前的优美曲线呢？

＊ 保持生活好习惯

不良的生活习惯，如抽烟、喝酒、熬夜等，会使人体血液循环不好、代谢不良、肌肉松弛，对新妈妈塑造丰盈圆润的臀部极为不利。所以新妈妈要养成良好的生活习惯，不抽烟，不喝酒，作息规律，饮食均衡，这对健身塑体很重要。

＊ 保持正确坐姿

新妈妈在坐椅子或其他坐具时，坐满2/3处是良好的坐姿，背脊挺直，将力量分摊在臀部及大腿处，坐时尽量合并双腿，经常呈开腿姿势会影响骨盆形状。新妈妈尽量不要长时间双腿交叉坐，否则会影响血液循环，对塑造健美臀部也不利。

＊ 保持正确站姿

新妈妈在站时，背脊要挺直，要缩腹提气，应该不时地动一下，做做抬腿后举的动作。

＊ 做做美臀操

分娩后的新妈妈可以通过美臀操来帮助恢复体形，打造优美的臀部。

做法：面向下俯卧，头部轻松地放在交叉的双臂上；缓缓吸气，同时抬起右腿，在最高处暂停数秒，然后边吐气边缓缓放下。在抬腿时要注意足尖下压，而且臀部不能离地。尽量将腿伸直、抬高。上述动作重复20次，然后换腿，每天最好坚持做1回。

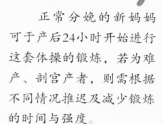

替您支招

正常分娩的新妈妈可于产后24小时开始进行这套体操的锻炼，若为难产、剖宫产者，则需根据不同情况推迟及减少锻炼的时间与强度。

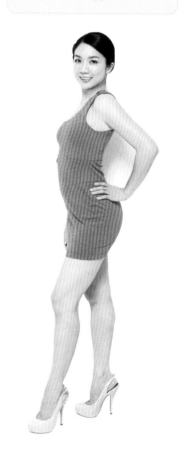

新妈妈瘦身运动面面观

爱美的新妈妈最关切的问题就是产后身材能否恢复到原来的窈窕有致。新妈妈可以安心的是，身材能否恢复的问题，答案是肯定的。帮助新妈妈恢复身材的最好途径就是瘦身运动，对比节食、药物减肥、吸脂，瘦身运动无疑是最安全、最稳妥的。总体来说，以下运动是瘦身心切的新妈妈比较理想的选择。

✳ 游泳

游泳是一种全身运动，不但可以塑形，还可提高新妈妈的心肺功能，锻炼全身几乎所有的肌肉。如果新妈妈能坚持有规律地游泳，瘦身计划一定会见成效。

✳ 仰卧起坐

平坦紧实的腹部是每个爱美的新妈妈都希望拥有的，而仰卧起坐则可以帮助新妈妈实现这一愿望。新妈妈只要使用合适和正确的方式做仰卧起坐，一段时间后，腹部的赘肉一定会大为减少，大肚腩渐渐消失，紧实平坦的小腹渐渐出现。

✳ 俯卧撑

俯卧撑更像个体力活儿，但新妈妈用来减肥瘦身却极有成效。如果俯卧撑做得正确，可以带来很多方面的锻炼，比如增强胸肌、背肌、三头肌，还有腹肌，使全身肌肉紧实，显得健美。

✳ 散步

散步是最简单、最有效的锻炼方式，新妈妈可以在任何时间、任何地点进行。对于散步这项锻炼，也需要循序渐进、持之以恒，只有长时间地坚持，才会出现瘦身的效果。

✳ 蹲马步

蹲马步可以锻炼到身体的很多肌肉，如四头肌、腿窝和臀肌，对新妈妈的产后塑体极有帮助。

✳ 爬楼梯

爬楼梯是一项很普遍的运动方式，可以消耗新妈妈体内多余的脂肪，锻炼新妈妈的心肺功能，对产后瘦身有非常明显的作用。

产后美胸，让胸部更坚挺

新妈妈产后，或者哺乳后，会出现乳房变小、松弛、下垂的现象，一些新妈妈为了保持乳房完美的曲线，甚至想要或者已经放弃了母乳喂养，这是不科学的。因为新妈妈产后遇到的乳房问题和给宝宝哺乳没有关系；相反，新妈妈进行母乳喂养，对产后瘦身有促进作用。新妈妈只要采取正确的护理乳房的方法，实施一些合理的美胸措施，无须停止哺乳，乳房也会恢复坚挺、优美的胸形。

＊坚持做胸部锻炼

新妈妈每天应抽出一定的时间来进行胸部体操，这样不但可使胸部更为健美，也可刺激乳腺，使乳汁的分泌更顺畅。

方法1：背肌伸直，端正姿势。手掌握拳，手肘内侧朝身体贴近。手腕最好不离开身体，肩膀打开，胸肌与背肌维持2~3秒的紧张状态后放松，在挺胸的状态下反复进行10次。

方法2：双手合掌，并使手掌相互用力合压。合压时，胸部两侧的胸肌拉紧，呈紧绷状态，约进行5秒钟后放松。重复10次左右。

＊正确选用内衣

新妈妈在产后要坚持穿合身的内衣，只有起承托作用的内衣尺寸合适，且一直穿着，才能改善胸部下垂的情况，但要注意不能勒得太紧，以免影响呼吸。睡觉时，新妈妈不宜穿有钢圈的内衣，因为这可能会影响胸部的血液循环，导致乳腺导管堵塞或乳腺炎。

＊正确哺乳

新妈妈要采取正确的方法哺喂宝宝，要让宝宝交替吮吸两个乳房，当宝宝只吃空一只乳房而吃饱后，新妈妈要将另外一侧的乳房用吸奶器吸空，保持两侧乳房大小对称。

＊选用美乳产品

如果新妈妈的乳房变形得厉害，新妈妈也可以选用美乳产品，如美乳霜。但如果新妈妈母乳喂养，要等宝宝断奶后再使用美乳霜，因为美乳霜中大多含有激素，哺乳期内使用会对宝宝造成影响。

＊沐浴健胸

新妈妈在沐浴时，使用莲蓬头冲洗乳房，最好进行冷热交替喷洒，冷热的交替刺激有助于提高胸部皮肤张力，促进乳房血液循环，使乳房变得坚挺起来。

＊给乳房按摩

新妈妈在每晚临睡前或是起床前，可以躺在床上自行按摩，将一只手的食指、中指、无名指并拢，放在对侧乳房上，以乳头为中心，顺时针由乳房外缘向内侧画圈，两侧乳房各做10次。经常这样做，可以促进局部的血液循环，增加乳房的营养供给，有利于雌激素分泌，从而起到美胸的作用。

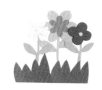

做好皮肤护理，保持光彩照人

每个新妈妈都想成为漂亮妈妈，可生了宝宝后，脸上冒出的痘痘、渐渐显露出的斑点和不再那么紧实的面部皮肤，让新妈妈很是纠结；想要好好护理一下，担心宝宝受到影响；不做护理，又害怕持续下去，难以恢复以前光彩照人的容颜。这里要告诉新妈妈的是，哺乳期内，适当的皮肤护理还是应该做的。

﹡新妈妈皮肤护理不能少的事

♥清洁皮肤

当新妈妈伤口愈合情况良好时，就应做好皮肤清洁，否则很容易导致皮肤感染，患上毛囊炎等疾病，影响健康的肤色恢复。

♥皮肤保湿

新妈妈产后容易出现皮肤干燥的情况，而保湿能很好地恢复皮肤的屏障功能。对于干性皮肤、中性皮肤的新妈妈来说，单纯喝水或者通过饮食来使皮肤保持湿润是不够的，还需要适当使用一些保湿护肤品。

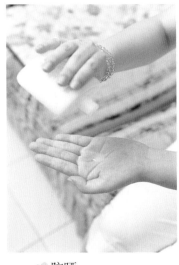

♥防晒

新妈妈产后一般会有妊娠斑等皮肤问题，而日光的暴晒或者紫外线照射都会加重色素沉积，而使皮肤变黑，因此要注意防晒。

﹡新妈妈皮肤护理要点

新妈妈外出时一定要涂抹防晒的护肤品，保护皮肤，防止色斑加深。

新妈妈应该在医生指导下选用低含量雌激素或不含乙炔二醇的避孕药，并在晚上服用，保证体内循环的激素在日照时浓度最低，这样有利于保护皮肤。

新妈妈可以吃一些含有维生素C和维生素E的食品，比如番茄、卷心菜、柠檬，尽量不要吃油炸食品。可以有效地消除面部的色斑，如黄褐斑等。

产后新妈妈要勤用温水洗脸，同时要选择性质温和的洗面奶。

要注意饮食平衡，不要在产后大补特补。

多喝开水，多吃水果蔬菜，注意肠胃是否排泄正常，保持睡眠充足。

新妈妈应该少用或不用具有刺激性的洁面乳、美白产品等，这些产品对皮肤有害无益。

新妈妈可以随身准备一瓶保湿喷雾，每隔一段时间喷一下，给肌肤补补水。

﹡缓解产后肌肤松弛的方法

新妈妈可以采用冷温水交替洗浴法，先用温水洗，再用冷水冲30秒，重复多次，冷热交替能促进血液循环，紧致肌肤。

拒绝产后发胖，预防是关键

当今时代，胖，是个不受欢迎的词，女性更是避之唯恐不及。可对于经历孕产的新妈妈来说，在整个怀胎十月的过程中，为了自身健康和宝宝成长，不发胖是不可能的。不过新妈妈不用沮丧，自己同样可以拒绝肥胖，但要从产后出了月子期开始，预防是关键。具体来说，新妈妈可以从以下方面调整自己的生活，远离脂肪，健康瘦身。

＊母乳喂养宝宝

新妈妈坚持母乳喂养，不但有利于宝宝生长发育，也可以加强母体新陈代谢，将体内多余的营养成分输送出来，从而达到预防肥胖的目的。

＊饮食有控制

新妈妈产后需要的营养依然比平常多，但也要注意饮食有节，一日多餐，按时进行，形成习惯。新妈妈应该多吃高蛋白、高维生素、低糖、低脂肪的食物，多吃蔬菜水果。

＊情绪要良好

不良情绪会使新妈妈体内分泌系统功能失调，影响自身新陈代谢，造成肥胖等问题。

＊运动锻炼不可少

运动锻炼是身上脂肪的天敌，新妈妈只有适量运动，锻炼身体，身上才不会累积过多的脂肪，从而避免肥胖。

＊睡眠要适量

新妈妈产后夜晚睡8小时，午睡1小时，1天的睡眠时间即可保证，睡的时间不能再长了。如果睡眠时间过多，人体新陈代谢会降低，糖类等营养物质就会以脂肪的形式在体内堆积从而造成肥胖。

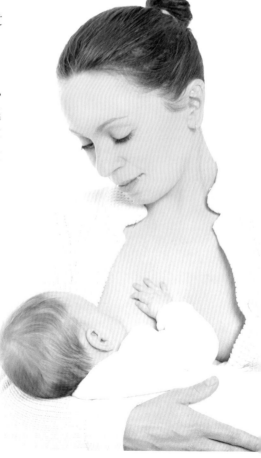

精心护理，让秀发更靓丽

新妈妈分娩后，由于激素的剧变，头发会忽然变得稀疏而没有光泽，更糟糕的是，新妈妈每天都会发现有掉发的情况，这让很多新妈妈焦虑不已。新妈妈与其为自己的头发毫无头绪地担心，还不如去了解自己产后头发变糟的原因以及应对措施，精心护理，早日找回自己飘逸的秀发，让它变得更靓丽。

✱ 产后头发变糟的原因

💗 产后激素水平改变

新妈妈产后由于激素水平改变或其他情况发生，造成头发大量进入休止期，一般新妈妈产后2~3个月，或者4~5个月，就会开始有掉发的现象。

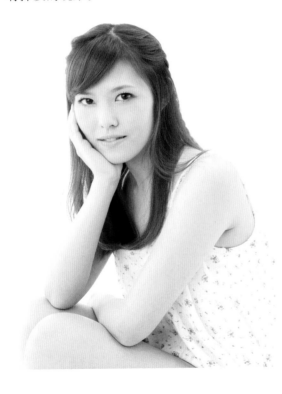

💗 头发得不到及时的清洗

新妈妈在月子里，很可能按照婆婆或妈妈的说法，不敢洗头发。要知道头发根部的毛囊皮脂腺持续不断地活动，每天分泌的油脂很容易黏附环境中的灰尘，从而增加毛发梳理时的摩擦力，造成头发暗淡、干燥、开叉，甚至断裂脱落。同时，过多的油脂还是真菌、细菌的培养基，间接会引起头皮屑等问题。

💗 心理压力大

新妈妈产前产后容易精神紧张；产后照顾宝宝，又容易过度疲劳；还会有各种各样的担心，心情总是不能放松，有着很大的心理压力，导致植物性神经功能紊乱，头皮血液供应不畅，头发营养不良，从而造成头发色泽差、容易脱发。

💗 营养供应失衡

有的新妈妈在产后哺乳期，如果消化和吸收功能不良，或饮食过于单调、偏食，甚至有的新妈妈为了减肥而节食，就很容易出现营养缺乏或营养不均衡，导致体内蛋白质、维生素或矿物质供应不足，从而影响头发的生长和代谢。

＊ 产后头发护理要点

要有良好情绪

新妈妈只有心情舒畅，没有焦虑、恐惧等情绪，头发才能恢复到正常的状态，同时新妈妈的气色也会好转，显得容光焕发。

正确梳头

新妈妈梳头时，先将发尾纠结的头发梳开，再由发根向发尾梳理，这样可以防止头发因外力拉扯而发生分叉、断裂。

保持头发清洁

头发健康的前提就是清洁。新妈妈在防风防着凉的前提下，应该按时清洗头发，保持头发清洁。新妈妈采用正确的方法洗头，不但不会洗坏发质，还可以及时清除油脂和污垢，防止头发干燥、开叉，减少头发受损机会和断发机会，有效控制头皮屑的产生，保持头发整洁秀丽，令头发更健康亮泽。

指腹按摩头皮

新妈妈在洗头发的时候，不要用力去抓扯头发，而应用指腹轻轻地按摩头皮，以促进头发的生长和脑部的血液循环。新妈妈每天用清洁的木梳梳头100下也可以达到很好的按摩效果。

多补充蛋白质

头发最重要的营养来源是蛋白质，所以，新妈妈在饮食方面，除应饮食均衡外，还应该多补充富含蛋白质的食物，如瘦肉、鱼、牛奶、鸡蛋、葵花子、芝麻、核桃、紫米等，为头发的成长提供充足的营养。

定期清洗头发

新妈妈可以选用性质温和、适合自己的洗发用品，定期清洗头发，保持头发清洁，促进头发生长。

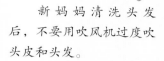

替您支招

新妈妈清洗头发后，不要用吹风机过度吹头皮和头发。

产后脱发大多属于生理现象，新妈妈不必过分担心，这种状况一般会持续2~6个月，之后新妈妈就会长出新的头发，3个月到1年之后，大部分新妈妈都可以恢复到孕前的头发量。另外，新妈妈也可以选用一些有何首乌、当归等名贵中药的洗发水，这类洗发水既补精益髓，又补血滋阴，对改善产后脱发效果很好。

让手臂纤细，为形象加分

人体的双臂会因年龄的增加而产生皮下脂肪，对于女性来说，尤其是做了新妈妈以后，手臂更是会变粗。怎样减去手臂上多余的赘肉，让自己的双臂纤细好看起来，是很多新妈妈的迫切愿望。新妈妈只要方法得当，找回以前纤纤玉臂是完全可以的。这里给新妈妈介绍几种锻炼手臂的运动，新妈妈可以参考使用。

*绳操——塑造双臂的理想运动

绳操是配合绳子专门设计的一套健美操，在音乐的伴奏下，通过健身操协助，完成各种绳子的花样动作，重点锻炼双臂、背部、腰。

工具

专业的弹力绳，要求细软、柔韧、有弹性。

热身运动

将绳折成两段，用拇指、中指、食指轻轻捏住绳两端，使之易于在两手之间摇动，开始先做几个热身动作，这样可防止手臂关节在下面的绳操运动中受到损伤。

绳操运动

💗 侧并步

左脚向左侧点地时，双手拿绳，高过头顶向左摆动；右脚向右侧点地时，双手拿绳，高过头顶向右摆动。此动作可锻炼双臂和大腿。

💗 举绳弯腰

双手举绳，高过头顶，手臂尽量绷直，随着腰部的左右侧弯，手臂一开一合。此动作锻炼双臂和两侧腰。

💗 举绳摆动

双脚打开，与肩同宽，脚步左右移动，双手根据脚步的拍子上下拉紧和放松绳子。此动作锻炼双臂和腹部。

*日常小运动——消除手臂脂肪的健身操

💗 运动1：坐在有靠背的椅子上，将双手置于身体两侧，并扶在椅子的旁边，将双手手肘伸直，并将臀部缓慢离开椅子；弯曲手肘，但确保臀部不要接触椅子，保持3秒钟左右，恢复到原来的姿势。重复5~10次。

💗 运动2：双脚分开站立，与肩同宽，小腹收紧，向外伸直双手；手指用力张开，从下方开始不断转动整条手臂，抬升到肩膀高度后，再慢慢转动放下。重复练习5次左右。

💗 运动3：双手各握1只矿泉水瓶(或小哑铃)，吸气时双臂用力向后打开，呼气双臂收回胸前。20~30次/组。

💗 运动4：俯卧跪撑于地面(或床上)，指尖向前，呼气屈臂，身体向下压，吸气双臂推直还原。15~25次/组。

💗 运动5：双手各握1只矿泉水瓶(或小哑铃)，将双手靠拢，双手同时用力将重物向身体的左右推移，保持自然呼吸。20~30次/组。

远离眼部皱纹，让双眼更迷人

眼睛是全身皮肤中最娇嫩的部位，因此眼周皮肤最容易衰老、松弛，最先老化的是下眼角，其次是上眼角。新妈妈在月子里，要时时刻刻照顾宝宝，很是劳累，肌肤也跟着受累，眼部更是容易出现皱纹。所以新妈妈在忙碌中，不要忘了不时给眼部做做按摩，给眼周肌肤特殊的关照，远离眼部皱纹，让自己的双眼保持以前的明亮和迷人。

*按摩去皱法

沿着肌肉方向做旋转按摩

用中指和无名指的指肚以眼窝为起点沿眼眶旋转2周，可以消除眼部肌肉的僵硬，使眼部从眼窝到眼角都得到润泽。

用手指"熨平"眼部皱纹

由于指腹具有一定的温度，可以起到类似熨斗的效果，将眼部皮肤湿润，用食指指腹将每一条皱纹仔细"熨烫"平整。

*食材去皱法

茶叶

茶叶是天然的健美饮料，除增进健康外，还能保持皮肤光洁，延缓面部特别是眼部皱纹的出现及减少皱纹，还可防止多种皮肤病，但要注意不宜饮浓茶。

猪蹄

将猪蹄洗净后煮成膏状，晚上睡觉时涂于眼部，第二天早晨再洗干净，坚持半个月会有明显的去皱效果。

米饭团

当米饭做好之后，新妈妈可以挑些比较软的、温热的米饭揉成团，放在眼部轻揉，把皮肤毛孔内的油脂、污物吸出，直到米饭团变得油腻污黑，然后用清水洗掉，这样可使眼部皮肤呼吸通畅，减少皱纹。

鸡骨

鸡皮及鸡的软骨中含有大量的硫酸软骨素，它是弹性纤维中最重要的成分。把吃剩的鸡骨头洗净，和鸡皮放在一起煲汤，不仅营养丰富，常喝还能消除皱纹，使肌肤细腻。

水果、蔬菜

橘子、丝瓜、香蕉、西红柿、西瓜皮、草莓等瓜果蔬菜对皮肤有最自然的滋润作用，去皱效果良好，又可制成面膜敷面，能使脸面光洁、皱纹舒展。

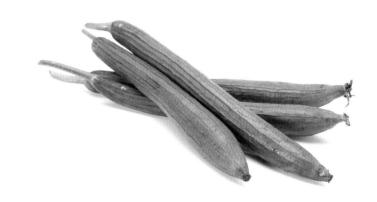

＊眼部护理3分钟

第一个"1分钟"：洗面时进行1分钟眼部按摩。用中指逆时针在眼部打圈，至太阳穴时手指轻轻上提眼角、轻按两下。每次洗面都按摩可以彻底清洁毛孔里的尘垢和过剩油脂，增加皮肤的弹性。

第二个"1分钟"：洁面后使用眼霜或眼部精华按摩1分钟，从而预防和减少皱纹。在眼睛四周点上薄薄的一层眼霜或眼部精华，然后按内眼角、上眼皮、眼尾、外眼角的顺序轻轻按摩，直至肌肤完全吸收。

第三个"1分钟"：略作休息后，做简单的1分钟眼部按摩。用中指和无名指轻按眼眶，舒缓眼部组织；再由鼻梁处开始，用中指轻柔地按压眼睑，由内眼角按转至眼尾；最后从外眼角开始，用中指轻柔地按压眼睑，由眼尾按至内眼角。

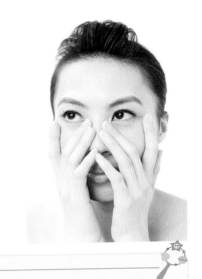

替您支招

涂抹眼霜不要过量，容易引起脂肪粒。

错误的按摩手法会增加皮肤的皱纹，所以新妈妈按摩手法要正确，只有这样才可以促进血液循环，改善眼部皮肤。

产后美容，内外兼修不可忘

产后的新妈妈，以前的娇美容颜现在问题多多，黄褐斑、痘痘、皱纹、肌肤松弛等一起粉墨登场。容颜光彩照人，是每个新妈妈内心的愿望，可面对这么多问题，很多新妈妈却一筹莫展。其实对于产后脸部皮肤糟糕的问题，新妈妈只要遵循一个原则——内外兼修，那么这些烦恼就会迎刃而解。

＊内部调理

保证充足睡眠

睡眠是新妈妈最好的内服美容剂。睡眠充足，才会有好精力；精力充沛，才会有好气色。

保持好心情

好心情是新妈妈最好的化妆品，新妈妈只有每天精神愉快，心态积极向上，新陈代谢才能顺畅，身体机能才能灵活自如，从而实现很好的营养平衡和排毒，使皮肤整体上显得健康、有光泽。

多喝白开水

通过喝白开水补充面部的水分，加快体内毒素排出；同时多喝水还会增进肠胃的新陈代谢功能，保持肠胃通畅。

多食富含维生素C、维生素E及蛋白质的食物

这类食物如柠檬、西红柿、薏米等。维生素E能促进血液循环，防止老化；维生素C可抑制代谢废物转化成有色物质，从而减少黑色素的产生。

＊外部调理

让面部保持清洁

在日常生活中，新妈妈应该随时让面部皮肤保持清洁，只有面部清洁，毛孔不被堵塞，皮肤才能很好地呼吸，很好地新陈代谢，从而保证了皮肤的健康和好光泽。

防晒

防晒是新妈妈产后美容一定要做的事，因为紫外线是皮肤的大敌，会引起面部色素沉着及皮肤老化，所以新妈妈出门一定要涂防晒液。

选择适合自己的护肤品

对于护肤品来说，不是最贵的就是好的，而是适合自己的才是最好的。也不要轻易相信别人的经验，一款护肤品，别人用起来很好，未必适合自己。每个新妈妈的肤质不同，所以选用护肤品一定要谨慎，以防不仅没有保护皮肤，反而伤害了皮肤。

其他方法

有条件的新妈妈还可以定时到美容院做美容，每月到专业的护理中心做2~3次的全身护理，或者坚持使用精油内调外用3~6个月。

这些方式，都可以很好地让新妈妈恢复娇颜，保持年轻靓丽。

新妈妈只有在日常生活中由内到外进行调节，做到养护结合，讨厌的斑点、痘痘、皱纹就会缴械投降，皮肤松弛、老化问题就会消失不见，而新妈妈也就面色红润、有光泽，真正的光彩照人了。

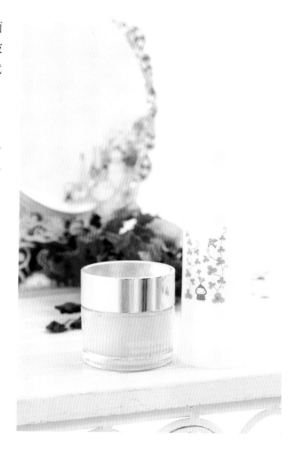

美容误区，新妈妈勿入

产后新妈妈既要照料宝宝，有时也要做家务，所以容易忽略对皮肤的护理，一旦想起自己的美容问题，可能发现皮肤问题已经很严重了，这时新妈妈就会着急起来，打起了皮肤保卫战，有时甚至因为急于求成，而踏入了产后美容的误区。一般来说，这些美容误区有以下几个：

＊早上只用清水洗脸

皮肤经过一整夜的新陈代谢，有汗液、油脂的分泌，也有新陈代谢中老化角质的脱落，被单、枕巾上也会有螨虫、灰尘等沾染到脸上，所以新妈妈只用清水洗脸是不能彻底清洁皮肤的。而且脸上的污垢没有清洗干净，新妈妈再化妆，很容易堵塞毛孔，产生粉刺、黑头等。

＊用毛巾擦干脸上的水分

毛巾比较粗糙，擦在细嫩的皮肤上，会刺激并伤害皮肤，让肌肤长细纹。而且毛巾的细菌较多，对面部皮肤健康有很大的负面影响。

＊过度清洁

有的新妈妈在同一天既使用磨面膏，又使用洁净面膜对皮肤进行深层清洁，这两种护肤品同时使用时，对皮肤的刺激和伤害很大，特别是干性肤质的新妈妈，会造成皮肤过度干燥。

＊将紧肤水直接倒在手上往脸上拍打

将紧肤水倒在手上往脸上拍打，既起不到再次清洁的作用，又会在拍脸时浪费掉。新妈妈应该取适量紧肤水浸湿化妆棉后，轻轻地涂抹在干净的脸部和颈部，这样不仅干净卫生，而且只需一点即能够涂满整张脸，

减少浪费，紧肤水还能发挥再次清洁及滋润、调理肌肤的功效。

新妈妈一定要避免踏入以上的美容误区，同时无论是洗脸，还是做其他的护肤工作，新妈妈都要精心细心，不要快速草草地收场，快速动作会对皮肤产生很大的伤害。新妈妈应掌握一定的皮肤美容技巧，让产后的自己变得更漂亮。

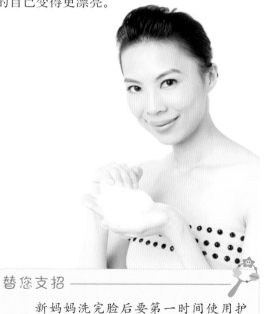

替您支招

新妈妈洗完脸后要第一时间使用护肤品，以保护皮脂膜健康，保持肌肤皮脂分泌平衡。

打造腰部线条，辣妈有对策

生了宝宝，新妈妈的腰部线条就不那么柔美了，腰部堆积了多余的脂肪，让新妈妈看起来显得臃肿，什么"小蛮腰""水蛇腰"，感觉自己的腰部好久没有那样的状态了。当前减肥瘦身是女性的时尚主题，所以对付产后不雅观的腰部，甩掉腰部赘肉，时尚辣妈对策也不少。

＊ 呼吸瘦腰

新妈妈挺直脊背端坐，吸气并收缩腹部，持续约20秒，然后放松并呼气。16次为1组，早、中、晚各练习1组。此法能够加快全身血液运行，带动肠部做伸缩活动，帮助清除积聚于肠内的废物和毒素，提高消化能力，降低腰腹部囤积脂肪的机会。

＊ 按摩瘦腰

新妈妈每晚洗完澡后，用西柚香熏油以顺时针方向打圈按摩肚皮。此法有助于减去肚腩和蜂窝组织，消除水肿，产生瘦腰效果。

＊ 运动瘦腰

第1组

新妈妈睡前躺在床上，把双手放在头后面，然后将头慢慢抬起，眼睛看着肚脐，再把头靠回手上，重复做8次。

第2组

一条腿跪地，另一条腿伸直，向一侧拉抻腰部线条。

先平躺，然后尽量起身，用左肘碰右膝盖，用右肘碰左膝盖。

两腿分开，平躺，腿部与上身同时用力起身，用手抓住足踝处。

在平躺的状态下，抬起两腿到达头顶上方，用双手攥住双腿。

第3组

双脚打开，比肩略宽，吸气收腹夹臀，双手置于大腿两侧。

从右边开始，双眼直视前方，身体上半身往右边侧下，右手贴着大腿往下滑，肩膀保持平衡，不可往前倾斜，至个人的极限后略停。

回到中间，换左边持续进行。

第4组

基本坐姿，背部挺直，头与颈部抬高，肩膀放松，腹部收缩。

双手拿着面纸盒或其他替换物，先将身体向右转，将面纸盒置于地上，停留10~15秒，回到中间后，再转向左边，反复进行3~5次。当持续练习后可将面纸盒放置在较远的位置。

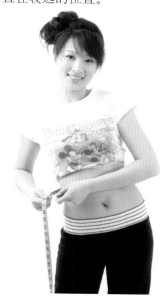

减肥注意事项

大多数新妈妈产后都会受到脂肪堆积、腰围变粗等问题的困扰，减肥也成了避不开的话题，很多新妈妈更是把产后减肥当成了必修课。新妈妈爱美，有健身塑体的要求是没有错的，但有的新妈妈却采用了不正确的减肥方法，踏入了减肥的"雷区"，不仅没有达到纤体的目

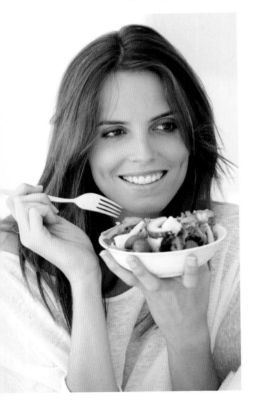

的，还损害了自己的健康。所以新妈妈减肥一定要选择科学的产后瘦身术，不要盲目、求瘦过切，应该量力而行。其中以下注意事项，新妈妈不应该忽视。

* 产后盲目节食

为了快速减肥，很多新妈妈产后即开始节食，结果产生了贫血现象。产后42天内，新妈妈不能盲目节食减肥。刚生产完，身体未完全恢复到孕前的状态，还担负繁重的哺育任务，此时正是需要补充营养的时候。如果新妈妈产后强制节食，不仅会导致身体恢复变慢，严重的还会引发产后各种并发症。

* 产后吃减肥药

哺乳期的新妈妈服用减肥药，乳汁里会含有药物成分，这样就等于也给宝宝吃了减肥药，宝宝的肝脏解毒功能差，药物易引起宝宝肝功能降低，造成肝功能异常，因此产后哺乳期内的新妈妈吃减肥药是错误的。

* 过度进食高热量食物

一般情况下，哺乳的新妈妈更能早日恢复身材，并且能够降低卵巢癌、乳腺癌的发病率。可如果新妈妈为了哺乳而不注意饮食，毫无节制地吃高热量的食物，加上活动少，新妈妈变胖是不可避免的。

* 产后马上做减肥运动

新妈妈不宜在产后马上做减肥运动。新妈妈刚分娩不久就做一些减肥运动，可能会导致子宫康复变慢并引起出血，而强度较大的运动也会使新妈妈的手术断面或外阴切口的康复变慢。

> **替您支招**
>
> 新妈妈想要减肥，亲自哺乳、匀速适量运动、饮食均衡、远离高热量食物是最安全有效的方式。

产后减肥常识早知道

很多新妈妈生完宝宝后就急于产后减肥,有的却因对减肥的一些常识不了解而陷入盲目误区。比较清醒地认识减肥,才能科学、合理地减肥,以下关于产后减肥的常识新妈妈应该心里有数。

* 产后肥胖的内涵

新妈妈在整个怀孕过程,体重增加9~13.5千克是合理的,而如果产后6周体重超过怀孕前体重的1/10,就是产后肥胖。

* 产后肥胖的原因

新妈妈怀孕后,由于内分泌和新陈代谢的改变,肠胃蠕动变慢,腹部肌肉松弛,从而导致产后肥胖。

新妈妈产后胎盘脱离母体,体内的母体胎盘素会快速下降,无法代谢体内多余脂肪,造成产后肥胖。

* 产后减肥的范围

产后减肥包括因生产堆积的脂肪消除,体重降低,局部身材恢复,饮食恢复,等等。

* 产后减肥原则

产后减肥要遵循科学、合理、安全的原则。具体而言,新妈妈要饮食平衡,不要盲目节食;运动强度要合理,不要过于剧烈,应该循序渐进,慢慢加大运动强度;哺乳新妈妈不吃减肥药等。

* 产后减肥时间表

月子期间不可减肥;产后6周,可以开始低强度减肥;产后2个月,循序渐进地进行减肥;产后4个月,可以加大减肥力度;产后6个月,是减肥的黄金期。

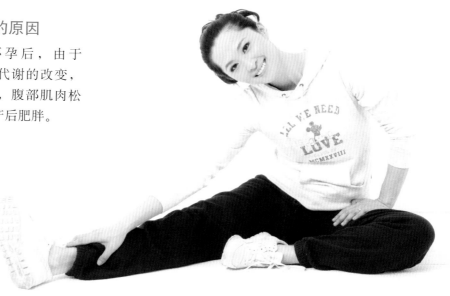

面部护理，还新妈妈娇美容颜

产后新妈妈的面部在怀孕过程中受到雌性激素的影响，或多或少都会出现一些问题，又由于新妈妈在月子里忙于照顾宝宝，对自己的面部疏于护理，因此会觉得自己变成了"黄脸婆"。那么，新妈妈该怎样忙里偷闲，好好呵护自己的面部，找回自己的娇美容颜，从而让自己保持容光焕发呢？

*好好睡觉

新妈妈每天要保证充足的睡眠，一般一天应该睡够8小时以上，并要学会利用空闲时间休息。只有保持良好睡眠，精力充沛，新妈妈才会有好气色。

*心情愉快

产后新妈妈要心态平和，心情愉快，做到不急不躁不忧郁，这对于自己的肌肤很重要。新妈妈保持愉快的心情，皮肤也会变得有弹性。

*多喝开水

新妈妈多喝开水可以及时补充面部皮肤的水分，加快体内毒素的排泄，对肌肤极有好处。

*定时大便

新妈妈要养成定时大便的习惯，如果一天不大便，肠道内的毒素就会被身体吸收，肤色就会变得灰暗，皮肤也会显得粗糙，容易形成黄褐斑、暗疮等。

*选用温和的护肤品

新妈妈应该选用天然成分及中药类的祛斑护肤品，可以用粉底霜或粉饰对色斑进行遮盖，选用的粉底应比肤色略深，这样才能缩小色斑与皮肤的色差，起到遮盖作用。但要注意的是产后新妈妈所选的护肤品必须要温和，不能有太大的刺激性，以防伤害皮肤。

*避免日晒

新妈妈一定要做好防晒工作，并根据季节的不同选择防晒系数不同的防晒品。在外出时，要用防紫外线的太阳伞遮挡面部，因为紫外线照射会引起面部色素沉着，形成黄褐斑。

*多吃含维生素C、维生素E及蛋白质丰富的食物

新妈妈产后更要注意日常的饮食，合理科学的饮食对面部皮肤护理有很大的影响。新妈妈应该多吃含维生素C、维生素E及蛋白质的食物，如柠檬、芝麻、西红柿、核桃、鲜枣、花生米、薏米、瘦肉、蛋类等。这类食物对防止皮肤老化、恢复皮肤弹性、促进皮肤新陈代谢有很大的作用。

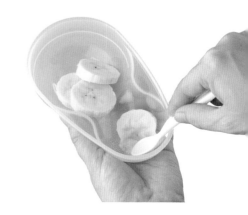

沐浴减肥，健身瘦身双达标

沐浴，让身体清洁又卫生，是新妈妈日常生活中一项不可缺少的内容，但很多新妈妈可能对沐浴能够减肥不大了解。沐浴，本身就属于一种运动，如果在此过程中，有针对性地做一些动作，则可以达到很好的减肥效果，使新妈妈既健身又瘦身，可谓理想的减肥方法。

在洗澡时，新妈妈可以用喷头喷出的强劲水流冲洗身体的各个部位，尤其是有赘肉的地方，更要不断冲洗按摩。要注意的是，这种冲洗按摩要从远离心脏的部位开始，这样更有利于新妈妈的健康和安全。

沐浴时，除了全身冲洗按摩外，新妈妈也可以针对身体的个别部位进行冲洗按摩和其他方式的按摩。

腹部

在腹部以顺时针方向进行远距离和近距离的轮流冲洗，最好能保持水流的强弱。用沐浴棉在腹部从下往上搓擦，次数越多减肥效果越明显。

腿部

弯腰，将喷头对着小腿，由下往上冲；轮流冲洗按摩双腿，反复交替数次。双腿张开，上身向前弯曲，用沐浴棉从脚趾经脚踝、小腿、大腿往上擦，反复搓擦两三次。

臀部

以立正的姿势，从腿部往上经臀部至腰部，用沐浴棉搓擦五六次。

半身浴

新妈妈将下半身泡在温热水中20分钟，可以加强减肥重点区的沐浴，又不会造成心脏的负担。

坐浴

新妈妈在温热水中泡5~10分钟，可以改善便秘，减少脂肪积累，达到减肥的目的。

* 沐浴瘦身操

新妈妈洗热水澡的时候，配合一些运动，能更直接地利用水压和浮力来减肥，同时也可以促使发汗和消耗热量。做沐浴瘦身操，最好在水位比较高的浴缸内进行。

腰部操

双手扶着浴缸两侧，腰部靠着浴缸壁，左右适当用力摩擦5次，再前后挤压5次。

胳膊操

双手扶住浴缸两侧，胳膊部位微曲，坚持10秒，从而使臀部肌肉受力，达到瘦臂目的。

小腿操

小腿左右摆动，从而充分感受水压。活动脚趾，双脚底部与浴缸壁相抵，前后用力挤压运动共20次，从而按摩脚底穴道。

双手扶着浴缸两侧，踮起脚尖，使身体能摆动，然后左右摆动腰部，共5次。

大腿操

双手扶着浴缸两侧，绷直大腿，上下抬动，使腿部脂肪充分消耗。

双手交叉，从里向外抱住双腿内侧，向外用力，双腿向里用力，静止5秒，共5次。

避开不利因素，减肥更成功

很多新妈妈发现，自己一直在努力减肥，却总是收效甚微；有的新妈妈甚至发现，虽然一直在减肥，可脂肪不仅没少，还比以前多了，这对追求时尚和靓丽形象的新妈妈来说，无疑打击不小。那么，新妈妈减肥效果打折的原因是什么呢？有哪些不利因素影响着新妈妈的减肥成效呢？一般情况下，以下这些问题的存在，干扰了新妈妈的减肥瘦身计划，所以新妈妈只有规避这些不利因素，才能早日找回自己的魔鬼身材。

* 意志薄弱

减肥是个辛苦的过程，新妈妈不仅要能拒绝美食的诱惑，还要有吃苦的精神。有的新妈妈在减肥的过程中，一时忍受不了麻烦或辛苦，或者抗拒不了高热量的美食，就暂时把减肥搁置一边，等下次重新开始减肥的时候，减肥效果当然要大打折扣。

* 受家人干扰

有的新妈妈可能顾忌家人，特别是宝宝，觉得家人忙这忙那，宝宝那么小，自己更应该安心照顾宝宝，也为家人分担一些家务。其实爱宝宝、爱家人和自己减肥并不冲突，新妈妈应该按照自己合理的减肥计划，每天按时进行。新妈妈健康的身体、窈窕的身材也能提高家庭的幸福指数。

* 在乎别人的目光

分娩不久的新妈妈，可能身材要臃肿一些，虽然想要好好减肥，可有的新妈妈又缺乏自信，坚持在户外运动，害怕别人看到、评价自己胖胖的身材。其实很少有人太关注别人的体态体貌，新妈妈大可不必有这样的顾忌，在室内的减肥运动是有限的，只有在户外散步、慢跑等，才会有更好的减肥效果。

* 受情绪影响

由于经历了孕产过程，生理、心理发生了许多变化，新妈妈的情绪可能不太稳定，有时候会莫名的情绪低落，有时候觉得受挫、灰心。新妈妈一旦情绪不好，就很可能把减肥抛在脑后，相反可能还会通过暴饮暴食来缓解、发泄情绪，这对减肥更是雪上加霜。所以新妈妈无论心情怎么样，既然开始减肥了，就应该持之以恒地坚持下去，别让不良的情绪让自己的减肥效果打折。

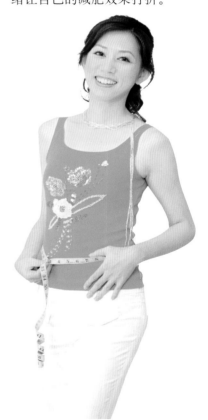

随时补水，让新妈妈更水润

新妈妈产后消化功能减弱，皮肤排泄功能增强，同时还要哺喂宝宝，这些都会消耗新妈妈体内大量的水分，如果不及时补充，不仅新妈妈的身体吃不消，皮肤也会出现干燥、细纹、瘙痒等问题。所以，新妈妈应该随时有补水的意识，只有这样，新妈妈才能恢复以前水润的肌肤，为漂亮妈妈形象加分。

＊补水保湿去角质

皮肤表面覆盖着一层由皮脂、角质细胞和汗液组成的薄膜，具有滋润皮肤的作用，而且角质层中有自然保湿成分，使水分得以保持。如果角质层中水分下降到正常的10%~20%时，就可能出现皮肤干燥、粗糙的现象。新妈妈在产后，由于受到内分泌的影响，暴露的面部皮肤水分蒸发加快，皮肤角质层水分缺乏，从而出现了肌肤衰老的迹象，皮肤不再像往日那般柔滑细致，脸上肤色开始不均匀，肌肤对护肤品的吸收也不好。所以新妈妈产后肌肤护理的第一步，就是补水保湿去角质，以此达到促进皮肤血液循环、加速粗硬老化角质如期脱落，使肌肤新陈代谢功能恢复正常的目的。

新妈妈早晚按时清洁脸部。在洗脸时做几分钟脸部按摩，这样可以促进粗硬角质软化，去角质更有效。额头、鼻周、下巴部位的油垢角质最多，可以使用适量的天然角质乳或角质霜，轻轻揉擦脸部的粗糙角质。新妈妈平时要养成喷保湿喷雾、涂保湿护肤品的习惯。

＊喝水有讲究

新妈妈内在补水，首先就是喝水。但单纯喝白开水，水分还是容易流失，所以新妈妈可以在白开水中加入少许食盐，这样就能保住摄入体内的水分。新妈妈白天喝点淡盐水，晚上则应该喝蜂蜜水，这既是补充人体水分的好方法，又是养生、延缓衰老的饮食良方，两全其美。

❤新鲜蔬果不能少

新鲜的蔬菜水果富含水分、维生素C、维

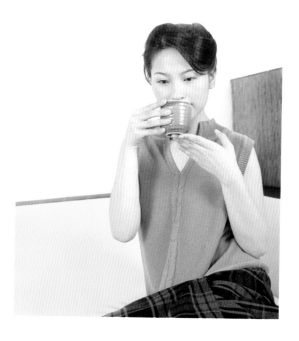

生素E等，是新妈妈肌肤的水分补充和营养补充离不开的美容佳品。

*1天补水时间表

6:00 空腹喝2杯温开水，让肌体循环系统充分活跃起来，兼具排毒养颜的功效。

6:30 开始精心护肤。

10:30 喝1天中的第3杯水。

11:30 午饭前，喝1天中的第4杯水。

13:00 喷保湿喷雾。

15:00 喝1天中的第5杯水。

17:00 喝1天中的第6杯水。

18:00 用温水彻底清洁面部肌肤。

19:00 晚饭前喝1天中的第7杯水。

21:30 距睡前1小时左右喝1天中的第8杯水。

21:40 进行睡前皮肤护理。

*晚上肌肤保湿补水一般步骤

♥ 洁肤

洁面洗澡不宜用太热的水，以防皮肤干燥。洁面时用无名指和中指蘸洗面奶，在脸部从里向外画圈，轻轻按摩清洗。

♥ 爽肤

洁面之后，将爽肤水拍到脸上，充分吸收。其作用是可以促进肌肤吸收水分、吸收营养。

♥ 润肤

拍上爽肤水之后，应该涂保湿夜霜，边涂边由下至上、由内向外按摩，让肌肤在晚上能充分吸收营养。新妈妈切记，眼部和唇部要用专用的保湿产品。

♥ 全身护理

在全身涂上保湿的护肤乳液，方向是由下而上做打圈状，慢慢按摩。这样做不但能够起到保湿的作用，还能使肌肤紧致。

*补水保湿须知

每周应该做1~3次补水面膜，视皮肤状况而定，最少也要做1次。

只用保湿护肤品是不能做好保湿的，还要每天补充足够的水分。

保湿补水护肤品的分子越小，就越能深入皮肤基底；如果是大分子保湿补水护肤品，就只预防表面干燥。

皮肤干燥要了解清楚原因，再选用保湿护肤品，只有对症下药，才有效果，如贫血造成的皮肤干燥要补血才有效，而衰老造成的皮肤干燥要用促进再生产品才有效。

皮肤滋润并不意味着皮肤年轻，在用保湿护肤品的同时，也应该同时使用抗氧化、抗自由基和促进再生护肤品。

保湿要选用容易被皮肤吸收的油脂。

干性皮肤以及冬天时应选用含油分的保湿剂；油性皮肤以及夏天时应选用没有油分的补水护肤品。

每次洗完脸以后都要使用柔肤水，再用润肤乳或者润肤霜，因为润肤乳和润肤霜只是起到润肤和保护皮肤的作用，并不能起到补水和锁水的作用，而柔肤水是很好的锁水、补水护肤品。

如果是油性肤质的新妈妈，包里应该经常带1盒吸油纸，因为出油也会影响皮肤补水的效果。

如何预防皮肤干燥

产后忙于照顾宝宝，常常容易忽视对皮肤的保养，当皮肤中水分缺乏时，就会呈现出粗糙脱皮、局部水肿的现象。

* 皮肤干燥的日常护理

洗澡的水不要太热，如果是在冬天水温最好是在37℃~40℃之间，如果水过热就容易洗去皮肤表面的油脂，这样会加重皮肤的干燥。在沐浴之后最好全身涂抹润肤霜，现在市面上的润肤霜有很多，最好选择适合自己的。

尽量选择纯棉贴身衣物，要避免化纤等面料的内衣。

每周使用1~2次面膜，长期保持能让皮肤保持充足的水分。

如果常常在空调环境下，妈妈要注意常备一瓶补水喷雾，时刻给皮肤保湿。

选用注重补水效果的护肤品，可以将温纯净水和清凉的乳液以2:1调和在一起，轻轻拍在清洁后的肌肤上直到吸收，能补充更多的水分。

* 皮肤干燥的饮食调养

多吃纤维丰富的蔬菜、水果和富含维生素C的食物，以增加细胞膜的通透性和皮肤的新陈代谢功能。

少吃刺激性和热性的食物，这类食物不宜消化吸收，还容易刺激皮肤，引起皮肤水分失衡，使皮肤更加干燥而无光泽。

补水。正确的喝水习惯会使皮肤水润性迅速恢复，妈妈早上起床后，不妨先喝一大杯温水，它可以刺激肠胃蠕动，使内脏进入工作状态，如果妈妈常被便秘所困，还可以在水中加少许盐。

替您支招

皮肤保养不是一蹴而就的，需要一个坚持的过程，只有新妈妈坚持保养，才会恢复健康、红润的肌肤。

* 防干补水食谱推荐

牛奶杧果

原料： 杧果1个，纯牛奶2包（250毫升）

做法： ❶纯牛奶提前一晚上放冰箱冷藏。

❷杧果洗净，削皮，切成块状，放搅拌机备用。

❸搅拌机内倒入适量冷藏的纯牛奶，刚好淹没杧果粒即可，将杧果搅拌成杧果泥。

❹倒入余下的纯牛奶，搅匀即可饮用。

营养功效：

杧果富含维生素A、维生素C、维生素E，可提高免疫力，预防癌症，且杧果有加强黏膜机能的作用，有助于预防感冒及皮肤粗糙。

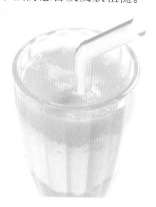

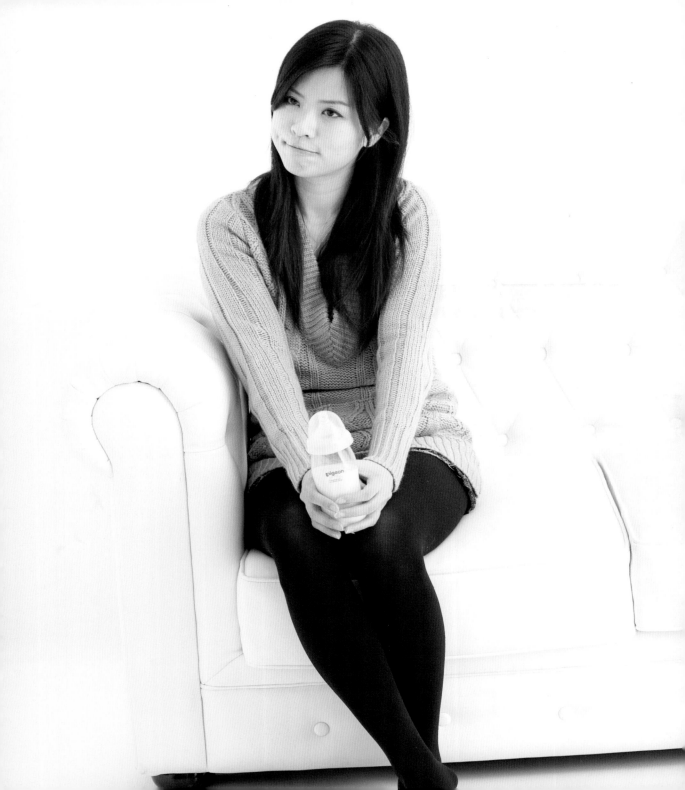

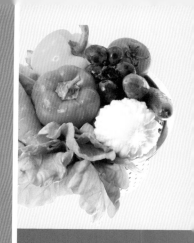

Part 5

远离月子病，保持好身体

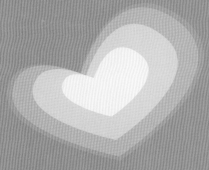

产后瘙痒，解决要及时

新妈妈在产后因为体质变化等原因，会出现产后瘙痒的症状。患有产后瘙痒的新妈妈极其难受，有时痒起来会坐卧难安，不仅影响新妈妈的休息和健康，也大大地影响了新妈妈的心情。所以，如果新妈妈产后出现了皮肤瘙痒的情况，要及时处理、解决，为新妈妈坐一个健康舒服的月子提供保障。

＊产后瘙痒的类型及成因

荨麻疹

成因：新妈妈身体虚弱，照顾宝宝也要耗费大量精力，使得体质改变，容易引发荨麻疹。新妈妈饮食不当，吃了容易引发荨麻疹的食物，如米酒类料理等，引发荨麻疹。

表现：荨麻疹表现为红红的丘疹，慢慢成一大片，全身都会发作，搔抓后红疹会变得更明显，痒感也会更厉害。

改善：荨麻疹通常要半年或更久的时间才能改善，厉害的痒感需要新妈妈用口

服药才能控制。

痱子

成因：按照传统方式坐月子的新妈妈，在月子里，不洗澡，又把自己捂得紧紧的，汗腺排汗功能受到阻碍，从而导致发炎，产生痱子。

表现：出现在新妈妈容易流汗的身体部位，尤其是长期贴在床上的背部，是一颗颗刺痒的红丘疹。

改善：室温不要太高，流汗多时用毛巾擦拭干净，通常痱子就能改善。

汗斑

成因：新妈妈产后坐月子，不洗澡，又在闷热的空间里久待，大量排汗从而造成汗斑。

表现：通常在新妈妈的躯干、腋下、颈部等易积汗水的皱褶部分出现，呈现淡褐色或脱色的椭圆形斑块，有时候也会互相融合成一大片。如果身上有汗斑，新妈妈一流汗就会觉得很痒。

改善：新妈妈可以用抗微菌的外用药治疗，而皮肤

的通风、干爽更重要。

湿疹

成因：新妈妈过度洗手，手部干了又湿、湿了又干，引发了手部湿疹。新妈妈过度清洗乳头，加上宝宝吸吮时摩擦，造成湿疹，又痛又痒，极为难受。

症状：新妈妈患有手部湿疹，手上会有非常刺痒的小水疱，皮肤会逐渐变得粗糙、脱皮、角质化，最后破裂。

改善：洗手后擦乳液，减少洗手频率。用温水擦拭乳头，不过度清洗，穿哺乳内衣。

药物过敏引发的瘙痒

成因：分娩时使用的麻醉药、止痛药、口服或是注射抗生素、碘酒、胶布等引起药物疹，发生产后瘙痒。

表现：通常在使用药物或药用胶布后 3~7 天产生，有些也会马上发作。

改善：药物疹的临床表现比较多，发作期的长短也大不相同，需要专科医生诊断。

脂溢性皮炎症

成因：是一种过敏体质，常在新妈妈生活压力太大、睡眠不足或季节变化之际发作。新妈妈在月子里久不洗头，引发头皮上的脂溢性皮肤炎。

表现：脂溢性皮炎症发生在头皮、眉头及鼻子附近，皮肤发红，合并有脱屑情形。

改善：新妈妈在月子里要调整自己的情绪，不要给自己太大压力；也应该在防风防凉的前提下，做好自己的个人卫生，保持清洁。

＊产后瘙痒的预防策略

洗澡时，水温不要太高，更不要因为身体痒而用温度太高的水，洗完澡后要乘皮肤还湿润时涂抹保湿乳液。

容易流汗的新妈妈，要注意保持室内温度、湿度，注意个人清洁卫生，尤其要注意皮肤皱褶部位的清洁，最好穿吸汗的棉质衣物。

不要吃辛辣、寒凉的刺激性食物，不要饮酒抽烟，这些都会使身体痒感加剧。

新妈妈心情要愉快，也要保持充足的睡眠，凡事不要紧张，缓解身体及心理的压力，常可以缓解产后瘙痒的症状。

＊产后瘙痒治疗注意事项

新妈妈如果有轻微的产后瘙痒症状，可以用一些外用药膏涂抹。

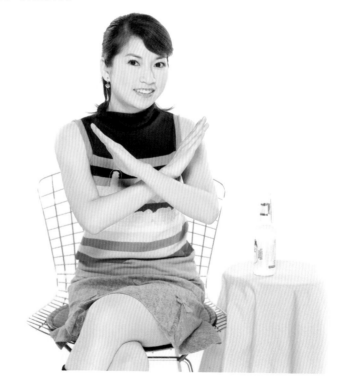

产后瘙痒较严重的新妈妈，可口服一些抗组胺药品。母乳喂养的新妈妈不用担心，多数抗组胺药品对宝宝是安全的。

产后瘙痒特别严重的新妈妈，一定要找专科医生诊治，以做到对症下药。

新妈妈不要自行用药，这可能会加重病情；哺乳的新妈妈更有可能因为选药不当而影响到宝宝。

慢性盆腔炎的预防和调理

很多新妈妈在生完宝宝后，都把精力放在宝宝身上，却忽视了自己的产后恢复。新妈妈只有自己有个好身体，才有充足的精力和体力更好地照顾宝宝，所以新妈妈必须细心关注自己的身体，盆腔健康就是新妈妈不能忽视的问题之一，而慢性盆腔炎很容易找上月子期体质比较虚弱的新妈妈，新妈妈一定要做好预防和护理工作，把慢性盆腔炎拒之门外。

＊ 慢性盆腔炎的特点

慢性盆腔炎多为急性盆腔炎治疗不及时所致。慢性盆腔炎急性发作时，严重的可能会发展为慢性腹膜炎、败血症，甚至中毒性休克。

＊ 慢性盆腔炎的表现

患有慢性盆腔炎的新妈妈，大多有下腹持续疼痛、月经失调、白带增多、腰酸痛、尿急、尿频、排尿困难、食欲不佳、头痛、发热等症状，小腹两侧有条索状肿物硬结。

＊ 慢性盆腔炎的危害

💗 慢性盆腔炎易致宫外孕

很多新妈妈对慢性盆腔炎不重视，治疗不及时，这是错误的。慢性盆腔炎可使输卵管内层黏膜因炎症粘连，使管腔变窄或闭锁，这样，使卵子、精子或受精卵的通行发生障碍，导致不孕。严重的盆腔炎可蔓延至盆腔腹膜、子宫等组织，最终导致这些器官组织广泛粘连。

💗 慢性盆腔炎易导致不孕

盆腔内有子宫、输卵管、卵巢等生殖器官，盆腔的炎症直接影响到子宫、输卵管，尤其是输卵管的功能，慢性盆腔炎会导致输卵管的僵化或阻塞，使其不能输运精子与受精卵而无法使新妈妈再次怀孕，从而导致不孕。

＊ 慢性盆腔炎的应对措施

对于慢性盆腔炎，关键在于预防和调理，积极彻底治疗急性输卵管卵巢炎、盆腔炎、腹膜炎，是预防慢性盆腔炎发生的关键。同时新妈妈还要保持心情舒畅，在日常生活中，积极预防慢性盆腔炎。首先，新妈妈应该劳逸结合，加强体育锻炼，增强体质，提高抵抗力；其次，月经期、月子期要禁止性生活，平时性生活也要注意卫生；再次，新妈妈要注意个人卫生及经期卫生，预防慢性感染；最后，新妈妈要适当增加营养，多进食银杏、山药、新鲜蔬菜等，维生素的摄入，特别是维生素B_1的摄入，对患有慢性盆腔炎的新妈妈大有裨益。

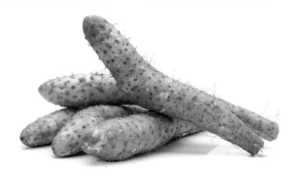

乳腺增生的预防和应对措施

乳腺增生是女性最常见的乳房疾病，生完宝宝不久，身体还没有彻底恢复的新妈妈更应该注意，因为这时新妈妈乳房的健康不仅关系着自己，还会直接影响宝宝；即使不用母乳喂养宝宝的新妈妈，如果乳房出现问题，也会分散新妈妈的精力，使宝宝得不到更好的照顾。

*乳腺增生自我检查很重要

视：面对镜子，双手下垂，仔细观察乳房两边是否大小对称，有无不正常突起，皮肤及乳头是否有凹陷或湿疹。

触：左手上提至头部后侧，用右手检查左乳，以手指指腹轻压乳房，感觉是否有硬块，由乳头开始做环状顺时针方向检查，逐渐向外三四圈，至全部乳房检查完为止。用同样方法检查右侧乳房。

卧：平躺下来，右肩下放一个枕头，将右手弯曲至头下，重复"触"的方法，检查右侧乳房。

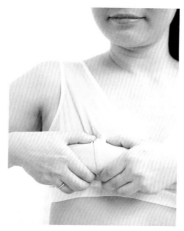

拧：新妈妈也要检查腋下有无淋巴肿大，最后再以大拇指和食指压拧乳头，注意有无异常分泌物。

*乳腺增生的日常调理

保持心情舒畅，情绪稳定

新妈妈情绪不稳定，会抑制卵巢的排卵功能，也可使雌激素增高，从而导致乳腺增生。所以新妈妈应该每天有个好心情，以稳定的情绪、乐观积极的心态面对生活。

避免使用含有雌激素的面霜和药物

有的新妈妈为了皮肤美容，长期使用含有雌激素的面霜，使体内雌激素水平相对增高，久而久之，就可能诱发乳腺增生。新妈妈在选购护肤品时一定要看清成分，选购不伤害自己的产品。

母乳喂养宝宝

妊娠、哺乳对乳腺功能具有生理调节作用，因此，新妈妈应该尽可能母乳喂养宝宝，这对乳腺的健康十分有利。

保持生活和谐

新妈妈生活和睦、有规律，家庭温馨、幸福，有利于消除引发乳腺疾病的因素。

积极防治妇科疾病

患有其他妇科疾病的新妈妈也容易患乳腺增生，如月经周期紊乱、附件炎等，新妈妈如果有妇科方面的疾病，应该及时治疗。

替您支招

如果新妈妈出现经常性乳房疼痛、有肿块、有异常分泌物等症状，一定要及时到正规医院做专业检查。患有乳腺增生的新妈妈，应该做到定期复查，每半年或1年做1次乳腺B超检查。

乳腺炎的预防和护理

乳腺炎多见于初产新妈妈，通常是产后第10~14天发病，主要是因为新妈妈产后身体抵抗力下降，致使病菌侵入乳腺生长、繁殖；另一个原因是新妈妈乳汁排通不畅，淤积在乳房内，引发了乳腺炎症。而有的新妈妈患乳腺炎，是因为在孕期忽视了乳头的清洁，使乳头皮肤表皮薄弱、易损裂，为产后乳腺炎的发生创造了条件。对于产后乳腺炎，新妈妈要做好预防和护理，减少月子期不必要的疼痛和麻烦。

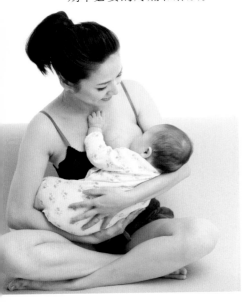

＊乳腺炎的症状

新妈妈多以乳房胀痛开始，接着在乳房的外上1／4处出现明显压痛的肿块。乳房显著肿胀、疼痛、皮肤潮红、局部皮肤温度升高。若乳腺炎治疗不及时，新妈妈可出现高热、寒战、脉搏加快、同侧淋巴结肿大、白细胞增高等症状。

＊乳腺炎的预防措施

想要预防乳腺炎，新妈妈就应该尽早喂乳，保持乳汁的通畅，注意乳头清洁，同时也要经常做自我胸部按摩。

每次喂奶前后，要用温开水洗净乳头、乳晕，保持干爽、干净。

每天喂奶时间要有规律，一般3~4小时喂1次（夜晚减少1次），应双侧乳房轮流哺喂。

每次喂奶尽量让宝宝吸空乳汁，如果未吸净，自己轻轻按摩挤出，以防止局部乳汁瘀滞而引发炎症。

喂奶时不要让宝宝含着乳头睡觉，这样容易造成切咬乳头和用力吸吮，使乳头受伤而诱发感染。

喂奶姿势最好采取坐式或半坐式，侧卧有利于排空乳汁。

＊乳腺炎的治疗

一般的乳腺炎，乳房的奶水被吸出后，会在一天内改善；如果症状非常严重，新妈妈已有明显的发烧、疲惫状态，或是乳头破皮皲裂，或在奶水被吸出后24小时内症状仍未改善，新妈妈就需要请医生诊治。

新妈妈的乳腺炎一旦使用药物治疗，即使症状改善了，也一定要吃完一个疗程，如果提早停药，乳腺炎可能会复发。如果新妈妈持续服用药物5天后，仍有疼痛的肿块存在，要考虑是否化脓。如果化脓，新妈妈应该到医院接受医生的治疗。

替您支招

新妈妈为治愈乳腺炎而服的药，如果咨询正规医院相关医生确定对宝宝不会有影响，那么新妈妈仍可继续哺乳。

拒绝产后忧郁，做快乐妈妈

很多新妈妈在产后会出现情绪起伏、心情低落、焦虑、疲倦、失眠等症状，这些症状通常出现在产后4~5天，在2周内基本能够恢复平稳，一般不需要做特殊治疗。但不需要治疗，并不意味着没有危险，新妈妈在产后还是应该尽量调整自己的情绪，家人更应该关心、照顾新妈妈，协助新妈妈渡过产后的情绪难关。新妈妈只有拒绝产后忧郁，才能迎来快乐的月子期，做一个快乐的新妈妈。

* 容易引发产后忧郁的因素

♥ 角色转换冲突

新妈妈产后不适应自己母亲的角色，很多原本可以做的事情，现在因为宝宝的出生而不能做了，新妈妈感觉自己的一生被束缚了，不自由了，所以产生了很大的心理落差，造成忧郁情绪。

♥ 生理因素

经过分娩这一生理过程，新妈妈的身体相当疲惫，再加上产后激素的变化，以及面对臃肿的体形，新妈妈的忧郁与不安会自然而然地出现。假如身边又缺乏亲友给予照顾宝宝上的指导协助，新妈妈的产后忧郁就会更加严重。

♥ 心理压力

产后因宝宝参与的夫妻关系、婆媳关系，以及传统道德赋予女性的既定规范，会给新妈妈造成一定的心理压力，这也是造成产后忧郁的因素之一。

♥ 有过不愉快的孕产经历

有的新妈妈在怀孕期间经历了一些麻烦，或以前有过产程不顺的经历，以往的痛苦经验，让产后新妈妈在照顾宝宝时变得焦虑不安，也容易引发产后忧郁。

* 产后忧郁的预防措施

处理好与新爸爸的关系，不要只顾宝宝而忽略了新爸爸。

给自己适应宝宝的时间，不要要求自己做个完美妈妈。

每天空出属于自己的时间，做自己想做的事。

找家人或朋友倾诉心情，寻求支持。

如果怀疑自己罹患产后忧郁，不要害怕，可以寻求精神科医师或心理专业人士的协助。

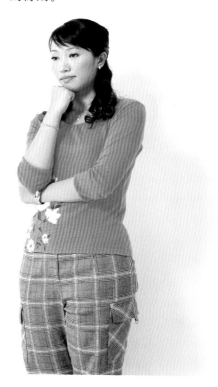

防治产后痔疮，让新妈妈身心舒畅

患了产后痔疮，新妈妈真是有苦难言，不仅身体难受，也影响了新妈妈月子里的情绪，同时因为新妈妈难受，宝宝也会间接受到影响。对于产后痔疮，新妈妈要以预防为主，平时的饮食起居要规律、合理，如果新妈妈已经患了产后痔疮，也不要有太大的心理压力，只要改变不良的生活习惯，保持积极乐观的情绪，结合医生的指导和帮助，或自行调养，或药物治疗，或手术治疗，新妈妈肯定能够早日摆脱产后痔疮，恢复身心舒畅。

* 新妈妈容易患产后痔疮的原因

新妈妈分娩后由于腹腔空虚，大便意识迟钝，常常数日不大便，造成大便在肠道内干结，排不出来。

坐月子期间新妈妈卧床较久，排便无力，使肛门受伤，从而产生排便困难。

分娩时或月子里，新妈妈由于屏气用力，而引起产后痔疮。

月子里新妈妈进食过于精细，造成便秘，引发产后痔疮。

* 产后痔疮的预防

♥ 勤喝水

新妈妈产后失血比较多，肠道津液水分不足，以致造成便秘，而勤喝水，可以补充体内水分，软化粪便，有利于新妈妈排便。

♥ 调整饮食习惯

一些新妈妈爱吃辛辣口味的食物，同时月子里也会进食不少精细的食物，这样就容易引起大便干结、量少，使粪便在肠道中停留时间较长，从而引起痔疮。新妈妈应该吃一些富含粗纤维的食物，如蔬菜、水果、豆类、燕麦、大麦等，这样的食物经消化后残渣较多，容易促进新妈妈大便。

♥ 早活动

新妈妈产后根据身体情况，尽量早一些活动，适量运动可以增加肠道水分，增强肠道蠕动，从而达到预防便秘、远离产后痔疮的目的。

♥ 早排便

产后新妈妈应尽快恢复产前的排便习惯，一般3日内一定要排1次大便，以防便秘；产后新妈妈不论大便是否干燥，第一次

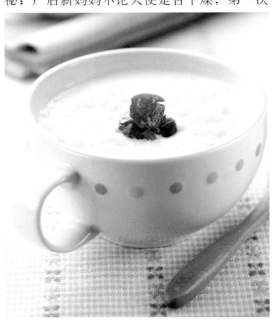

排便时应该用开塞露润滑粪便，以免撕伤肛管皮肤而引起肛裂。

保持肛门清洁

新妈妈在产后要保持肛门清洁，避免恶露刺激污染，要勤换内裤，勤洗澡，擦拭时要选用柔软并质量可靠的毛巾。

* 产后痔疮的治疗

新妈妈可以在医生的指导下用药物治疗，如擦药或塞药，使用通便剂，这些方法可以促使新妈妈排便。

患了产后痔疮，新妈妈更应该每天定时排便，尽量改变大便不通畅的状况。生活规律、勤换内裤、勤洗肛门，并且保持外阴干燥，这些方式对改善新妈妈的痔疮症状有重要的作用。

新妈妈也可以以坐浴的方式洗澡，促进促进血液循环，改变便秘情形。

患有产后痔疮的新妈妈可以合理地做一些运动锻炼，如散步、太极拳、腹式呼吸等；也可以做肛提锻炼，即新妈妈做忍大便的动作，将肛门括约肌往上提，吸气，肚脐内收，再放松肛门括约肌，呼气一切复原。如此反复，每次做30回，早晚各锻炼1次。

如果病情严重，新妈妈就应该接受医院的手术治疗了。

产后腰椎间盘突出的预防

新妈妈产后，由于内分泌系统还没有完全恢复，骨关节及韧带都比较松弛，对腰椎的约束以及坚固力量减弱，所以容易发生腰椎间盘突出症。很多新妈妈产后很少活动，所以体重会有所增加，而偏胖的腹部，使腰部肌肉负荷增大，更增加了腰椎间盘突出症的发病率。对于产后腰椎间盘突出，新妈妈更应该在发病前预防，这比患病后再治疗，新妈妈承受的身体疼痛和医疗费用要小得多。

* 患腰椎间盘突出的早期预兆

经常腰扭伤

新妈妈只是弯一下腰，或起床叠被、洗脸就会突然腰扭伤，而且经常这样，可能表明新妈妈患了腰椎间盘突出。

腰痛长期不愈

有的新妈妈平日经常腰痛，这可能是患了腰肌纤维炎，如果不及时治疗，很容易诱发腰椎间盘突出症。

发作性腰痛

一些新妈妈在过度伸位或过度屈位时曾发生过腰痛，一般可持续几天或1~2周，平常却没有任何症状，这可能也是腰椎间盘突出的先兆。

* 腰椎间盘突出的特点

一侧或双侧下肢疼痛、腰痛或一侧下肢痛麻。疼痛常向大腿、小腿外侧、臀部及足底蔓延。新妈妈打喷嚏、咳嗽、大便用力时都会使疼痛和腿麻加重；腰部活动时疼痛也会加剧；新妈妈卧床屈膝休息时，能使疼痛减轻。

*腰椎间盘突出的预防措施

💗 注意保暖

产后新妈妈的体质非常虚弱，极容易受凉，尤其是怀孕期间受力较重的腰部，更容易受到风寒侵袭，所以要做好保暖，这是产后预防腰椎间盘突出很重要的一点。

💗 注意休息

新妈妈在月子里要有充分的睡眠。只有充分地休息，新妈妈才能恢复体力，恢复肌肉的弹性。

💗 不要抬搬重物

新妈妈一定要避免抬或搬很重的物体；即使拿不太重的物品，动作也不要过猛；拿东西时身体要靠近物体，避免闪腰。新妈妈在日常生活中一定要减少腰部受伤的机会。

💗 加强锻炼

新妈妈应该经常做一些运动和锻炼，增强腰部肌肉。长期缺乏身体锻炼，会导致腰部肌肉力量减弱，不利于保护腰椎间盘。

💗 控制体重

大多数新妈妈产后体重都会有明显地增加，过于肥胖的腹部，会增加腰部的负荷，容易引发腰椎间盘突出。当然，新妈妈应该保持正常的体重，不能太胖，也不能太瘦，过于瘦弱，会降低身体的免疫力和抵抗力。

💗 不要睡软床

新妈妈长期睡在软床上，腰椎间盘承受的压力会增大，久而久之，就容易引发腰椎间盘突出，因此要改用适宜的硬床。

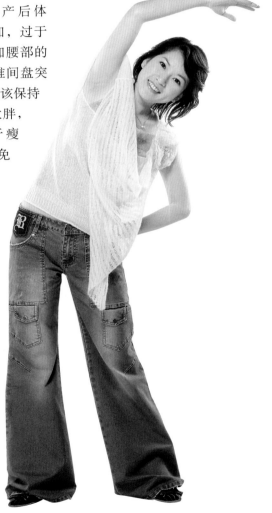

产后肛裂的预防和应对

产后肛裂是月子里新妈妈的常见病，往往给新妈妈带来许多难言的困扰和痛苦。对于肛裂，新妈妈应该以预防为主，平时要养成良好的饮食习惯，生活作息要规律，保持排便通畅，这样新妈妈就可远离产后肛裂，坐一个轻松的月子。

* 新妈妈容易发生肛裂的原因

一方面，新妈妈分娩时阴道扩张、撕裂、累及肛门，引发产后肛裂；另一方面，月子里的新妈妈因为饮食、身体等因素，导致便秘，引起产后肛裂。

* 产后肛裂的危害

疼痛

肛裂的疼痛非常剧烈，呈撕裂样疼痛或灼痛，新妈妈一般难以忍受，严重时可使新妈妈坐立不安，严重影响新妈妈的月子生活。

便秘

便秘既是肛裂的引起原因，也是肛裂导致的后果，会和产后肛裂形成恶性循环，使肛裂难以好转，让新妈妈痛苦难言。

引发并发症

如果早期产后肛裂得不到及时的治疗，会引发"肛裂三联征"，如果病情进一步加重，还会引发"肛裂五联征"，使新妈妈的病情变得更为严重。

便血

患有产后肛裂的新妈妈，在便时滴血或排便后便纸带血，多为新鲜出血，虽然每次出血量不多，但长期少量出血会引起贫血，危害新妈妈的健康。

* 产后肛裂的预防措施

平衡膳食

新妈妈在食用肉、蛋等高蛋白质食物的基础上，也要合理搭配一些含纤维素较多的食物，如新鲜蔬菜、粗粮等。适当选食红薯、土豆等，也有利于大便通畅。新妈妈平时可以多吃些植物油，以便直接润肠。新妈妈最好少吃或不吃辛辣刺激食物。

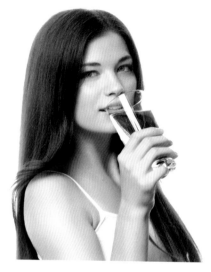

多喝水

喝水是新妈妈防止便秘最有效的方法，新妈妈应该养成随时喝水的好习惯。在水的类型上，新妈妈可以饮用白开水、蜂蜜冲水、淡盐水和饭前饭后的汤水，不要过多饮用浓茶或含咖啡因的饮料。

注意个人卫生

新妈妈要注意个人卫生，保持肛门处清洁、干净，每天都应该用温水清洗肛门周围的皮肤，最好生活必需品能够专人专用，避免出现交叉感染的情况。

多运动

新妈妈要避免长时间坐着，平时可以散步、慢跑等，促使肠道蠕动，促进排便。

做缩肛、提肛练习

新妈妈在身体允许的情况下，应该多做一些缩肛、提肛练习，锻炼肛门括约肌，改善局部的血液循环。做法：吸气时提缩肛门，如忍大便状，然后呼气、放松，如此反复，每次做10~20下，1日做2次。

使用外用药解决便秘

当新妈妈发生便秘时，不要强行排便，可以由肛门塞入开塞露、甘油栓等外用药，促使大便排出，防止肛门裂伤。

定时大便

新妈妈应该养成每天定时大便的良好习惯，预防便秘。

便后坐浴

新妈妈排便后可以用温水坐浴15~20分钟，一般无须加任何药物，能够较好地预防产后肛裂。

防止产后便秘，是预防产后肛裂的关键所在，所以新妈妈在月子里要综合调节饮食结构、加强运动、合理作息、调整情绪等多种因素，保证大便通畅，不便秘，也就很大程度上预防了产后肛裂。

摆脱尿失禁，解决新妈尴尬事

新妈妈由于怀孕、分娩时，损伤了膀胱周围的支撑组织，使各器官相对松弛，所以很多时候都会有尿失禁的情况发生，这让新妈妈苦恼不已。新妈妈可以采取一定的方式改善尿失禁的情况，摆脱尿失禁的困扰和尴尬。

* 尿失禁的预防要点

首先，做好产后自我护理。

产后2~3天内：新妈妈要在医生指导和家人协助下，及早排尿，增加如厕排尿的次数。

产后1个月内：做一些分娩后的恢复体操，尽可能地选择不用下床的运动，侧身躺卧的姿势比较有利于骨盆底的恢复。

产后1个月后：新妈妈可以正式开始骨盆底恢复的锻炼了。从此时到产后8周内，新妈妈最好坚持进行这样的锻炼，那么，骨盆底就会逐渐恢复健康，新妈妈就可以远离尿失禁了。

其次，及时治疗当前存在的疾病。

部分尿失禁是由某些疾病引起的，如支气管炎、肺气肿等，这些疾病会引起腹压增高，从而导致尿失禁。所以，如果新妈妈当前存在这些疾病，应该积极治疗。

* 远离尿失禁的运动疗法

骨盆底肌肉练习法

收紧并向上提拉阴道和肛门，想象在小便时停止尿流的感觉。

同时注意保持身体其他部位放松，在整个运动中，只有骨盆底肌肉是在用力的。练习时，可以把手放在肚子上，确认腹部处于放松状态。

收紧骨盆底肌肉，数8~10秒，放松几秒钟，然后再收紧。

憋尿锻炼法

新妈妈小便时，不要畅快淋漓地解出，可以先解一点，中途憋几秒钟，然后再解一点，一直到解完为止，这样可以锻炼对盆底肌肉收缩的控制力。新妈妈只要小便，就可以进行这项锻炼。一般情况下，新妈妈按照此法训练3个月，尿失禁的情况

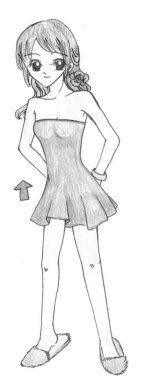

＊ 远离尿失禁的药膳疗法
党参核桃煎

核桃仁15克、党参18克，加水适量浓煎，饮汁食核桃仁。党参有补中、益气、生精的功效，辅以核桃仁，可以补气固肾，多吃可以防止尿失禁。

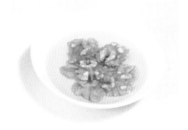

＊ 远离尿失禁的按摩疗法
点按利尿穴

用双手大拇指按压利尿穴(在腹部前正中线上，脐下2.5寸)，力量逐渐增大，持续5~15分钟，每日1~2次。

按摩小腹部

取仰卧位，双手掌叠加于小腹部中央，按顺时针方向按摩5分钟，以局部有微热感为宜，每日1~2次。

对于防治尿失禁，最重要的原则就是早发现，早治疗。新妈妈一旦发现自己的排尿不受控制，有时会在无

意识的情况下排尿，就要引起重视。在日常生活中，新妈妈不要久蹲、久站、久坐矮凳，以免加大对骨盆底肌肉的压力；如果会阴部有伤口，新妈妈应少吃姜、辣椒等辛辣刺激性食物，避免伤口愈合不良而影响盆底肌。另外，新妈妈也应该加强体育锻炼，特别是要进行适当的盆底肌群锻炼。如果新妈妈在产后4个月以上，仍然无法控制排尿，就应及时去泌尿科或妇产科接受治疗，以免影响日后生活。

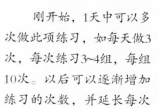

替您支招

刚开始，1天中可以多次做此项练习，如每天做3次，每次练习3~4组，每组10次。以后可以逐渐增加练习的次数，并延长每次收紧骨盆底肌肉的时间。

新妈妈可以在任何时间、任何地点进行此项练习，如果有漏尿的问题，新妈妈可以尝试在打喷嚏和咳嗽的时候练习。

谨防产后甲状腺炎的对策

产后甲状腺炎是一种对新妈妈身体危害极大的内分泌疾病。新妈妈分娩之后1年内，如果出现心跳过速、疲乏、神经质和甲状腺肿大甚至闭经的症状时，就要引起注意，因为这些症状的出现，可能预示着新妈妈患了产后甲状腺炎。

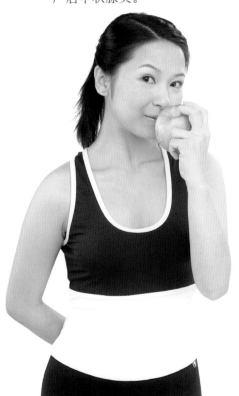

* 产后甲状腺炎的症状

患有产后甲状腺炎的新妈妈会有乏力、心悸、怕热、情绪激动、大便次数增多、神经质或者肌肉关节疼痛、记忆力下降、注意力不集中、水肿、嗜睡、便秘和抑郁等症状。

* 产后甲状腺炎的预防和护理

💗 充分休息

新妈妈需要保证充足的睡眠，注意休息，避免劳累，减少不良刺激，如果处于急性期，更应该卧床休息，减少能量消耗，运动要适度。

💗 按时复诊

患有产后甲状腺炎的新妈妈需要遵照医嘱，按时复诊检查，在医生的指导下用药。

💗 膳食平衡

新妈妈在日常饮食上，要避免暴饮暴食，应该少食多餐，注意营养均衡。新妈妈如果处于甲亢期，饮食应以富含高维生素、高热量、蛋白质和糖类为主；远离烟酒；远离刺激、辛辣食物，如花椒、姜、葱、蒜、可可、咖啡等；忌食油煎、烧烤等燥热性和油腻食物；禁食海带、紫菜等含碘高的食物。另外，新妈妈要注意补充充足的水分。

如果新妈妈处于甲减期，应该以高维生素、低脂肪、低热量、蛋白质丰富的食物为主，多进食新鲜的水果和蔬菜，多饮水，避免便秘。

💗 其他防护要点

在平时的生活中，新妈妈要避免受凉感冒，保持心情舒畅，避免情绪焦虑、抑郁或急躁，多运动，多锻炼，增强身体的免疫力和对病毒的抵抗力。

产后性冷淡的成因和对策

很多新妈妈发现，自己以前和新爸爸的夫妻生活非常和谐甜蜜，可自从生了宝宝后，自己对和新爸爸亲热不那么上心了，有时还会无意识地把新爸爸晾在一边，这让新爸爸很是苦闷，新妈妈自己也闷闷不乐。其实新妈妈出现这样的状态是有原因的，新爸爸不必过于着急，想要改变新妈妈的性冷淡，需要夫妻双方的共同努力，更需要新爸爸对新妈妈的理解和体谅。相信新爸爸的体贴、新妈妈自己的努力以及家庭的幸福，会让新爸妈的二人世界恢复到以前的和谐和甜蜜。

❋ 产后新妈妈性冷淡的成因

❀ 过度劳累

和谐美满的性生活，需要建立在身体健康、精力充沛的基础上。新妈妈在生育后，常把精力倾注在宝宝身上，加上自己的体质还没有彻底恢复，所以很是疲惫。过度劳累的新妈妈，身体更需要休息以恢复体力，所以难免对性生活提不起兴趣。

❀ 避孕措施不当

新妈妈在产后没有采取有效的避孕措施，过性生活时，因害怕怀孕而心神不宁，因分心而状态不佳。另外，有的新爸妈在中途避孕，冲淡了双方的兴致，经常如此，也容易导致新妈妈性冷淡。

❀ 生殖系统疾病

有的新妈妈在产后患了一些生殖方面的疾病，致使和新爸爸过性生活时不舒服，降低了性欲，长期如此，也会导致性冷淡。

❀ 产后过早恢复性生活

新妈妈生育后，因怀孕、分娩所引起的全身及生殖系统的变化，对性欲会有一定的抑制作用，一般到产后2个月，各器官才能恢复正常，性欲才会逐步恢复到孕前状态。如果新爸妈过早恢复性生活，特别是有些新爸爸在新妈妈不舒服的时候开始性生活，会

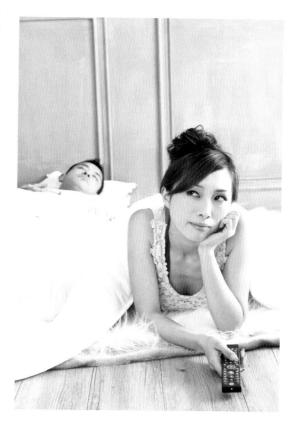

引起新妈妈对性生活的反感、厌恶，进而发展成为性冷淡。

＊解决新妈妈产后性冷淡的对策

💗 新妈妈要放松心情

新妈妈在产后往往会围着宝宝转，而忽略了自己的需要。新妈妈应该创造机会，调整自己忙碌、紧张的生活，让自己放松下来。另外，新妈妈也不要太过关注自己产后的身材，要以自信、阳光的心态面对生活。这样当和新爸爸享受二人世界时，也不会有什么顾忌。新妈妈轻松、愉快，才能使自己的性生活恢复到以前健康的状态。

💗 新妈妈可以加强私处锻炼

产后新妈妈可以通过一些适当的私处锻炼，来增强阴道收缩力，增加敏感度，以提高性欲望，恢复性热情。

💗 新爸爸不要勉强与新妈妈过性生活

新爸爸在新妈妈产后身体没有很好恢复或新妈妈不情愿的情况下，勉强与新妈妈过性生活，会引起新妈妈的反感和厌恶。所以在这件事上，新爸爸一定要克制自己，给新妈妈一个轻松的氛围，新妈妈不愿意，新爸爸就不要勉强。

💗 新爸爸要分担新妈妈的家庭劳动

新爸爸应努力承担作为丈夫和爸爸的责任，协助新妈妈承担一部分家务劳动和照顾宝宝的事情，让新妈妈不那么累。新妈妈精力、体力都好，心情就会好起来，产后激素水平也会恢复正常，这样就自然会有心情和热情享受"性"福了。

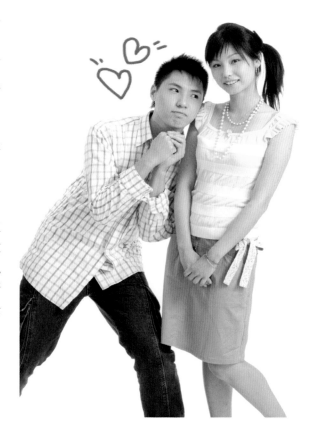

产后阴道炎的预防措施

刚刚生完宝宝，处于哺乳期的新妈妈，气血不足，脾胃运化功能下降，再加上新妈妈运动少，而且为了哺乳大量进补，这就可能在体内产生不能及时代谢的废物，出现带下增多的问题，此问题如果得不到及时解决，就会发生阴道炎症。其实产后阴道炎并不是新妈妈的必患疾病，有的新妈妈在产后之所以出现了阴道炎症，很可能是由于自己的免疫力下降而造成的。所以应对阴道炎，最根本的解决办法在于预防，在于饮食结构、生活习惯的调整。一般来说，预防阴道炎的措施有以下方面：

新妈妈对阴道炎要有预防意识，一旦发现自己的下身出现红肿和瘙痒，同时伴随白带增多和灼痛等症状，就应该及时停止性生活，防止将疾病传染给新爸爸。

应该穿棉质内裤，并且勤于换洗，要有专用的清洗外阴的毛巾和盆。洗后的内裤要放在太阳下暴晒，不要晾在卫生间。

大便后，擦拭的方向应由前至后，避免将肛门处的念珠菌带至阴道。

要保持开朗的心情，因为有好的情绪状态，才能提高身体免疫力，使念珠菌没有机会侵入身体。

清洗阴部时最好用清水，不要用消毒剂或各种清洁剂频繁冲洗外阴和阴道。

穿着衣物要透气，不要穿连裤袜或紧身牛仔裤。

在公共泳场、浴室等地方不要随便坐，公共马桶尽量不要用。

新妈妈产后第1次月经量非常多，时间也会持续很长，所以卫生巾要勤换，如果量很大，1~2个小时就应该换一次，保持阴部的干燥和清洁。这期间也应该多用温开水清洗阴部，最好是用冲洗的方法，防止细菌进一步感染。

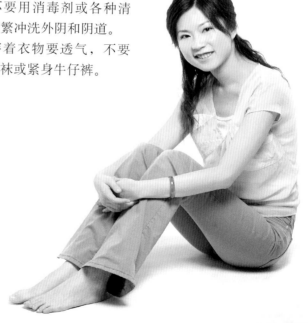

子宫内膜炎的预防和护理

　　刚生完宝宝，新妈妈的身体很虚弱，很容易被细菌感染，这个时期也最容易患子宫内膜炎。预防高于治疗，新妈妈最好在平时就有防患意识，做好预防，远离子宫内膜炎对身体的困扰和伤害。

　　子宫内膜炎就是由于细菌侵入子宫内膜，而导致子宫发炎。造成子宫内膜炎最常见的原因是产后感染及感染性流产。患了子宫内膜炎的新妈妈，整个宫腔常常会水肿、渗出，急性期还会有打寒战、发热、下腹痛、白细胞增高等症状，有时子宫略大，有触痛。慢性子宫内膜炎基本也是以上症状，有时会有月经过多、下腹痛等现象。

＊ 子宫内膜炎的防护措施

　　♥ 首先，新妈妈在产前应该进行全面的妇科检查，如果发现生殖道存在急、慢性炎症，一定要及时给予治疗，防止产后细菌上行感染，引发子宫内膜炎。

　　♥ 其次，新妈妈应该选择到正规医院分娩。手术时或接生时消毒不严格是引起急性子宫内膜炎的重要原因，新妈妈及家人应该予以重视。

　　♥ 再次，新妈妈要避免产后感染，一定要做好产褥期阴部的卫生。新妈妈产后，子宫腔内胎盘剥离的伤口、子宫颈口的开放、

阴道会阴的裂伤，为细菌侵入及繁殖创造了有利条件，因此，产后注意会阴部的清洁十分重要。

　　♥ 最后，新妈妈产后要注意饮食调养，应该进食易消化、富含蛋白质及维生素的营养食品，保持良好的身体状况，提高身体的免疫力和抵抗力。在恶露未排净时新妈妈应该多取半卧位，以便于恶露尽快排出，减少阴部的细菌感染。

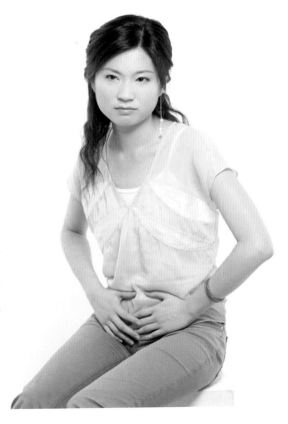

产后风的预防和治疗

新妈妈在产褥期间，由于风寒湿邪滞留体内，出现肢体关节酸楚、疼痛、麻木，严重时就称为产后风，又叫"月子病"。

* 产后风的原因

产后风一般是由于新妈妈因分娩而虚弱的身体，不慎受到风寒，寒气从下腹部开始扩散至全身，从而引起产后风。另外，新妈妈如果过度活动关节，也会引发产后风。

* 产后风的预防

不要过度活动关节

新妈妈在月子里，尽量不要做一些重体力活，做提、拿、举、抬、搬等动作时一定要谨慎，不要过于用力，特别是不要过度活动关节。

注意着凉

新妈妈在产褥期要避免受寒，不能吹冷风或喝凉水，饮食方面也不能吃凉或刺激性的食物。平时要特别注意避免身体劳累或精神刺激。

适量进补产后补药

中药中的产后补药对补充新妈妈气血、预防产后病、帮助产后快速恢复效果显著，但新妈妈要注意的是，必须在恶露排净的产后3周后服用。如果新妈妈在恶露全部排出之前服用补药，容易诱发产后风。

饮食调理

新妈妈在产后可以吃一些鲤鱼、南瓜、猪蹄等可以预防产后风的食品，但新妈妈吃这些食物是为了补充元气，所以应该适量，不要一次吃太多或者只吃一种。

其他日常预防要点

新妈妈在日常生活中，不要过度疲劳；要注意保证睡眠，休息好；最重要的是新妈妈要保持心平气和、心情开朗、情绪稳定，不要生气，不要急躁，平和稳定的心态是抵抗任何疾病的不可缺少的因素。

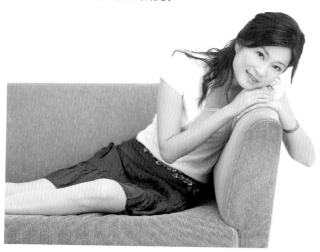

替您支招

高龄分娩、难产、剖宫产、多次流产的新妈妈更易患产后风。一般在产后8周出现症状，如果放任不管，就可能持续数月甚至数年，因此新妈妈一定要注意积极对产后风预防，及时治疗。

产后脱发的诱因和对策

很多新妈妈在产后有掉发的现象，这与新妈妈产后激素重新分配、心理状态、饮食结构等有关，当新妈妈在产后恢复期一切恢复或达到平衡状态时，脱发现象会自行消失，新妈妈不必过于担心。

＊产后脱发的诱因

♥ 雌激素减少

新妈妈怀孕时，体内雌激素增多，使妊娠期的头发进入一生中最健美的时期，这时的头发"寿命"很长。可一旦生完宝宝，新妈妈体内雌激素含量开始减少，就会引起妊娠期头发纷纷掉落；而与此同时，新妈妈新的头发又一下长不出来。这种状况就是新妈妈的产后脱发。

♥ 心理压力大

头发的生长情况和新妈妈的心理状态有很大的关系。有些新妈妈产后心理压力大，情绪低落，这种负面情绪和沉重的心理负担就会加重毛发脱落，而头发过多脱落又会成为新妈妈新的烦恼，如此恶性循环，新妈妈脱发就会越来越严重。

♥ 缺乏营养

很多新妈妈怕月子里营养太丰富，导致发胖，难以恢复体形，所以在月子里就盲目节食，还有的新妈妈有挑食的习惯，这些原因会使新妈妈营养不良，或者营养缺乏，从而影响到头发的正常生长与代谢，引起脱发。

＊产后脱发的预防

♥ 保持头发清洁

清洁是头发健康成长的前提，头发根部的毛囊皮脂腺持续不断地活动，每天分泌的油脂容易黏附环境中的灰尘，容易增加毛发梳理时的摩擦力，造成头发表面的毛小皮翻翘，头发就会变得暗淡、干燥、开叉，甚至断裂脱落。同时，过多的油脂还是真菌、细

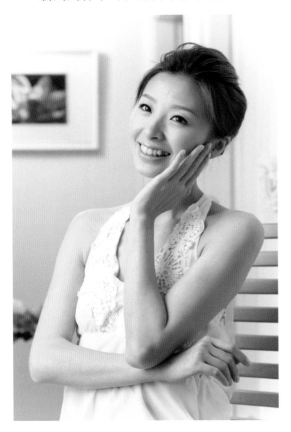

菌的培养基，会间接引起头皮屑等问题。因此，新妈妈想要改善产后的头发脱落问题，就一定要让自己的头发保持清爽、干净。

🌀 洗发方法要正确

新妈妈在洗头发的时候，避免用力去抓扯头发，应用指腹轻轻地按压头皮，以促进头发的生长以及脑部的血液循环。

🌀 放松心情

很多新妈妈看到头发一直掉，心里就容易产生恐惧感，造成心理负担，而这反而会加重脱发的程度。其实大多数情况下，产后掉头发都是正常的生理现象，只要做好充分的思想准备，配合正确的身体调养，新妈妈产后脱发一般都很容易快速恢复。因此，产后脱发并不可怕，也并不难治，只要合理清洗，不用太刺激的洗发精就可以了，新妈妈不要过于在意。

🌀 营养要充足

无论是在孕期还是在产后，新妈妈都应该补充充足的营养，分娩是非常耗费人精力和体力的事情，充足的营养是必需的。因此，新妈妈在产后可以根据自身的情况有针对地补充一些微量元素、维生素、蛋白质等，这样能够减缓产后脱发的情况。

产后脱发大多属于生理现象，如果不严重的话，新妈妈无须特殊治疗，通常在半年内会自行停止并逐渐恢复；如果脱发严重的话，新妈妈可以找医生咨询，在医生指导下，适当服用一些谷维素、维生素B_1及钙片。

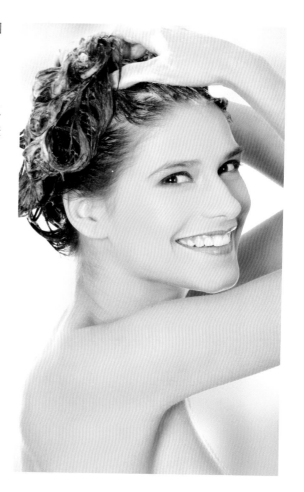

替您支招

防脱发小技巧：用鸡蛋2个，蜂蜜2汤匙，橄榄油1汤匙搅拌均匀，洗发后，混匀涂在头发上，再用毛巾包住头发，过半小时后洗净。

产后子宫脱垂须小心

产后子宫脱垂是影响新妈妈子宫健康的一大疾病。正常情况下，子宫前倾前屈，子宫颈在坐骨棘水平以上，这个正常位置是依靠骨盆底肌肉和筋膜以及子宫的韧带来支持的。如果这些组织过度松弛或发生了损伤，子宫就会沿阴道下降，甚至全部脱出于阴道口以外，这就是子宫脱垂。

＊子宫脱垂的主要症状

新妈妈阴道有肿物脱出；有下坠感，或觉得腰酸背痛；大小便存在异常，患有产后子宫脱垂的新妈妈可能有排尿困难、尿潴留，也常容易继发泌尿系统感染；白带增多；阴部分泌物增多等。

＊产后子宫脱垂的原因

造成产后子宫脱垂的原因包括以下方面：分娩时用力不当，如有的新妈妈子宫口尚未开全，就过早屏气、使劲；新妈妈分娩时未能很好保护会阴，产后又未能及

时修复，导致子宫的支持组织松弛或撕裂；新妈妈产后经常仰卧；新妈妈产后过早活动，尤其是过早从事重体力劳动，如提拉重物，长时间蹲位、立位等。

＊产后子宫脱垂的预防

♥ 分娩时巧用力

新妈妈分娩时一定要科学地耗费自己的体力，听从医生和助产士的指令，什么时候该用力，什么时候不该用力，要分得清楚，一定要做到不过早和不过度用力。

♥ 子宫复原

新妈妈想要避免产后子宫脱垂，就要实现产后子宫顺利复原。

♥ 注意个人卫生

新妈妈应注意产时和产褥期卫生，特别是私处，要保持清洁、干燥，防止细菌感染。

♥ 防止便秘或咳嗽

新妈妈在月子里应该尽量避免便秘和咳嗽，因为这些都能增加腹腔内压，使盆底组织承受更大的压力，而

容易发生子宫脱垂。

♥ 充分休息

新妈妈在月子里要充分休息，要保持充沛的体力和旺盛的精力，这对新妈妈的子宫恢复到健康状态有很大的作用。另外，新妈妈在月子里睡觉也要经常改变卧姿，这有利于体内各器官的恢复。

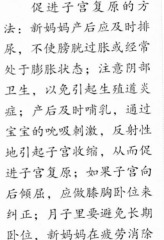

替您支招

促进子宫复原的方法：新妈妈产后应及时排尿，不使膀胱过胀或经常处于膨胀状态；注意阴部卫生，以免引起生殖道炎症；产后及时哺乳，通过宝宝的吮吸刺激，反射性地引起子宫收缩，从而促进子宫复原；如果子宫向后倾屈，应做膝胸卧位来纠正；月子里要避免长期卧位，新妈妈在疲劳消除后可以坐起来，第2天应下床活动，帮助子宫复原和恶露排出。

警惕产后大出血，保护新妈妈安全

产后大出血是所有新妈妈最不希望碰到的问题，它属于产后严重并发症，可能产后立即发生，也可能产后一天甚至数天出院之后才发生，会出现生命迹象不稳定，甚至休克及死亡；而且即使产后大出血得到治疗，也可能留有后遗症——"席恩氏症候群"，所以新妈妈千万要警惕。

* 产后出血的特点

产后出血多发生在胎宝宝娩出后2小时内，可发生在胎盘娩出之前、之后或前后兼有。阴道流血可能是短期内大出血，也可能是长时间持续少量出血，一般为显性，但也有隐性出血的情况。如果新妈妈是短期内大出血，可迅速出现休克。

* 产后大出血的预防

控制体重

新妈妈在孕期要控制体重增加(不宜超过12.5~15千克)，防止胎宝宝过大，减少难产机会，防止产后大出血。

孕期注意营养

新妈妈在孕期应该多食用含钙丰富的食物，或适当补充钙剂，充分的营养可以预防新妈妈分娩时子宫收缩乏力；同时孕期也要预防贫血，新妈妈应该多食用含铁丰富的食物，提高分娩时对失血的耐受能力。

储备体力

新妈妈分娩时，要注意休息和营养摄入，保存好体力。

注意卫生

新妈妈产后要注意外阴清洁，最好母乳喂养宝宝，这有利于子宫收缩，可以防止产后大出血。

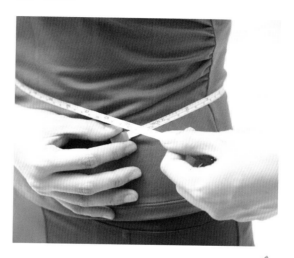

替您支招

患有出血倾向疾病，如血液病、肝炎等疾病的高危新妈妈，以及有过多次刮宫史的新妈妈，发生产后大出血的概率很高，所以应提前入院待产，查好血型，备好血，以防分娩时发生万一。这几类新妈妈千万不要留在家中分娩，产后出血的后果很难预先估计，往往突然发生，因此应在医护人员的监护下分娩，一旦发生产后大出血，医护人员会采取相应的措施，积极诊治，保障新妈妈的生命安全。

产后出血后遗症——席汉氏综合征

席汉氏综合征是一种在产后大出血、伴有较长时间低血容量性休克的情况下，因脑部严重缺血而使脑下垂体前叶缺血性坏死受损，失去制造激素功能，继发脑下垂体前叶多种激素分泌减少缺乏所导致的疾病。它是产后出血新妈妈特有的后遗症，其症状并不明显，又很少见，所以常被忽略，患病新妈妈可能在数年之后才会被诊断出来，才会接受治疗。所以如果新妈妈有产后出血的情况，在治愈产后出血后，新妈妈还要细心关注自己是否患有席汉氏综合征，不要为以后的健康留下隐患。

＊ 席汉氏综合征的症状

如果新妈妈因产后出血，脑下垂体受损而罹患了席汉氏综合征，会缺乏一些激素，继而出现一些特有的症状：

❤ 泌乳激素。新妈妈缺乏此激素就没有乳汁分泌、无法哺乳奶。

❤ 性腺刺激激素。新妈妈缺乏此激素就不再有月经，性欲也会减退。

❤ 甲状腺刺激激素。新妈妈缺乏此激素容易疲倦、反应迟钝。

所以，曾有产后大出血经验，尤其是曾经休克昏迷的新妈妈，如果日后有月经不来、忧郁、疲劳无力、头晕、憔悴、贫血等多种症状，则可能是患了席汉氏综合征，应该请医生抽血检验激素，即可发现病因，对症下药。

产后大出血是产科的危急重症，如果新妈妈产前能积极治疗可能引起产后出血的相关疾病，产程中尽量采取必要措施，避免可能造成产后出血的因素（如产道损伤、子宫收缩乏力等），产后仔细观察、细心关注，则可大大降低产后大出血的发生率。要提醒新妈妈的是，即使产后出血得到了控制，或完全治愈，也不能彻底放松，而是应该关注产后出血是否留有后遗症——席汉氏综合征。只有这样，才能保证新妈妈长久和真正的健康。

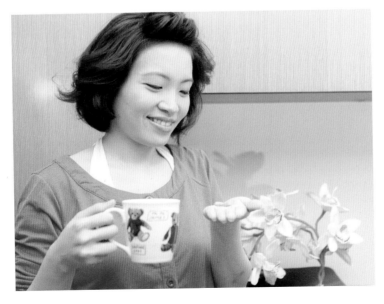

谨防产后泌尿系统感染

产后的新妈妈除了照顾宝宝，还要注意保养自己的身体，使身体的各项机能恢复到产前状态。特别是在这段特殊的时间里，新妈妈很容易发生泌尿系统感染，一定要注意私处卫生，做好护理。

泌尿系统感染的原因

泌尿系统感染的产生大致有两个原因，第一，新妈妈月子期恶露和分泌物较多，又离尿道口近，细菌很容易传播到尿道口，尿道的细菌又传播到膀胱，再往上到肾脏，从而造成整个泌尿系统的感染。第二，如果新妈妈产后有尿潴留的问题，也会引起泌尿系统感染。

泌尿系统感染的症状

新妈妈发生泌尿系统感染，会出现频尿、小便疼痛、尿血以及发烧的症状，所以新妈妈在产后若发现了这些症状，应迅速就医，接受医生的指导和治疗。

泌尿系统感染的预防

多喝水

新妈妈应该多喝水，一天喝约2000毫升，可以稀释尿液并且使体温下降，从而缓解泌尿系统感染。

注意清理恶露

新妈妈在产后应每天用温水清洗外阴，保持阴道清洁。恶露量多时新妈妈更要注意阴道卫生，每天用温开水或1:5000高锰酸钾液清洗外阴部。

不要憋尿

新妈妈一有尿意就应该立即排尿，不要憋不住了才排尿。排尿时，尿液会将尿道和阴道口的细菌冲洗掉，有自然的清洁作用，可以避免细菌的生长和繁殖，也就很好地预防了泌尿系统的感染。

穿宽松内裤，勤换内裤

新妈妈的内裤不要穿得过紧，宽松为宜，面料最好选择纯棉制品，化纤制品的内裤尽量少穿。此外，新妈妈还要做到经常换洗内裤，在阳光下暴晒杀菌。只有让外阴保持清洁的环境，才不利于病菌的生长和繁殖，才有利于防止泌尿系统感染。

避免粪便污染

新妈妈应注意，大便以后要用干净的卫生纸从前到后擦拭，这样可以避免粪便污染外阴，引起泌尿系统感染。

选择柔软的护垫

新妈妈应该选用消毒卫生护垫，而且要柔软，并且要经常更换，减少细菌侵入机会。

新妈妈的产后泌尿系统感染很可能会发展成为产褥热，产褥热一旦形成就会威胁到新妈妈和宝宝的健康及生命安全，所以新妈妈必须谨防产后的泌尿系统感染，做好平时的预防工作，一旦发现有泌尿系统感染症状，一定要及时有效地治疗。

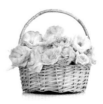

应对月子病要科学

新妈妈在分娩之后一个月内因受到外感或内伤而引起的疾患，在月子里没有治愈而留下的病症，即为月子病。很多新妈妈都会受到月子病的困扰，因此如何有效预防、治疗月子病成为所有新妈妈最关心的问题之一。很多新妈妈在月子病的防治上，存在不当，比如有的新妈妈因为害怕着凉引起月子病，就关门闭窗；有的新妈妈因害怕劳累患月子病，就久卧不动。其实这些做法都是不正确的，新妈妈应该科学地应对月子病。

* 预防是重点

想要远离月子病，预防是重点。如果新妈妈在产后，甚至提前到孕期，保养好自己的身体，保持科学的饮食起居和积极乐观的情绪，那么就可以在产后远离月子病。具体的预防措施包括：

第一，要保证营养摄入。只有充足丰富的营养，才能满足新妈妈的机体需要，才能加快新妈妈的身体恢复，从而实现增强体质，避免月子病。

第二，要注意充分休息。在月子期，新妈妈要保证充足的睡眠，这样才能恢复孕产期的疲劳和消耗，才能提高抵抗力和免疫力，使新妈妈远离月子病。

第三，要进行适量的运动锻炼。新妈妈产后就应该尽早下地活动，随着身体的逐渐恢复，新妈妈应适当加强运动强度，使体能得以恢复。

第四，注意保暖。病从寒中来，因此新妈妈在月子里要注意保暖，防止着凉受寒，惹上月子病。

第五，居室空气要清新。有的新妈妈害怕着凉，月子里就门窗紧闭，致使室内空气污浊，利于细菌、病毒的传播。新妈妈的月子房应该定时通风换气，使空气流通，保持空气清新。

* 早发现早治疗

月子里，新妈妈无论哪里不舒服都要及时观察处理，自己解决不了的，更要及时就医，以确定是否患有什么病症，做到早发现早治疗。如有的新妈妈产后发热持续不退，就必须查明原因，警惕体内可能存在感染病灶，如乳腺炎、子宫内膜炎、盆腔炎、会阴侧切伤口或剖宫产伤口炎症等，一旦确诊，就应及时进行有效的抗感染治疗。如果新妈妈忽视这一问题，或误认为一般伤风感冒而不及时就医，使炎症蔓延扩散或变成慢性病灶，病程就容易迁移，甚至久治不愈，成为月子病。

* 对症治疗

新妈妈无论是在平时，还是在月子里，身体不舒服需要就医时，都应该到正规医院找专业医生进行治疗。如果新妈妈盲目乱投医，热衷于什么秘方、土法，或想当然地自购药物服用等，可能会延误诊断，耽误治疗，使疾病转为慢性而长期难以摆脱。如果新妈妈已经患了诸如腰背疼痛之类的月子病，就更应该进行对症治疗。

月子病比较难缠，新妈妈在预防、治疗月子病时，一定要持之以恒，直到彻底摆脱病症；更重要的是，新妈妈防治月子病的方法一定要科学。

产后下肢静脉曲张的预防

新妈妈产后下肢静脉曲张与孕期生活和产后月子生活有密切关系，因此，新妈妈在整个孕产期就应该做好预防，调整自己的饮食结构，培养良好的生活习惯，按时作息，避免下肢静脉曲张的发生。

* 避免久站久坐

新妈妈久站久坐不利于血液循环，应该多活动身体，如果站的时间长了，就坐下休息一下，或慢慢地散会儿步；坐的时间长了，站起来运动运动，对促进血液循环、预防下肢静脉曲张有很好的效果。

* 做抬高下肢的运动

为了促进血液循环，新妈妈每天可以将下肢抬高到高于心脏的水平1~2次，也可以躺下时将下肢垫高。

* 做下肢的屈伸活动

新妈妈经常做下肢的屈伸运动，可以调动小腿肌肉泵的作用，增加静脉血流速度，促进下肢静脉血回流，减少下肢静脉的压力，防止静脉曲张。

* 经常锻炼身体

散步和游泳是促进下肢血液循环的好方法，新妈妈可以根据医生的建议选择适合自己的运动经常锻炼身体。

* 不要穿高跟鞋

新妈妈在月子期不要穿高跟鞋，低跟鞋对预防下肢静脉曲张更有益处。

* 热敷

新妈妈睡前可以用热水泡一下脚，继而浸泡患肢，能起到消除疲劳、活血化瘀、预防静脉曲张的功效。

* 预防便秘

新妈妈在日常饮食中，应该多吃一些麦片、水果、蔬菜等，这类食物可以缓解便秘。与此同时，新妈妈也应该限制饮食中盐的摄入，以避免水肿的发生。新妈妈不发生便秘和下肢水肿，就会很好地预防下肢静脉曲张。

* 穿循序减压弹力袜

有条件的新妈妈可以购买正规厂家的循序减压弹力袜，弹力在15~20毫米汞柱即可。新妈妈也可以用弹力绷带包扎双下肢，只需包扎至膝关节下方3~57厘米即可。

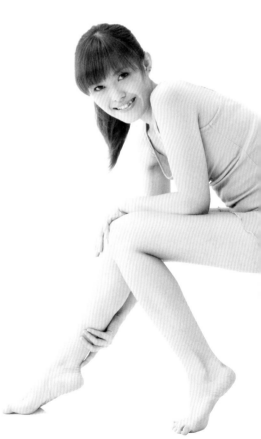

产后恶露不净的预防及护理

产后恶露排出，是每个新妈妈都要经历的正常的生理现象，一般需要2~4周停止。但有新妈妈产后恶露持续了20天以上，仍然在源源不断地排出，同时还伴有异味，或腹痛、发热、腰腿酸痛等异常。对于产后的恶露不净，新妈妈一定要重视，如果处理、治疗不及时，很可能引起其他病变，危害新妈妈的健康。

＊产后恶露不净的原因

宫缩乏力

新妈妈产后如果没有很好地休息，或者分娩时间过长，耗伤气血，或者平时身体虚弱多病，致使宫缩乏力，都会导致产后恶露不净。

宫腔感染

如果新妈妈在月子里洗盆浴，使用卫生巾没有注意清洁，产后未满月即开始性生活，或者因手术操作者消毒不严密等原因，均可致使宫腔感染，继而使恶露有臭味，出现不净现象。

组织物残留

新妈妈因子宫畸形、子宫肌瘤等原因，也或者因手术操作者技术不熟练，致使妊娠组织物没有完全得到清除，导致部分组织物残留于宫腔内，从而出现了恶露不净的现象，同时还伴有出血量时多时少，内夹血块，并有阵阵腹痛之感。

＊产后恶露不净的危害

产后恶露不净可能导致新妈妈局部和全身感染，严重者可发生败血症；还易诱发晚期产后出血，甚至大出血休克，危及新妈妈的生命；剖宫产所导致的产后恶露不净容易引起切口感染裂开或愈合不良，甚至需要切除子宫。

＊产后恶露不净的预防

对胎膜早破、产程长的新妈妈，一般医生会给予抗生素预防感染，如果医生没有及时采取措施，新妈妈的家人也可以向医生提出异议和建议。

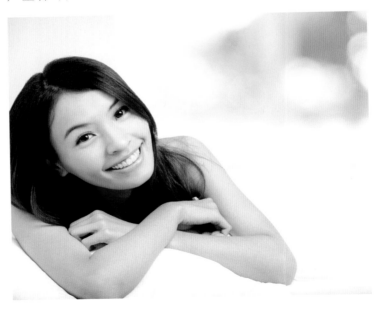

新妈妈分娩前，应该积极治疗各种妊娠病，如贫血、妊娠高血压综合征、阴道炎等。

分娩后，新妈妈应该配合医生仔细检查胎盘、胎膜是否完全，如有残留要及时处理。

产后，新妈妈最好坚持母乳喂养宝宝，宝宝对乳房的吮吸和刺激，有利于新妈妈子宫收缩和恶露排出。

分娩后，新妈妈应该每天观察恶露的颜色、量和气味，正常的恶露，应无臭味但带有血腥味，如果发现恶露有臭味，则可能是子宫内有胎物残留，应立即治疗。

新妈妈在月子期一定要保持阴道清洁。因为有恶露排出，新妈妈应勤换卫生棉，保持私处清爽，另外在月子里也应该禁止性生活。新妈妈阴道清洁、健康，才能避免感染，才能预防恶露不净。

新妈妈要定期测量子宫收缩度，如果发现子宫收缩差，应该找医生开服宫缩剂，促进子宫收缩，以使恶露早日排净。

新妈妈产后的恶露不净，如治疗及时会很快痊愈；如治疗不及时，或新妈妈身体抵抗力差，排恶露时的少量出血有可能会发生产褥期严重感染或遗留慢性盆腔炎，若严重感染还会导致子宫内膜坏死后出现大出血，会危及新妈妈的生命。所以月子里，如果新妈妈有恶露不净的症状，一定要及时给予重视和治疗。

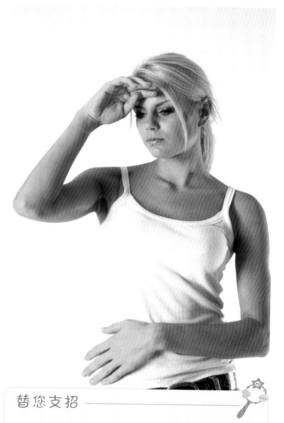

替您支招

如果血性恶露持续2周以上，量多，常提示胎盘附着处复原不良或有胎盘胎膜残留，如果分娩1个月后恶露不净，同时伴有臭秽味或腐臭味，或伴有腹痛、发热，则可能是阴道、子宫、输卵管、卵巢有感染，应及时去医院就诊，并在医生指导下治疗。

产后血晕的应对策略

新妈妈分娩后，突然头昏眼花，不能坐起或心胸满闷，恶心呕吐，心烦不安，痰涌气急，甚至口噤神昏、不省人事，这称为产后血晕。对于新妈妈产后血晕的治疗，须先抗休克抢救，待病情稳定后再根据病症分型治疗。

* 产后血晕的原因

产后血晕大多是因为新妈妈气血虚弱，生产时产程过长，失血过多，气随血脱；或产时体虚受寒，寒凝血瘀，气逆于上，从而引起产后血晕。

* 产后血晕的预防

新妈妈分娩后，最好母婴同室，尽早进行哺乳，以促进宫缩，减少出血量，防止产后出血，避免产后血晕。

新妈妈产后2小时内，要密切关注、监测其生命特征、子宫收缩、阴道出血以及会阴伤口情况，若产后2小时出血大于100毫升，或产后2~4小时小于200毫升，必须及时寻找原因以便及时处理。

要正确处理分娩期的三个产程，防止滞产，促进宫缩，仔细检查胎盘胎膜是否完整，有软产道损伤的新妈妈，应该及时缝合。

要及时治疗可能引起产后出血的疾病，如高血压综合征、肝炎、贫血、羊水过多等，有产后出血史的新妈妈，应该提前择期入院，做好预防产后出血的准备。

若发现新妈妈阴道出血量多或者有休克先兆，应立即采取头低足高位，给氧，迅速给予止血和输血。

一般来说，产后血晕是产后危急重症之一，如果处理不好，甚至会导致新妈妈死亡，因此，为了新妈妈的身体健康和生命安全，做好产后血晕的预防措施是非常重要的。

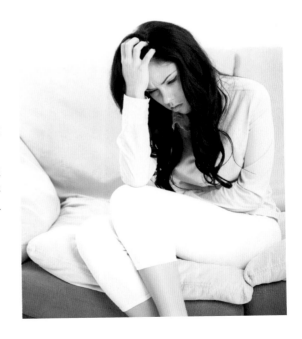

产后乳房硬块的预防

乳汁淤积引起的乳房硬块是较为常见的一种乳房问题，如新妈妈处理不当，容易引起乳腺炎，有的宝宝还因此而失去了吃母乳的机会。为了自己的健康，更为了宝宝的茁壮成长，新妈妈一定要护理好自己的乳房，预防因乳汁淤积引起的乳房硬块。

*产后乳房硬化的成因

乳汁淤积引起的乳房硬块最常见于哺乳初期的新妈妈，也可发生在哺乳期的任何时段。如果新妈妈最初几天没有做到有效的母乳喂养，未及时排空乳房，致使乳汁淤积在乳房内，导致乳腺管阻塞，就会引起乳房硬块。而宝宝错误的吸吮姿势使新妈妈的乳头发生皲裂，新妈妈怕疼而拒绝哺乳，也是导致乳房硬化的一个成因。

*产后乳汁淤积的预防

孕晚期乳头结痂较多、较硬，新妈妈可用小块的纱布蘸少许烧热冷却的植物油或婴儿润肤油敷在乳头上，待痂皮软化后，用温水轻轻擦洗掉痂皮即可，千万不能强行剥去。

在孕晚期，新妈妈应该注意乳头、乳晕的清洁，可以在洗澡的时候用温水轻轻擦洗，以锻炼乳头皮肤，使产后乳头能承受宝宝的吸吮。

新妈妈在哺乳前应该用温开水洗净乳头，不要用酒精或肥皂等刺激物洗擦乳头；哺乳后新妈妈最好留一滴乳汁涂在乳头上，这有助于保护乳头皮肤。

新妈妈要采取正确哺乳姿势，纠正宝宝的吸吮方法，让宝宝张大嘴巴，将乳头和大部分乳晕含在嘴里吸吮。新妈妈不要让宝宝含着乳头睡觉，一方面对新妈妈的乳房健康不利，另一方面也存在着使宝宝窒息的潜在危险。

新妈妈每次哺乳后，如宝宝未吸空乳房，可用手或吸奶器挤出乳汁，排空乳房。每次让宝宝吃完一侧乳房的乳汁后再吃另一侧的乳汁。

*已发生乳汁淤积的应对措施

乳汁淤积后，新妈妈依然要按需喂哺宝宝，及时挤出多余乳汁。

在乳汁淤积早期，新妈妈要佩戴胸罩，改善血液循环，可以局部冷敷3~5分钟，以减少乳汁分泌。

当新妈妈乳汁较多，整个乳房皮肤紧绷，宝宝难以含住乳头吸吮时，可挤出部分乳汁使乳晕变软，这样宝宝才能正确含吮新妈妈的大部分乳晕。

新妈妈的乳头已有破溃或皲裂，而且疼痛较剧烈时，可用吸奶器吸出乳汁或用手挤出后再喂给宝宝吃；也可以用乳头护罩哺乳；同时应积极治疗，如将次碳酸铋和鱼肝油配成擦剂，哺乳后涂擦局部，哺乳前洗净。

如乳汁淤积形成的乳腺硬块局部已经出现红、热、痛、肿等症状，新妈妈也出现高热、寒战，可能是因为细菌感染已进一步发展成了乳腺炎，这时新妈妈要及时去医院诊治。

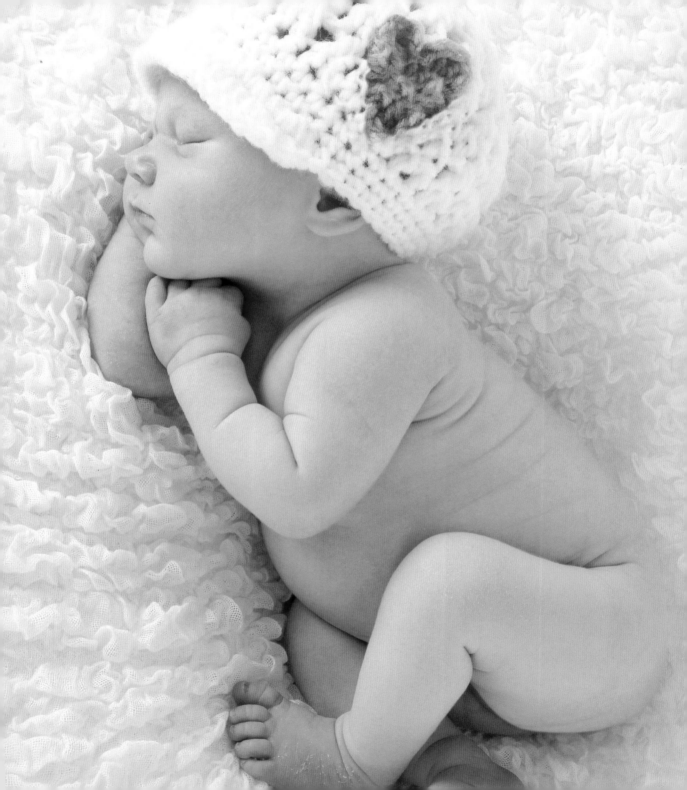

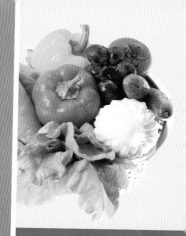

Part 6

科学育儿，哺喂与护理

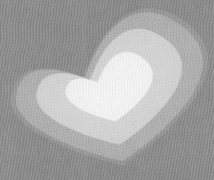

了解喂养种类，正确选择喂养方式

* 母乳喂养

母乳是宝宝最适宜的喂养食物，母乳成分随产后不同时期而有所改变，可分为初乳、过渡乳、成熟乳和晚乳。母乳喂养的特点是营养丰富易消化吸收，蛋白质、脂肪、糖的比例适当。母乳是宝宝(尤其是6个月以下的婴儿)最适宜的食物，所以

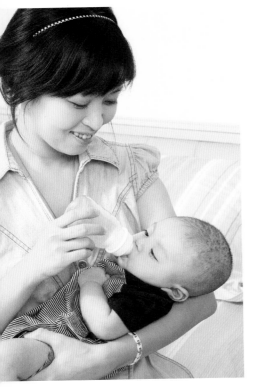

新妈妈应该尽可能选择母乳喂养。

* 配方乳喂养

在没有母乳的情况下，配方乳喂养是较好的选择，特别是母乳化的配方乳。目前市场上配方乳种类繁多，新妈妈应选择有保证的配方乳。有些配方乳中强化了钙、铁、维生素D，在调配配方乳时一定要仔细阅读说明，不能随意冲调，以免伤着宝宝娇弱的消化系统。

* 羊奶喂养

羊奶成分与牛奶相仿，蛋白质与脂肪稍多，尤其富含乳清蛋白，与母乳接近，故凝块细，脂肪球也小，宝宝吃了易消化。

> **小贴士**
>
> 由于羊奶叶酸含量低，维生素B_{12}也少，所以羊奶喂养的宝宝应添加叶酸和维生素B_{12}，否则可能引起巨幼红细胞贫血。

* 牛奶喂养

牛奶含有比母乳高3倍的钙和蛋白质，虽然营养丰富，但不适宜宝宝的消化能力，尤其是新生宝宝。牛奶中所含的脂肪以饱和脂肪酸为多，脂肪球大，又无溶脂酶，宝宝消化吸收困难。所以新妈妈如果决定用牛奶进行人工喂养，牛奶一定要经过稀释、煮沸、加糖的步骤来调整其缺点。

* 混合喂养

混合喂养即采用母乳喂养的同时也使用代乳品来喂养宝宝。采用这一喂养方式，主要是因为母乳分泌不足或因其他原因不能完全母乳喂养。混合喂养可在每次母乳喂养后补充母乳的不足部分，也可在一天中1次或数次完全用代乳品喂养。

> **小贴士**
>
> 新妈妈不要因母乳不足而放弃母乳喂养，至少应该坚持母乳喂养宝宝6个月后，再完全使用代乳品。

母乳喂养益处多

母乳是宝宝的天然营养品，要比市面上任何针对宝宝制造的奶粉类、乳制品等产品安全、营养，因此，只要新妈妈身体允许，没有对宝宝有负面影响的疾患，就应该尽可能母乳喂养。

*母乳，尤其是初乳，营养价值高

母乳中乳糖含量较高，且完全溶解于乳汁中，乳糖不仅能促进肠道生成乳酸杆菌，抑制大肠杆菌的繁殖，而且有利于宝宝大脑的发育。母乳含铁量与牛奶相似，但母乳中的铁吸收率高达50%，牛乳仅为母乳的1/5，其配比最适合宝宝的需要，且容易吸收。蛋白质、脂肪、糖和无机盐和维生素等母乳里的营养素不但能满足新生宝宝的身体所需，并能随着宝宝的生长发育而改变这些成分的比例和分泌量。一个足月产的宝宝，在生后6个月以前，只要有充足的阳光照射，单靠母乳便可获得所需要的全部营养素，并能保证最佳的生长发育。母乳还可以减少宝宝的过敏可能。母乳中不含常见的食物过敏源，又可抑制过敏源从肠道进入身体。

*母乳喂养，可以促进新妈妈身体恢复

新妈妈母乳喂养宝宝，可加快新妈妈产后康复，减少子宫出血、子宫及卵巢恶性肿瘤的发生概率。哺乳新妈妈患乳腺癌的机会也比不哺乳的新妈妈要少。

*母乳能增强宝宝抗病能力，保护宝宝免受细菌和病毒的侵袭

母乳能增强宝宝呼吸道抵抗力，可以直接杀灭宝宝肠道内的有害菌，能抑制大肠杆菌的生长和活性，保护肠黏膜，增强胃肠道的抵抗力。以母乳喂养的宝宝，其肠胃炎、上呼吸道感染、气管炎、肺炎等的发病均较低。全部用母乳喂养宝宝4~6个月，从母乳中得到的抗病能力可以延续2年左右，这一点是任何代乳品都没有的。

*母乳喂养有利于增进母子情感

新妈妈通过宝宝吮吸乳头的刺激，能增进对宝宝的抚爱、关爱、疼爱之情；宝宝通过吮吸母乳，能感到安全。新妈妈在哺乳时用手怀抱，并让宝宝的头部贴在胸口的姿势，是宝宝最能感受到安全感的姿势。宝宝躺在妈妈的怀里，能接触到妈妈温暖的肌肤，闻到妈妈身上熟悉又亲切的气味，同时能听到在子宫内已经熟悉的妈妈的心跳，再加上妈妈爱抚的动作和温柔的言语，这一切都能使宝宝感受到母爱，产生愉快的情绪，对宝宝和新妈妈之间亲子依恋的建立有很大好处。

所以说，母乳喂养不仅经济实惠、方便快捷，而且安全可靠，对新妈妈和宝宝都有极大的好处，是新妈妈喂养宝宝的理想选择。

母乳喂养，方法要科学

有的新妈妈在给宝宝哺乳的时候，喜欢把宝宝的头紧紧地搂住，其实这种喂奶的方法存在着很大的安全隐患，因为新生宝宝只能用鼻子呼吸，如果喂奶的时候，把宝宝的鼻子堵住，就容易造成宝宝窒息的危险。

新妈妈母乳喂养的方法正确，表现就是新妈妈无论躺着、坐着或者站着哺乳，自己和宝宝都觉得舒服。

＊躺着喂奶

分娩后的第1天，新妈妈会很累，这个时候一般建议新妈妈躺着喂奶，躺着喂的时候要求新妈妈把身体侧着喂。喂奶的时候让宝宝躺在床上而不要躺在妈妈胳膊上，这个时候宝宝的身体也要侧过来和新妈妈面对面；把宝宝的鼻头对着妈妈的乳头，要把宝宝搂紧，注意搂紧的是宝宝的臀部而不是头部。

＊坐着喂奶

新妈妈如果是在医院，可以把病床摇起来，尽量坐得舒服些。宝宝的姿势也需要注意，正确的姿势应该是宝宝的肚皮和新妈妈的肚皮紧贴着，在宝宝身下垫个枕头，手要托着宝宝的臀部，让宝宝的头和身子呈一条直线，鼻头对乳头。

替您支招

很多新妈妈喜欢用手夹着乳头往宝宝嘴里放，这是不对的。用手夹住乳头会把乳头的乳腺管堵死，这样会影响宝宝吸吮。正确的方法是：把乳头用手C字形托起，让宝宝含住乳晕。

产后不能母乳喂养的情形

母乳喂养好处多多，但并不是所有新妈妈都可以母乳喂养。如果新妈妈存在以下情形，新妈妈就应该考虑暂时或从此停止母乳，以保证宝宝和自己的健康。

* 服用感冒药时

妈妈患病（如感冒、发烧等），必须服用药物时，应停止哺乳，待病愈停药后再喂。但应注意新妈妈每天要按喂哺时间把奶挤出，保证每天泌乳在3次以上。挤出的母乳也不要再喂给宝宝吃，以免其中的药物成分给宝宝带来不良影响。

* 患有严重乳头皲裂和乳腺炎

新妈妈患有严重乳头皲裂和乳腺炎等疾病时，应暂停哺乳，及时治疗，以免加重病情。但可以把母乳挤出喂哺宝宝。

* 接触了有毒化学物质或农药

有害物质可通过乳汁使宝宝中毒，故哺乳期新妈妈应避免接触有害物质及远离有害环境；如新妈妈已经接触，就必须停止哺乳。

* 运动结束后

新妈妈在运动中体内会产生乳酸，乳酸滞留于血液中会使乳汁变味，宝宝不爱吃。所以肩负哺乳重任的新妈妈，只宜从事一些温和运动，运动结束后暂时不要哺乳。

* 进行放射性碘治疗

由于碘能进入乳汁，有损宝宝甲状腺的功能，新妈妈应该暂时停止哺乳，待疗程结束后，检验乳汁中放射性物质的水平，达到正常后可以继续喂奶。

* 患传染病的新妈妈

新妈妈患有严重传染病时不能母乳喂养，以防传染给宝宝，如妈妈患有肝炎、肺病时，就必须停止母乳喂养。

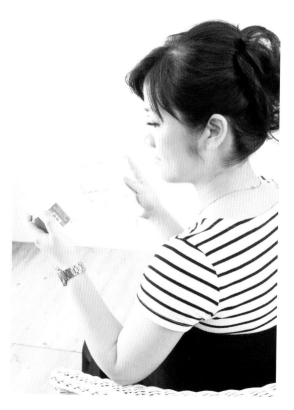

让母乳分泌更多的方法

母乳不足是很多新妈妈在哺乳期间碰到的难题。怎样才能让新妈妈分泌更多的乳汁呢？一般有以下几种方法：

* 增加哺乳时间和次数

最常见的母乳不足的原因是宝宝的吸吮时间不够，新妈妈应保证足够的时间来喂养宝宝。特别是新生宝宝，每天的哺乳时间可能长达8个小时；出生1~2个月的宝宝，每天应哺乳8~10次；3个月的宝宝，24小时内哺乳次数至少有8次。只有保证宝宝每天的哺乳时间和哺乳次数，才能促进乳汁分泌。

* 避免产生"乳头错觉"

新妈妈应该让宝宝早吸吮乳房，而且要母婴同室，按需哺乳，尽量避免早期使用各种人工奶头及奶瓶，以防产生"乳头错觉"。乳头错觉的纠正，要在宝宝不甚饥饿或未哭闹前指导母乳喂养，可通过换尿布、变换体位、抚摸等方法使婴儿清醒，新妈妈以采取坐位哺乳姿势为佳，可使乳房下垂，这样宝宝易于含接。

* 适当补养

新妈妈在哺乳期间不可偏食，并且要避免分娩后马上开始进食猪蹄汤、鲫鱼汤等高蛋白、高脂肪饮食，因为这类食物会使初乳过分浓稠，引起排乳不畅。分娩后的第1周内食物宜清淡，应以低蛋白、低脂肪的流质为主。此后可适当增加营养，可根据个人口味、平时习惯，适当多吃一些促进乳汁分泌的食物，如鲫鱼、鲢鱼、猪蹄及其汤汁，还可适当多吃些黄豆、丝瓜、黄花菜、核桃仁、芝麻等食物。

* 喂养要讲究技巧

新妈妈应两侧乳房交替哺乳，以免将来两侧乳房大小相差悬殊，影响美观。每次喂奶都应给宝宝足够的时间吸吮，大致为每侧10分钟，这样才能让宝宝吃到乳房后半部储存的脂肪含量多、热能高的后奶。如果母婴一方因患病或其他原因不能哺乳时，新妈妈一定要将乳房内的乳汁挤出、排空，只有将乳房内的乳汁排空，日后才能继续正常地分泌乳汁。

* 注意饮食、休息，保持好情绪

新妈妈要饮食均衡，休息充分，保持精神愉快，对母乳喂养抱有信心，最好采取与宝宝同步休息法，减少干扰。家庭其他成员应照顾好新妈妈，精神上多加安慰鼓励，并主动分担家务，防止新妈妈疲劳。

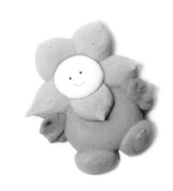

母乳喂养常见错误

* 放弃母乳，人工喂养

有些父母觉得，母乳看上去稀稀的，没有奶粉冲出来的牛奶那样浓，所以放弃母乳喂养，以牛奶替代母乳。这是一种错误认识，营养不是由浓淡决定的，只要新妈妈和宝宝都健康，那么就要珍惜母乳喂养。

* 新妈妈大补特补

有些家庭为了让妈妈有充足的乳汁分泌，就要新妈妈多吃鸡鸭鱼肉、多喝汤，这也是不科学的。如果哺乳的妈妈吃油脂过大的食品，尤其是动物脂肪，会导致宝宝消化不良性疾病，表现之一就是大便呈油性或有奶瓣。而且如果宝宝营养过剩，也会导致肥胖，对身体发育不利。

* 盲目断奶

有些新妈妈生病了，就急着给宝宝断乳。这种情况应该视妈妈的病情而定。比如轻微的伤风感冒，根本不必中止喂奶，如果不伴有高

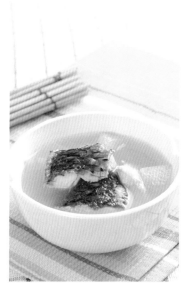

烧时，妈妈应多喝水，饮食以清淡易消化为主，在喂奶时要戴双层口罩；如果持续高烧，需暂停哺喂1~2天。如果新妈妈需要用药，要尽量避免使用对宝宝有不利影响的药物。如果不可避免，宜暂时停止喂奶。患急性乳腺炎属化脓性的或有破裂的一定要断乳，非化脓性或只是单纯红肿的就不一定要断乳。而且为了避免病后无乳，在暂停喂哺母乳时，妈妈应该每天定时用吸奶器吸出乳汁，否则会导致乳汁分泌减少，甚至停止分泌。

* 混合喂养方式不当

有些混合喂养的宝宝，新妈妈总是先让其吃母乳，吃不饱，再喂一些牛乳。混合喂养的宝宝一定不能同时喂两种奶，这样容易导致宝宝消化不良，最好的方法是喂一次母乳，再喂一次牛乳或白天喂牛乳，晚上喂母乳，要间隔着喂。

* 母乳喂养宝宝额外补水

有的新妈妈怕宝宝上火，在给宝宝吃母乳之外还要喝水。而现代医学研究表明，这种说法是毫无科学根据的。医学上研究母乳的渗透力与血浆相似，其中含有充足的水分，就算是在沙漠中母乳也不需要喂水。但是很多人不知道母乳的这一特点，给宝宝喂了母乳后还给宝宝喝水。却不知，宝宝的胃容量很小，这样不但会影响吃奶，还会使宝宝的胃腹胀。

不适合母乳喂养的新生儿

母乳喂养虽然好处很多，但并不是每个新生宝宝都适合母乳喂养。以下类型的宝宝就不适合母乳喂养：

* 母乳性黄疸

母乳性黄疸是宝宝在吃母乳时会有黄疸出现的现象。这时可以暂停母乳喂养，一般48小时左右，就可恢复母乳喂养。如果恢复母乳喂养后，发现宝宝黄疸再次加重，可再停喂一两天，然后再进行母乳喂养。一般情况下，经过两三次这样的过程，宝宝就不会因为吃母乳而出现黄疸了，可以继续母乳喂养。如果宝宝一直有这种现象，就最好停止母乳喂养。

* 患乳糖不耐受症

这类宝宝，由于体内乳糖酶缺乏使乳糖不能消化吸收，表现为吃了母乳或牛乳后会出现腹泻、严重呕吐。长期腹泻则会影响到宝宝的生长发育，并导致免疫力低下及反复感染，这时宝宝应

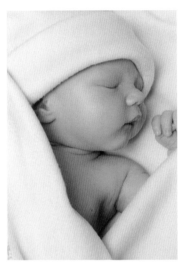

暂停母乳或其他奶制品的喂养，代之以不含乳糖的配方奶粉或大豆奶。

* 患有枫糖血症

这是由于宝宝先天性缺乏分支酮酸脱羧酶，引起的氨基酸代谢异常，临床表现是喂养困难、呕吐及神经系统症状。多数患儿伴有惊厥、低血糖、血和尿中分支氨基酸及相应酮酸增加，有特殊的尿味及汗味。患有本症的宝宝应给予低分支氨基酸膳食，国外已有此种奶粉，可避免这种损害。另

外，新妈妈要注意喂食母乳要少量。

* 患有先天性半乳糖血症

此类宝宝在进食母乳、牛乳后，会引起神经系统疾病和智力低下，并伴有白内障、肝、肾功能损害等。新生宝宝凡是喂奶后出现严重呕吐、腹泻、黄疸、肝脾大等，应高度怀疑本病的可能，经检查后明确诊断者，立即停止母乳及奶制品喂养，给予特殊不含乳糖的代乳品喂养。

* 患苯丙酮尿症

这类患儿智能落后，毛发和皮肤色素减退，头发发黄，尿及汗液有霉臭或鼠尿味。患儿应摄取低苯丙氨酸的饮食，最好不吃母乳或仅吃少量母乳，而应摄入无苯丙氨酸的特制奶粉或低苯丙氨酸的水解蛋白质，再辅以奶糕及米粉、蔬菜等，并应经常检测血中苯丙氨酸的浓度。

新生儿喂养有规律

新生宝宝胃容量小，消化系统功能弱，所以在喂养时，新妈妈一定要注意把握宝宝的进食规律，给宝宝最合适、最充足的营养。

* 哺喂要频繁

宝宝虽然个头比例不小，但胃却非常小，大约只是一个成年人的1/50，所以其需要频繁地进食，以保证身体发育的需要。等到了1岁，宝宝的胃长到了成年大小的1/3，就可以养成和成人相似的饮食规律了。

* 按需哺乳

当新生宝宝睡眠超过3小时，应该唤醒他哺1次乳。随着胃容量的增大，宝宝摄入乳汁或代乳品越来越多，吃饱后，睡眠时间也越来越长，这会慢慢形成固定的规律。新妈妈要注意处理好宝宝睡眠和饮食之间的关系，宝宝有需要就及时哺喂宝宝，而不要硬性地进行按时哺乳。按需哺乳，不计次数，不但可以刺激新妈妈的乳汁分泌得快些、多些，还可预防新妈妈奶胀，并使宝宝身高和体重的增长明显优于按时哺乳的宝宝。

* 通过宝宝体重增加的情况和日常行为来判断宝宝是否吃饱

这是判断宝宝进食情况的比较可靠的方法。如果宝宝清醒时精神好、情绪愉快，体重逐日增加，说明宝宝吃饱了；如果宝宝体重长时间增长缓慢，并且排除了患有某种疾病的可能，则说明通常认为宝宝吃饱的时候他并没有吃饱。

* 观察宝宝的排便，判断其是否吃饱

如果宝宝大便每天1~3次，色泽金黄（偶尔稀薄而微呈绿色，有时会混杂一些白色颗粒），有酸味但不臭，稠度均匀，如膏状或糊状；尿布24小时湿6次及6次以上，这些都可以说明宝宝吃得很满足。

> **替您支招**
>
> 由于母乳中维生素D含量较低，所以母乳喂养的宝宝一般在1~3个月时就应添加鱼肝油，以促进钙、磷的代谢吸收。

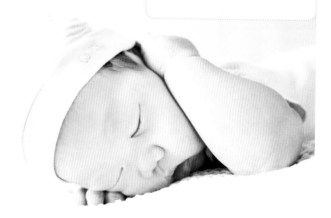

初乳——宝宝不能错过的营养品

产后，新妈妈的泌乳有一个质与量的变化，一般把产后4~5天以内的乳汁称作初乳，初乳中含有宝宝所需要的所有的营养成分。因此，新妈妈一定不要让宝宝错过这"黄金第一餐"。

* 初乳的营养特点

初乳中乳糖含量低，灰分高，特别是钠和氯含量高。其微量元素铜、铁、锌等矿物质的含量显著高于一般母乳，口感微咸。初乳中含铁量为一般母乳的3~5倍，铜含量约为一般母乳的6倍。

初乳中的维生素含量显著高于一般母乳。维生素B_2在初乳中有时较一般母乳中含量高出3~4倍，烟酸在初乳中含量也比常乳高。

初乳中的蛋白质含量远远高出一般母乳，特别乳清蛋白含量高。初乳内含比正常奶汁多5倍的蛋白质，尤其是其中含有比一般母乳更丰富的免疫球蛋白、乳铁蛋白、生长因子、巨噬细胞、中性粒细胞和淋巴细胞。这些物质都有防止感染和增强

免疫的功能。

初乳中还含有大量的生长因子，尤其是上皮生长因子，可以促进新生儿胃肠道上皮细胞生长，促进肝脏及其他组织的上皮细胞迅速发育，还参与调节胃液的酸碱度。

* 初乳的营养功效

💗 让母乳喂养成为可能

新妈妈在分娩30分钟内就应该让宝宝吮吸乳房，吃到初乳。因为刚出生的宝宝吮吸能力最强，如果在此时及时让宝宝吸奶，不仅可以让他吃到含有多种营养成分的初乳，还可以使母乳喂养变得更容易实现，也能促进新妈的乳房更快地分泌乳汁。

💗 能够增强宝宝的免疫力

初乳中含有能增进免疫力、促进细胞分裂等多种营养成分，最重要的是含有人体不可缺少的免疫球蛋白。占据初乳免疫成分80%的免疫球蛋白是对抗各种病原性细菌和病毒的自然抗体。由于新生宝宝的免疫系统还不成熟(新生儿的免疫力系统在出生5个月之后开始形成)，自身免疫能力低

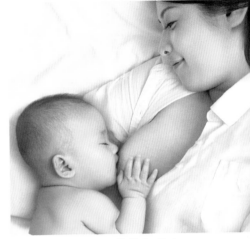

下，所以，最初只能靠初乳来获得免疫功能。

💗 能够促进宝宝生长

宝宝在新妈妈腹中时是通过脐带吸收营养成分的，出生后也迫切需要补充营养。此时，初乳对于宝宝来说特别重要。这是因为初乳中含有帮助宝宝生长发育的所有的营养成分。

💗 初乳可以预防黄疸

宝宝在新妈妈腹中时，由母体帮助代谢胆红素，但新生宝宝自身代谢功能却不足。初乳中含有帮助代谢胆红素的成分，因此，新妈妈通过喂养初乳就可以使宝宝有效预防黄疸症状。

人工喂养宝宝的注意事项

奶粉的浓度不能过浓，也不能过稀。过浓会使宝宝消化不良，大便中会带有奶瓣；过稀则会使宝宝营养不良。

奶量要按宝宝的体重计算，每日每千克体重需牛奶100毫升，如宝宝6千克重，每天就应吃牛奶600毫升，约3瓶奶，每3~4小时喂1次奶。

新妈妈每次喂奶前要试奶温，可以将乳汁滴几滴于手背或手腕处，试试奶温，以不烫手为宜。

喂奶时，奶瓶斜度应使乳汁始终充满奶头，以免宝宝将空气吸入。哺乳后应将宝宝竖抱拍气。

人工喂养的宝宝必须在两顿奶之间补充适量的水，一方面可以有利于宝宝对高脂蛋白的消化吸收，另一方面保持宝宝大便的通畅，防止消化功能紊乱。

4个月以内的宝宝可选择含蛋白质较低的婴儿配方奶，6~8个月可选用蛋白质含量较高的配方奶。那些对乳类蛋白质过敏的患儿，可选用以大豆作为蛋白质的配方奶。新鲜牛奶要经煮沸消毒、稀释及加糖调配后食用。

宝宝用的奶瓶、奶嘴必须每天消毒，清洗后，高温蒸煮10分钟左右即可；也可以使用专门的奶具消毒用具，市场上有此类产品。奶具消毒至少应坚持到宝宝满1周岁。

应提早添加辅助食品，如婴儿米粉及麦粉，其营养均衡全面，蛋白质、脂肪含量较高，还含有多种蛋白物质及维生素，容易消化吸收，能满足宝宝生长发育需要。

4个月以内的宝宝不宜以米糊为主食，以免引起蛋白质缺乏而导致营养不良。

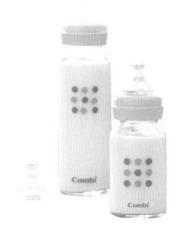

替您支招

人工喂养是指由于各种原因造成的主观上不愿进行母乳喂养，或者客观上限制了母乳喂养，而只好采用其他乳品和代乳品进行喂哺婴儿的一种方法。人工喂养相对母乳喂养，方法复杂一些，但只要细心，同样会收到较满意的喂养效果。

正确选择奶粉的方法

配方奶粉又称母乳化奶粉，它是为了满足婴儿的营养需要，在普通奶粉的基础上加以调配的奶制品。它除去牛奶中不符合婴儿吸收利用的成分，甚至可以改进母乳中铁的含量过低等一些不足，是婴儿健康成长所必需的，因此，给婴儿添加配方奶粉成为世界各地普遍采用的做法。市售婴儿配方奶粉成分大多符合宝宝需要，但仍有些成分比例不相同，并且按月龄分为不同阶段。当发现所食用的婴儿配方奶粉与宝宝的体质不合时，应立即停止原配方，改用其他品牌配方。在选择配方奶粉时要注意以下几个方面。

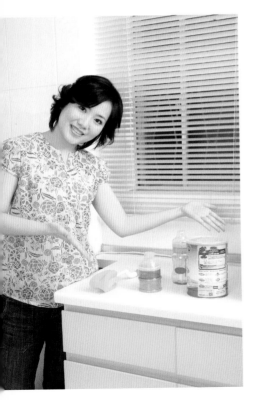

＊ 选择和母乳配方相近的奶粉

注意营养成分是否齐全，含量是否合理。产品营养成分表中一般要标明热量、蛋白质、脂肪、碳水化合物等基本营养成分及其含量，维生素类如维生素A、维生素D、维生素C、部分B族维生素，微量元素如钙、铁、锌、磷等，还要标明添加的其他营养物质。可以着重看一下油的成分，如果含有棕榈油成分，容易影响钙质吸收，宝宝容易上火，导致大便干硬甚至无法大便，应尽量选择植物油配方的奶粉。

＊ 看产品的冲调性和口感

很多妈妈觉得泡沫多的奶粉不好，其实这是个错误的认识。奶粉泡沫多的原因是因为其中不添加任何消泡剂，只要冲调得慢一些，就可以充分溶解。不加添加剂的奶粉对宝宝的健康更为有益。

＊ 选择知名企业和大企业生产的产品

由于规模较大的生产企业技术力量雄厚，产品配方设计较为科学、合理，有专业的生产线，企业管理水平较高，产品质量也有所保证。

＊ 尽量避免盲目消费的倾向

其实奶粉和其他任何消费品一样，并不是越贵的就越好。很多进口品牌在占领高端市场后，为了更好地打开中国市场，针对不同的消费者会推出不同的产品。这样的产品不仅有品牌保障，还能相对地节约育儿费用，妈妈可以根据自身的情况加以选择。

依宝宝月龄选购奶瓶

市场上的奶瓶从制作材料上分主要有两种，PC（聚碳纤维，一种无毒塑料，俗称太空玻璃）制和玻璃制的。玻璃奶瓶，因为它可以蒸煮消毒、容易洗涮干净，也可以放微波炉消毒或加热牛奶，而不致产生不利健康的化学元素。而PC质轻，而且不易碎，适合外出及较大宝宝自己拿，但它经受反复消毒的耐力不如玻璃制的奶品。形状不同的奶瓶适合不同月份的婴儿，新妈妈在选购奶瓶时一定要结合宝宝的月龄。

＊圆形奶瓶

适合0~3个月的宝宝用。这一时期，宝宝吃奶、喝水主要是靠新妈妈喂，圆形奶瓶内颈平滑，里面的液体流动顺畅。母乳喂养的宝宝喝水时最好用小号，储存母乳可用大号的。用其他方式喂养的宝宝则应用大号喂奶，让宝宝一次吃饱。

＊弧形、环形奶瓶

4个月以上的宝宝有了强烈的抓握东西的欲望，弧形瓶像一只小哑铃，环形瓶是一个长圆的"O"字形，它们都便于宝宝的小手握住，以满足他们自己吃奶的愿望。

＊带柄小奶瓶

1岁左右的宝宝就可以自己抱着奶瓶吃东西了，但又往往抱不稳，这种类似练习杯的奶瓶就是专为他们准备的，两个可移动的把柄便于宝宝用小手握住，还可以根据姿势调整把柄，坐着、躺着都行。

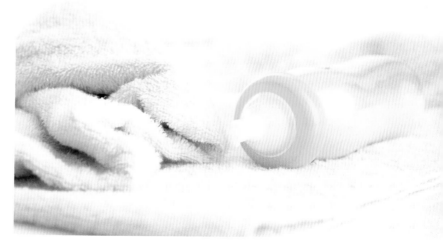

不能给宝宝打"蜡烛包"

中国民间有一个育儿习惯，就是把婴儿包得严严实实的，裹得紧紧的，也就是所谓的"蜡烛包"。认为这样可以让新生儿蜷曲的上下肢伸直，避免将来四肢畸形，还可避免婴儿长大后多动。此外，打蜡烛包时换衣方便，保暖，抱起来也方便。但是，殊不知，这种做法会给宝宝的生长发育带来一系列不良影响。

第一，感知觉是刺激宝宝大脑神经细胞发育必不可少的条件。"蜡烛包"限制了宝宝四肢的活动，减少了宝宝获得外界刺激的可能性，使宝宝的肌肉神经感受器得不到应有的刺激，从而妨碍大脑发育。

第二，影响婴儿的呼吸运动。尤其是婴儿哭泣时，包裹得太紧使婴儿胸廓的扩张受到限制，从而影响胸廓和肺的发育。

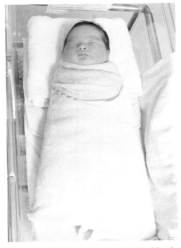

第三，对宝宝的健康不利。因为包裹得严实，又不会经常打开，使包裹里的温度高，这样就很容易滋生细菌，从而让宝宝患上尿布疹、脐炎、皮肤感染、褶皱处糜烂等。

第四，与其他婴儿相比，在"蜡烛包"里的宝宝更多地处在睡眠状态。因而胃口小，吃奶量小，营养跟不上，这样进一步影响到宝宝的生长发育。

其实，新生儿四肢蜷曲是神经系统发育不成熟的表现，不必人为地去矫正。随着神经系统的成熟，宝宝的四肢会自然伸直。因此，为了宝宝的"自由"和健康，还是不要打"蜡烛包"为好。

替您支招

包裹宝宝的具体方法：将薄毛毯对折成三角形，顶端朝上平铺在床中间；将宝宝放在毯中间，脖子要对着毯顶端，然后将一侧对折包住宝宝身体，将多余的部分平塞在宝宝身体下面；再将另一侧以相反的方向对折并塞好；最后，再盖一层蓬松的小棉被，将被角塞到毯子下面。

帮新生儿选择合适的玩具的原则

玩具是宝宝生活中不可缺少的东西,对孩子的身心发展起着非常重要的作用,它能促进孩子感知觉、语言、动作技能和技巧的发展;能够培养孩子的观察力、注意力、想象力和思维能力,开阔孩子的视野,激发孩子的欢乐情绪,培养儿童良好的品德。在宝宝刚出生的头几个月,他还不会抓东西或坐起来时,就已经对那些可以看或听的东西很感兴趣了。

选择玩具并不是越高档越精致越好,而是要根据孩子的年龄特点选择玩具。小儿各个年龄有其不同的生理心理特点,妈妈对玩具选择的侧重点也有所不同。为这个年龄的小儿选择的玩具主要是为了促进视听觉的发育,因此可选择一些外形优美、色彩鲜艳的玩具,以便引起孩子的兴趣和注意。新生儿喜欢看红颜色,喜欢看人的脸,容易注视图形复杂的区域、曲线和同心圆式的图案。新生儿不仅能听到声音,而且对声音频率很敏感,喜欢听和谐的音乐,并表示愉快。可给新生儿准备一个直径为15厘米的红色绒线球、印有黑白脸谱、黑白的条纹及同心圆图形的硬纸卡片、彩色气球、小摇铃、能发出悦耳声音的音乐盒、彩色旋转玩具等。

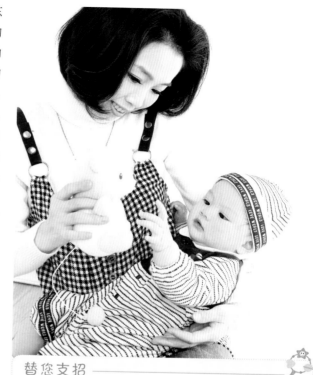

替您支招

宝宝刚刚来到这个世界上,尤其是新生儿,他每天可能只偶尔睁一下眼睛,大部分时间都在睡觉。这个时候给宝宝买的玩具是比较简单的,主要有下面几种:

选一些颜色鲜艳、声音悦耳、造型精美、既能看又能听的吊挂玩具,如:彩色气球、吹气娃娃及小动物、彩条旗、小灯笼、颜色鲜艳的充气玩具、拨浪鼓、摇铃等。注意1个月大的宝宝的视距在3米以内,要悬挂在婴儿的床头及周围,每隔4天轮流更换。

替宝宝选择合适的纸尿裤

纸尿裤应该是新生宝宝消耗量最大的用品了，如何选择合适的纸尿裤，是很多妈妈们关心的问题。

第一，卫生合格是第一位的。一般来说，品牌纸尿裤都是正规厂家加工生产的，但仿冒产品依然很多。有一些品牌代理商、经销商为了获得暴利，找卫生条件很差的小工厂加工仿冒品牌产品。因此，妈妈们一定要坚持正规渠道购买，商场、超市、大的网站平台、企业官网，这些地方一般不会出现假货。

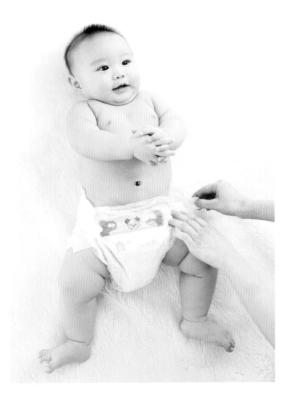

第二，选择吸湿力强的纸尿裤。吸湿力强表现为：能迅速将尿液吸入底层并锁定，能防止回渗和侧漏，这样的纸尿裤可以保持宝宝臀部皮肤干爽，防止宝宝红屁股。

第三，挑选具有透气腰带和腿部裁高设计的纸尿裤。这样的设计能减少尿片覆盖宝宝屁股的面积，让更多的皮肤接触到新鲜空气，随时将湿气散出，有助预防尿布疹。

第四，选择内外表层柔软的纸尿裤。这样的纸尿裤能避免伤害到宝宝臀部及大腿内侧柔嫩的皮肤，并让宝宝感觉舒适。

第五，选择大小合适的纸尿裤。这样的纸尿裤，宝宝穿上后肚子与尿裤之间不会出现空隙，更不会在宝宝的大腿上留下深深的印痕。每个宝宝的体形都是不同的，而包装袋所提供的规格虽具有一定的参考价值，但并不完全准确。因此，妈妈们最好在购买前试用一下，然后再决定使用哪一种品牌和哪一种规格的纸尿裤，并且应该随着宝宝的生长及时地更换。

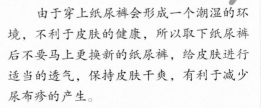

替您支招

由于穿上纸尿裤会形成一个潮湿的环境，不利于皮肤的健康，所以取下纸尿裤后不要马上更换新的纸尿裤，给皮肤进行适当的透气，保持皮肤干爽，有利于减少尿布疹的产生。

新生宝宝脐带护理

在正常的情况下，脐带在宝宝出生后3~7天脱落。但在脐带未脱落前，脐部易成为细菌繁殖的温床。脐带结扎后留有脐血管断口，如果脐部受到感染，细菌及其毒素进入脐血管的断口处并进入血循环，就会引起菌血症。由于新生儿免疫功能低下，菌血症会很快发展为败血症甚至脓毒血症。因此，脐带断端的护理是很重要的。护理新生儿脐带要注意以下几点：

* 每天清洁小肚脐

每天用棉签蘸上75%的酒精，一只手轻轻提起脐带的结扎线，另一只手用酒精棉签仔细在脐窝和脐带根部仔细擦拭，使脐带不再与脐窝粘连。然后，再用新的酒精棉签从脐窝中心向外转圈擦拭。别忘记把提过的结扎线也用酒精消消毒。

* 保持肚脐干爽

脐带一旦被水或尿液浸湿，要马上用干棉球或干净柔软的纱布擦干，然后用酒精棉签消毒。

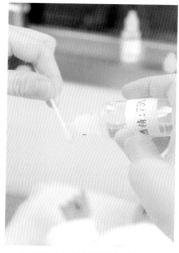

* 不要让纸尿裤或衣服摩擦脐带残端

脐带未脱或刚脱落时，要避免衣服和纸尿裤对宝宝脐部的摩擦。可以将尿布前面的上端往下翻一些，以减少纸尿裤对脐带残端的刺激。

* 脐带有分泌物正常

愈合中的脐带残端经常会渗出清亮的或淡黄色黏稠的液体，这是愈合中的脐带残端渗出的液体，属于正常现象。随着脐带自然脱落后，脐窝会有些潮湿，并有少许米汤样液体渗出，这是肉芽组织里的液体渗出所致，用75%的酒精轻轻擦干净即可。如果肚脐的渗出液像脓液或伴有恶臭味，说明脐部可能出现了感染，要带宝宝去医院。

* 脐带发红可能感染

如果肚脐和周围皮肤变得很红，而且用手摸起来感觉皮肤发热，那很可能是肚脐出现了感染，要及时带宝宝去看医生。

新妈妈给宝宝洗澡时，一定要保护好宝宝脐带，垫尿布和尿不湿时也要注意保护好脐带。如果到宝宝3周时，脐带还没脱落，并且出现红肿或一碰触宝宝就哭闹，应立即到医院就诊。

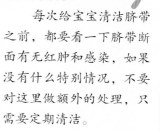

替您支招

每次给宝宝清洁脐带之前，都要看一下脐带断面有无红肿和感染，如果没有什么特别情况，不要对这里做额外的处理，只需要定期清洁。

精心呵护宝宝私处

＊女宝宝私处护理

女宝宝的阴道本身有一种自净能力，这是因为阴道上皮细胞内含有丰富的糖原，这种糖原由寄生在阴道内的阴道杆菌的分解而生成乳酸，乳酸使阴道内成酸性环境，可以防止许多致病菌的繁殖。但是阴道总是藏在尿布创造的黑暗环境中，容易受大小便残留的液体、残渣污染，所以女宝宝阴部光靠自净显然是不够的，这就要求妈妈为女宝宝做好清洁。

为女宝宝换尿布时，要彻底清洁宝宝的小屁股。如果宝宝大便，擦拭时，要注意正确的顺序，按照从上到下、从

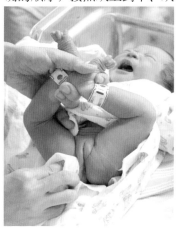

前到后清洁，这样肛门附近的细菌便不会污染到阴道。擦拭时要用婴儿专用的湿巾或干净的脱脂棉。用清水冲洗也遵循此顺序，洗后用干爽的棉布蘸干，可以在空气中暴露一会儿，以使皮肤透气。千万不要清洁新生女宝宝的外阴内部，以免造成不必要的感染。大腿根部的夹缝里也很容易粘有污垢，妈妈可以用一只手将宝宝的夹缝拨开，然后用另一只手轻轻擦拭。一定要等小屁股完全晾干后再穿上尿布。

＊男宝宝私处护理

男宝宝的性器官是由阴茎和阴囊两部分组成。阴茎外面覆盖着一层包皮，将这层包皮向根部拨开，中间就会露出阴茎的顶部，就是龟头。龟头的最顶端有个小口子叫作尿道口，是小便的出口。阴囊有两个，每个阴囊里面都有一个睾丸。男宝宝阴囊、阴茎处的皮肤皱褶多，汗腺多，分泌力强，大量的汗液、尿液及粪便残渣

易污染到阴茎、阴囊和会阴区，如果通风不畅，容易导致细菌等微生物的繁殖。另外，阴茎头部冠状沟内容易积淀脏物，形成白色甚至紫黑色的包皮垢。包皮垢是细菌繁殖的温床，它很容易导致包皮和阴茎头发炎。

为男宝宝换尿布或尿不湿时，一定要把会溅到尿液的皮肤，如宝宝的肚子、腿部、小屁股，用清水清洗干净后再换干爽的尿布。如果男宝宝大便了，先清洁肛门、屁股和腿褶皱处，再用清水清洗男宝宝的睾丸四周，用手指轻轻翻起男宝宝的包皮，用清水冲洗下宝宝的阴茎。洗干净后，用干净的毛巾蘸干。洗澡时也要注意清洗下阴茎，但千万不要揉捏拉扯，以免发炎。穿戴纸尿裤的时候，注意把男宝宝的小鸡鸡向下压，使之伏贴在阴囊上。这样做，一是为了不让宝宝尿尿的时候弄湿衣服，另外，也可以帮助宝宝的阴茎保持自然下垂的状态，避免将来影响穿衣的美观。

抱宝宝，姿势要正确

很多时候宝宝哭闹，只是为了让妈妈抱一抱。这种情况在以后几个月中会越来越明显。要抱抱，是宝宝撒娇的手段和目的，不为别的，就为了和妈妈紧密亲近的安全感。实验证明，抱宝宝时间越早，次数越多，越能更好地促进宝宝的大脑发育和智力发育，增进亲子情感，促进宝宝的个性发展。但是面对小小软软的宝宝，我们的新手父母该如何做，才能既不弄伤宝宝，又可以使宝宝舒服又开心呢？

新生儿的颈部肌肉发育不成熟，不足以支撑起头部的重量。妈妈要轻轻地把宝宝的小脑袋放入肘窝里，小臂及手托住孩子的背和腰，用另一只手掌托起小屁股，呈横抱或斜抱的姿势，使他的腰部和颈部在一个平面上。

还有两种方法可以让父母参考：手托法和腕托法。

*手托法

新妈妈用左手托住宝宝

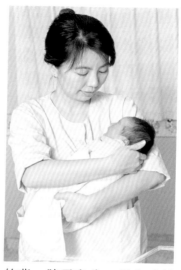

的背、脖子和头，用右手托住宝宝的屁股和腰部。

*腕托法

新妈妈轻轻地将宝宝的头放在左胳膊弯中，左小臂护住宝宝的头部，左腕和左手护背部和腰部，右小臂护宝宝的腿部，右手护宝宝的屁股和腰部。

*宝宝最喜欢的被抱姿势——竖抱法

竖抱的姿势是很多宝宝都非常喜欢的，也是喂奶后习惯的抱法，因为新妈妈在

给宝宝拍嗝时通常就是采用这种姿势。

用这种姿势来抱宝宝要注意的就是手在头部、背部和屁股的位置。喂奶以后，妈妈可以坐着不动，稍微调整一下宝宝的位置，让宝宝的屁股坐在自己的腿上，一只手托着他的背部，另一只手托着头和颈部。如果要拍嗝，可以用放在背部的手轻拍宝宝的背。

有些宝宝更喜欢妈妈站着抱自己，可能这样的视野比较开阔。站起后，妈妈的手支撑住宝宝的颈部和背部，上身微微前倾，把宝宝的头轻轻地靠在自己的胸前，有些宝宝喜欢把头搁在妈妈的肩膀上，这样的姿势也是可以的，然后确认一下手的位置在宝宝的颈部和屁股就可以了。

宝宝越小，竖抱的时间越要短，最初要控制在3分钟以内。等宝宝3个月大之后，脖子有力了，竖抱时间就可以长些了。

宝宝哭闹，新妈妈有对策

宝宝不会使用语言来表达他们的需要，哭就是他们的语言，从离开母体的一刹那，新生宝宝就用哭来向世人宣布，他来到了这个世界。宝宝哭的原因有很多，下面我们就来具体分析一下宝宝为什么哭，以及一些简单的解决方法。

* 饥饿

这是宝宝哭的最主要原因。这种哭声短而有力，比较有规律，中间有换气的间隔时间，渐渐急促。

* 哭着玩

这种哭一般是在无声无息中开始的，常常是由几声缓慢而拖长的哭声打头阵，声音较低发自喉咙，这只是要引起新爸妈的注意：宝宝寂寞了。新爸妈应该与宝宝玩耍和交流，唱歌、讲故事给他听，和他一起玩玩具，来消除他的寂寞。

* 不舒服了

因为尿布湿了，太冷或太热了。这时，用手摸摸宝宝的腹部，如果发凉，说明宝宝感到冷了；如果宝宝面色发红，烦躁不安，则表明宝宝太热了。宝宝痛苦地哭，多为消化不良、腹胀等

原因，想办法让宝宝打出嗝来，就会觉得好受一些。

* 累了

过度兴奋的宝宝会因为累过头而哭个不停，甚至不肯睡觉。

* 不安

妈妈上班后的分离、换了保姆、不喜欢陌生的环境和陌生人、单独待在房间

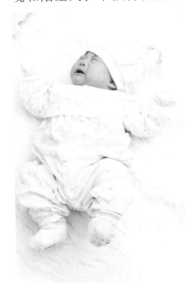

里、父母情绪不好等。无论你的宝宝多小，都不要当着宝宝的面吵架。没有人会告诉我们宝宝在想什么，但是家人的吵架会给宝宝的性格和心理留下负面影响，甚至影响智力发育。

* 睡前哭一哭

宝宝的哭声不太大，有规律，比较缠绵，甚至有些不安。稍大点儿的宝宝常常会用手揉眼睛和鼻子，或者哭哭停停，这就是人们常说的——闹瞌睡。临睡前留出20分钟让宝宝安静下来，加之慢慢延长忽视宝宝哭闹的时间，是很有效的方法。

事实上，健康宝宝持续性的哭泣是可以避免的。从小让宝宝建立起一套有规律的生活习惯，特别是良好的进食和睡眠习惯的养成，会更有效地控制宝宝的哭闹。

给宝宝洗澡的方法和注意事顶

给哺乳期的宝宝沐浴时，切不可使劲地擦，一定要轻轻地抚摸。为宝宝洗澡一般应在喂奶后的1~1.5小时后进行，水温为36℃~40℃，夏天可以略低些。洗澡时间以10分钟为宜，次数为每天1次，冬天可隔天洗1次，但新妈妈一定要注意不要忘了给宝宝洗小屁股。

宝宝应该有自己专门的洗澡工具，包括澡盆、纯棉小毛巾、大浴巾（或者直接用消毒纱布）、消毒棉棒、棉球、专用浴液、婴儿包被、衣服、尿片、婴儿专用爽身粉等。

*宝宝脐带未脱落时的洗澡法

先洗脸、洗头及颈部。用左肘部和腰部夹住宝宝的屁股，左手掌和左臂托住宝宝的头，用右手慢慢清洗。洗脸时可以用清洁纱布擦脸、擦眼睛，要自内眼角向外眼角轻轻擦拭。洗头时妈妈要注意按住宝宝两外耳道口，以免耳朵进水造成感染。有头垢（乳痂）时，妈妈可事前用适量的宝宝油擦在手心，轻柔地揉擦头垢处，使之软化，过一两个小时，再给宝宝正常清洗就可以了。宝宝的囟门还没有闭合，妈妈们千万不可用手抠除头垢，这对宝宝来说是非常危险的。

接着清洗宝宝的身体。因脐带未脱落，宜上下身分开洗，以免弄湿脐带，引起炎症。先洗上身，取洗头时同样的姿势，依次洗宝宝的颈、腋、前胸、后背、双臂和手。然后洗下身。将新生儿的头部靠在左肘窝，左手握住新生儿的左大腿，依次洗新生儿的阴部、臀部、大腿、小腿和脚。

洗澡结束后，新妈妈要以双手为支托并抓稳宝宝肩部，将宝宝抱离水中，用暖和过的、吸水好的大浴巾轻轻擦干宝宝的身体，让宝宝的小屁屁晾一会儿，有需要就再涂些防疹膏或润肤露等，以防"红屁股"的发生。身体的皱褶及弯曲部位，应特别注意洗净擦干，可适量替宝宝抹些爽身粉，然后给宝宝围上尿片，穿上衣服。

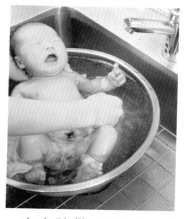

*宝宝脐带已经脱落时的洗澡法

若宝宝的脐带已脱落，那么在洗净脸及头颈部之后，就可将宝宝颈部以下置入浴盆中，成仰卧的姿态，由上而下洗完后，将宝宝改为伏靠的俯卧姿势，以洗背部及臀部肛门处。

*宝宝不适合洗澡或慎重洗澡的情况

宝宝打预防针后，宝宝频繁呕吐、腹泻时，宝宝发热或热退48小时以内，当宝宝发生皮肤损害时，刚给宝宝喂奶后，都不适合洗澡；低体重儿要慎重洗澡。

精心护理，让宝宝拥有优质睡眠

大多数新生宝宝爱睡觉，一天中大概有20个小时都在睡觉，所以宝宝需要一个舒适的睡眠环境，保证优质的睡眠。

*宝宝的居室要求

宝宝的房间最好能够朝南、通风好、不潮湿、外界环境比较安静。注意不要将宝宝的床铺放在日光直射的位置。无论是自然风还是电扇空调，都不要让风对着宝宝吹。宝宝的床要放在朝阳的一面，不要靠近暖气或者火炉，过高的温度很容易引起宝宝上火。冬季室内温度过高的话，可以给宝宝房间添置加湿器，保证室内湿度适宜。

*保证宝宝优质睡眠的方法

♥ 让宝宝独自入睡

宝宝一出生，妈妈就应积极地鼓励宝宝独自入睡，即使是新生宝宝也不应与妈妈同睡一床，可以在妈妈的床边放一张小床给宝宝睡，这样可以方便妈妈夜里照顾宝宝。

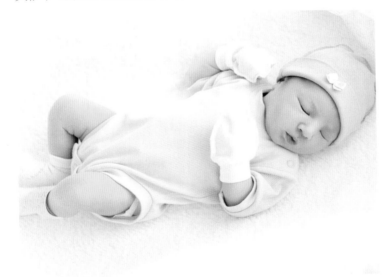

♥ 给宝宝更多爱抚和陪伴

为了让宝宝尽快入睡，妈妈可以轻轻地拍宝宝的背，要注意避免用力摇晃宝宝的婴儿床。对不愿入睡而哭泣不止的宝宝，妈妈可以坐在宝宝床边，握着宝宝的小手，轻声哼着轻柔的歌曲，帮助宝宝入睡。

♥ 睡眠姿势适时调整

宝宝最安全的睡觉姿势是仰睡。仰睡能够使呼吸道通畅无阻。对于刚吃完奶的宝宝可采取右侧位睡，即使宝宝呕吐也不会呛入气管内。如果发现宝宝俯睡，要及时帮宝宝调整姿势，以防发生意外。

♥ 让宝宝的身体自然放松

宝宝在睡觉时，四肢应处于自然状态。如果怕宝宝蹬被子可以给宝宝用睡袋，再怎么蹬也没有关系。

♥ 及时安抚睡觉发生惊跳的宝宝

在新生宝宝惊跳时，妈妈要及时用手轻轻按住宝宝身体任一部位，进行轻轻的安抚，使宝宝安静下来。也可以让宝宝多听听舒缓的音乐，促进睡眠，室内避免出现例如电话铃、狗叫声、吸尘器的轰鸣声等强刺激。

＊静音、暗室不利于宝宝睡眠

有些家长总怕声音大了会惊吓到宝宝，因此走路、说话、做事尽量不发出声音，让宝宝生活在一个非常安静的环境里。这种做法是不对的，不利于宝宝的听觉发育。父母应该给宝宝一个有声的环境，家人的正常活动，室外传来的各种声音，都会刺激宝宝的听觉，促进其听觉发育。

还有的家长担心光线太亮影响宝宝睡眠，总是拉着窗帘、不敢开灯，把宝宝总是放在一个相对暗的环境，这种做法也是非常错误的，不利于宝宝的视觉发育。应该让宝宝在自然的环境中感受天黑、天亮，这样会大大刺激宝宝眼睛的感光性，促进视觉发育。

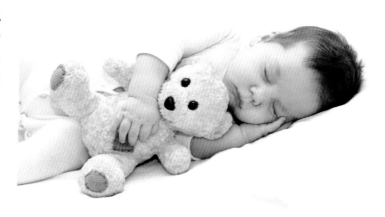

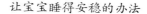

替您支招

让宝宝睡得安稳的办法

◆ 晚上可以给宝宝营造一个有利于宝宝入睡的环境，例如，给宝宝洗个温水澡，洗后轻轻按摩一下。

◆ 抱着哄睡时，要离宝宝睡觉的小床尽量近一些，因为距离小床越远，宝宝在梦中醒来的机会就越大，所以，要尽可能在靠近小床的地方喂奶或哄宝宝入睡。现在提倡宝宝睡觉的小床应放在妈妈睡觉的床边。

◆ 在哄宝宝睡觉之前，应该先把床铺好，如果临时用单手去清除床上的物品或铺床时，宝宝可能随时醒来。如果你是由左（右）边将宝宝放下，就把宝宝放在你的左（右）手臂上喂奶，或是哄睡。婴儿床最好不要靠墙，这样从两边都可以放宝宝躺进去。

◆ 要保持妈妈与宝宝的接触，因为宝宝突然离开妈妈的怀抱，很容易发生惊跳，然后醒过来。因此，需要妈妈在放下宝宝的同时，再轻轻地拍哄着，等宝宝睡稳之后，仍要将手留在宝宝的身上待一会儿，也可以哼唱一些催眠曲或是说一些有节奏的童谣哄宝宝入睡。

宝宝衣服选购要点

妈妈都喜欢给宝宝穿漂亮可爱的小衣服，于是见到好看的宝宝衣服就想买下来。但新生宝宝免疫力低、皮肤过嫩、抵抗力差，新妈妈在为新生宝宝选购衣服时一定要细之又细。

新生儿汗腺分泌旺盛，最好选用棉布做衣料，新生儿如果患有奶癣，其上衣更不宜穿化纤及羊毛一类衣服，而应选择棉布或丝绸做衣服。

宝宝的衣服材料应该柔软、舒适，缝合处不能坚硬。在购买前，新妈妈要检查好领口的大小和腰围。

给宝宝买褓褛巾时，最好买棉线或羊毛绒的，如果购买布质的，一定要保证质地柔软、舒适。

新生儿的衣服以结带斜襟式为最好，这种衣服前襟要做得长些，后背可稍短些，以避免或减少大便的污染。

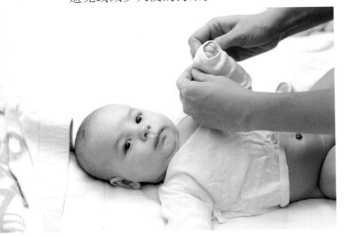

新生儿的活动是无意识、不规则和不协调的，四肢还大多是屈曲状，为了不束缚他们的发育，衣服宜做得宽大，这样，既便于他们活动，又便于穿脱。

新生儿的骨骼细嫩，不适合穿套头衫，最好让宝宝穿开衫，以方便穿脱。

为避免划伤宝宝娇嫩的皮肤，衣服上不要钉纽扣，更不能使用别针，新妈妈可以用带子系在宝宝身侧。冬天的衣服也可采用上述式样做成双层，中间垫以薄棉胎；夏季，新生儿最适宜的衣服为连衣裙式的长单衣，背后系带，便于换尿布。

新生儿衣服的颜色以浅淡为宜，深色颜料染成的布对皮肤有一定刺激，容易引起皮炎。

新妈妈给宝宝选购衣服时，一定要保证宝宝至少可以穿2个月的时间。宝宝不会在意略大一些的衣物，实际上略大一些的衣物更为合适，因为宝宝在很短的时间里就会长大的。

给宝宝购买的衣服不要影响尿布的使用，换尿布时不用脱下很多的衣服，以免宝宝着凉，新妈妈可以购买宽松的连衣裤。

新妈妈不宜为宝宝购买带有花边的衣服，宝宝可能会把手插到其中的孔中，影响宝宝的血液循环。

新妈妈一定不要为宝宝购买易燃的衣服。

为宝宝购买内衣时，要注意内衣的缝制工艺，以接缝越少越好为准则。所有新买的内衣在给宝宝穿之前，都应用开水烫洗，然后在太阳下暴晒杀菌后再给宝宝穿。

不要给新生儿枕枕头

很多要添新宝宝的家庭，在宝宝还没有出生的时候就张罗着给宝宝准备枕头，"蚕米""蚕丝"枕头是最好的，或者退而求其次准备"荞麦皮""小米"枕头，等等，准备给新生儿"睡头"使用。是否应该给新生儿使用枕头呢？

观察一个新妈妈抱宝宝的本能姿势，能说明对新生儿来说什么是最舒服的：一只手臂支撑头颈部，头颅略微后仰，另一只手护住后背部，托起身体重量。在妈妈的怀里新生儿是能自如转动头部的，因为头枕部完全没有压力，转动就没有阻力。而把新生儿放到平床上时，每个细心的新妈妈都会发现新生儿头部贴到床面上时都有一个脖子被折回来的现象，新生儿身体全部到床上以后，脖子的角度与妈妈抱着的时候相比是更向前的，说明平床已经让新生儿的呼

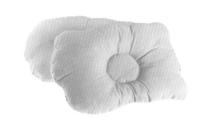

吸道变窄了，如果还要给新生儿头枕部垫东西，只会增加呼吸道被挤窄的程度，所以说提前给新生儿用枕头是非自然的方法，还有可能增加其他风险。

护理宝宝有禁忌

宝宝刚刚降生，身体娇弱，日常护理稍有不慎，就可能会给宝宝带来不适和伤害，所以新爸妈在照顾宝宝时，一定要注意一些禁忌，给宝宝的健康成长开好头。

＊不要频繁给宝宝洗澡

宝宝的皮肤角质层软而薄，血管丰富，吸收能力非常强，如果洗澡次数过频，或洗澡时使用药皂及碱性强的肥皂，会因宝宝皮肤表面油脂被去除而降低皮肤防御功能。

＊不要用洗衣粉洗婴儿衣服

洗衣粉的主要成分是烷基苯磺酸钠。这种物质进入宝宝体内以后，对宝宝体内的淀粉酶、胃蛋白酶的活性有着很强的抑制作用，容易引起人体中毒，如果洗涤不净，就会给婴儿造成危害。因此，婴儿衣服忌用洗衣粉洗。

＊不要把新衣物直接给宝宝穿

新买来的婴儿衣服，必须用柔和的清洁剂清洗以后再给宝宝穿。之所以要先洗后穿，是要洗去新衣服中的漂白粉及其他染料的残质，以免刺激宝宝娇嫩的皮肤。

* 不要拧捏宝宝的脸蛋

许多新爸妈在给宝宝喂药时，由于宝宝不愿吃而用手捏嘴；有时父母在逗孩子玩时，也喜欢在婴幼儿的脸蛋上拧捏，这样做是不对的。婴幼儿的腮腺和腮腺管一次又一次地受到挤伤会造成流口水、口腔黏膜炎等疾病。

* 不要让宝宝睡在新爸妈中间

许多新爸妈在睡觉时总喜欢把宝宝放在中间，其实这样做对宝宝的健康不利。在人体中，脑组织的耗氧量非常大。一般情况下，宝宝越小，脑耗氧量占全身耗氧量的比例也就越大。宝宝睡在新爸妈中间，就会使宝宝处于一个极度缺氧而二氧化碳非常多的环境里，使宝宝出现睡觉不稳、做噩梦以及半夜哭闹等现象，直接妨碍了宝宝的正常生长发育。

* 不要用塑料薄膜做尿布

塑料薄膜不透气，用它来包裹宝宝，会直接影响其身体皮肤的正常发育，排出体内废料、分泌汗液、调节体温、呼出二氧化碳等功能将会受阻。而且塑料薄膜会随时间老化，从而刺激宝宝皮肤发红、疼痛，一旦细菌侵入，就会发生感染、溃烂，还会引起败血症并危及生命。

* 不要久留宝宝头垢

保留头垢十分有害，因为头垢是宝宝头皮上的分泌物、皮脂，添加一些灰尘堆积而成。它不但不会保护宝宝的囟门，相反会影响宝宝头皮的生长和生理机能，因此，应及时清洗。

* 不要拍打宝宝的后脑、后背

在宝宝后脑和脊椎骨的椎管内，有中枢神经和脊髓神经，如果用力拍打宝宝的后脑及后背，会产生压强和震动，很容易使宝宝的中枢神经受到损害。

> **替您支招**
>
> 有的妈妈因为宝宝睡到床上容易醒，为了延长宝宝睡眠时间，就抱着宝宝睡觉，这种做法是不可取的。因为宝宝在大人怀里睡觉时，容易受到大人动作的影响，所以睡眠质量不高，肌肉也得不到全部放松，同时新陈代谢会降低，从而影响宝宝的心肺功能的增强、骨骼发育速度和抵抗力的加强，所以建议宝宝睡着后最好把他放到床上。

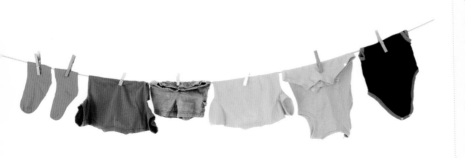

让宝宝开心，新爸爸有妙招

很多人觉得新爸爸笨手笨脚，不会照顾宝宝，不会哄宝宝，逗宝宝，让宝宝开心。其实爱宝宝的新爸爸也可以摸索自己哄宝宝的特殊方法。

轻轻摇宝宝

宝宝喜欢动，新爸爸把宝宝放到自己结实有力的臂弯轻轻摇来摇去，宝宝一定会开心起来，即使哭闹的宝宝也会安静下来。

把宝宝抱在胸前

新爸爸把宝宝抱在胸前，让宝宝感受自己的体温、心跳的节奏、呼吸时的起伏和走路时的轻柔摆动，用不了几分钟，小宝宝就会昏昏欲睡。

找到宝宝哭的原因

如果宝宝饿了，让他睡觉，他会哭得更凶；如果宝宝因为困了而哭闹不止，给他换尿布就无济于事。所以新爸爸一定要找到宝宝哭闹的真正原因，对症下药。

和宝宝跳个舞吧

新爸爸可以把宝宝举到肩膀上，让他抱住自己的脖子，然后轻轻起舞，慢慢地前后摇晃身体，还可以偶尔加上一两个旋转，轻声哼一些音乐，宝宝一定会渐渐地安静下来。

给宝宝耍耍宝

新爸爸给宝宝做个鬼脸，或者在宝宝面前耍耍宝，宝宝很可能会破涕为笑，变得开心起来。

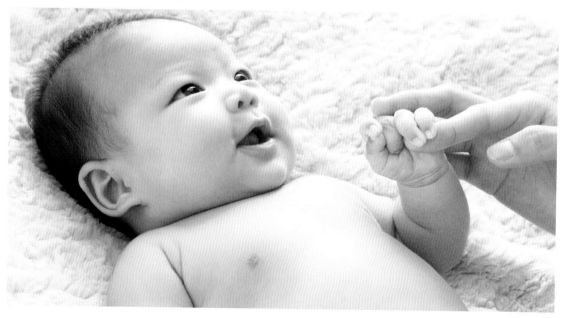

宝宝大便干燥的原因和应对

很多新宝宝有便秘的现象，新妈妈看宝宝因大便干燥而难受的样子，十分着急，有时候采取一些方法，又毫无效果。遇到宝宝大便干燥，新妈妈首先应该找到原因，而不能盲目、主观地根据常识或经验解决宝宝的大便干燥问题。新妈妈只有原因明确，方可对症下药。

* 宝宝大便干燥的原因

宝宝上火了

这是宝宝大便干燥的主要原因。

没养成良好排便习惯

如果宝宝养成每日定时排便的习惯，时间一到就想排便，这样粪质在结肠内停留时间短，大便不会太干，就容易排出。有的宝宝因大便干，排便时引起肛裂，而感到疼痛，以后就会因怕痛而不敢排便，间隔时间越长，便秘也就越严重。

母乳蛋白质含量过高

新妈妈的饮食情况，直接影响着母乳的质量，如果母亲顿顿喝猪蹄汤、鸡汤等富含蛋白质的汤类，乳汁中的蛋白质就会过多，宝宝吃后，大便偏碱性，便会表现为硬而干，不易排出。

奶粉喂养，消化不良

奶粉的原料是牛奶，牛奶中含酪蛋白多，钙盐含量也较高，在胃酸的作用下容易结成块，宝宝不易消化。

宝宝肠胃不适应

混合喂养或人工喂养的宝宝，会进食配方奶粉，配方奶粉是由牛奶为原料制作而成，其中添加了各种营养素，有些宝宝的肠胃不适应某种奶粉，以至于喝了特定品牌的奶粉后就便不出来。

* 宝宝大便干燥的应对策略

哺乳期内的新妈妈要多吃蔬菜、瓜果；少吃油炸、煎烤类的食品和巧克力、奶油等甜食，夏天对于桂圆、荔枝、杜果等热性水果也要少吃，这样吮吸母乳的宝宝就不会轻易上火，也就会减少大便干燥的情况。

每天早晨让宝宝习惯排

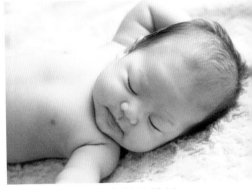

便，以培养宝宝良好的排便习惯。

人工喂养或混合喂养的宝宝，早上起来就应适量补水，以清理肠道，排除废物，唤醒消化系统及整体机能的恢复，清洁口腔等；半小时后再喝奶，吃完后再喝几口水以清洁口腔；有些宝宝不爱喝白开水，新妈妈也可以给宝宝喝些果汁。

宝宝食用的配方奶粉要按照说明冲调，不要冲调过浓。

宝宝大便干燥，新妈妈也可以试着更换其他品牌的奶粉；此外，添加双歧杆菌的奶粉有助于防止宝宝便秘，妈妈在购买时，不妨选购这样的奶粉。

多抱宝宝，让宝宝健康成长

被爸爸妈妈抱，是宝宝最喜欢、最有安全感的事。宝宝爱哭闹，而索取拥抱就是宝宝哭的一大原因。因此，新爸妈应该多抱抱宝宝，增加宝宝的幸福感和安全感，让宝宝健康快乐地成长。

* 拥抱宝宝的好处

促进宝宝触觉感官发育

触觉对于宝宝的成长非常重要，只有在拥有良好的触觉感受之后，宝宝才能更好地与外界建立起联系。而拥抱，就是给初生宝宝提供触觉刺激的最佳方式。通过与妈妈的肢体接触，宝宝可以喝到母奶、听见母亲的心跳，还能感受到妈妈说话时的温柔语气，这些都能带来舒适的触觉刺激。只有得到足够触觉刺激的宝宝，其感觉统合能力的发展才更加完整，未来的学习及其他发展也才会更为出色。

锻炼宝宝的挫折忍受力

拥抱可以为宝宝提供安全感。一个从小就得到足够安全感的宝宝，即使以后遇到挫折，他也会对自己充满信心，相信自己可以解决问题，因为他知道，不管结果如何，他都有爱自己、支持自己的人。

缓和宝宝的不良情绪

只要妈妈给宝宝一个温暖的拥抱，那么宝宝的哭泣基本都能立刻停止，因为妈妈的拥抱可以有效安抚宝宝的不良情绪，让他很快恢复愉快的心情。

* 选择宝宝最需要拥抱的时机

当宝宝哭泣时，新爸妈一方面找找宝宝哭的原因，另一方面应该把宝宝抱在怀里给予安慰。

在宝宝睡醒之后，新爸妈可以抱起宝宝，让他觉得很安全，很愉快，尽快摆脱刚睡醒的懵懂状态。

在宝宝被巨大声音惊吓时、走路摔倒时、玩玩具受挫时，新爸妈的拥抱和安慰对宝宝很重要，能让宝宝尽快忘记刚刚发生的不愉快，重新继续刚才的活动。

宝宝在出生6个月之后，开始出现怕生的反应，对于陌生人或陌生的环境，宝宝都可能产生抗拒的心理，因此当宝宝面临陌生环境和陌生人时，新爸妈先要抱抱宝宝，给他熟悉和适应的时间。

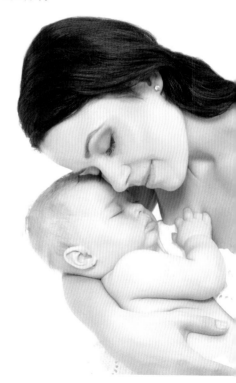

宝宝做错事受到惩罚后，新爸妈一定要给宝宝一个拥抱，这个拥抱会让宝宝知道你是爱他的，会让他对大人的处罚行为多一分理解。

＊不恰当的拥抱要避免

有的新爸妈抱着宝宝，却在做或想其他的事，比如打电话、和别人聊天等，而把宝宝晾在一边，不和宝宝交流，会让宝宝觉得被冷落了，还可能会哭闹。

宝宝需要的是有安全感的拥抱，所以新爸妈抱宝宝的动作要轻柔，声音要和缓。如果新爸妈的动作很大，或过度地摇晃宝宝，或是抱宝宝时大声叫喊，会让宝宝感觉相当不舒服，很容易破坏拥抱在宝宝心目中的美好感觉。

拥抱宝宝好处多多，但也并不意味着要时时刻刻把宝宝抱在怀里。当宝宝睡着之后，或是到了学爬、学走的阶段，就不需要新爸妈整天抱着宝宝了，否则会影响宝宝学习和探索能力的发展。

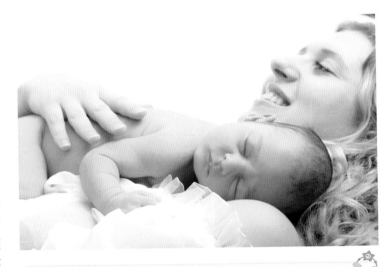

替您支招

抱宝宝也是与宝宝肌肤接触的重要途径，不同于哺乳的是，抱宝宝时可以与宝宝说话、玩耍，还可以抱着宝宝四处走动，这对宝宝扩大视野、锻炼智能都有好处。

抱孩子的姿势有很多种，但在新生儿期，最好的方式是打横抱，让孩子像躺在摇篮里一样舒服，方法是：

◆ 把手放在孩子头下，手包着整个头部，腕托着颈部。

◆ 将另一只手从反方向插入孩子臀部下方，用手掌包住，然后双手平均一起用力，将孩子托起来。

等宝宝的头部可以稳定居中了，颈部比较有力的时候，就可以多变换抱法，让孩子的视野更广阔。

新生宝宝无论是男宝宝还是女宝宝，都要多抱抱，有的妈妈担心男宝宝抱久了会太黏人，其实，新生宝宝的心智发育不全，目前非常需要通过触觉来获取安全感，所以小宝宝多抱并不会形成抱癖，等宝宝长大一点会逐步形成自己的个性。

防范意外窒息，保证宝宝安全

宝宝十分娇弱，没有自卫自救的能力，一旦危险降临，宝宝就很可能受到伤害，甚至失去稚嫩的小生命。其中，意外窒息，就是新妈妈一定要防范的小儿事故之一。

*宝宝容易发生窒息的情况

奶嘴孔太大使奶瓶中的奶汁流速过快，呛入宝宝气管，引起窒息。

妈妈给宝宝喂奶结束后，让宝宝仰卧，宝宝吸进胃内的空气将奶汁漾出，呛入气管内而造成突然窒息。

宝宝俯卧时，枕头或身边的毛巾、枕巾堵住口鼻，使宝宝不能呼吸，宝宝又没有能力自己移开，从而造成呼吸困难。

新妈妈在宝宝枕边放塑料布单以防吐奶，塑料布单不慎被吹起，蒙在宝宝脸上，但宝宝不能将其取下而造成窒息。

妈妈把宝宝搂在一个大被子里睡觉。妈妈熟睡

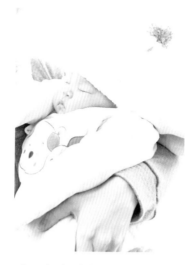

后，翻身时或是无意将上肢压住宝宝的口鼻而造成宝宝窒息。

抱宝宝外出时裹得太紧，尤其是寒冷时候和大风天，使宝宝因不能透气而缺氧窒息。

妈妈夜里躺在被子里给宝宝喂母乳，但由于白天过于劳累而不知不觉地睡着，将乳房堵住宝宝的口鼻而使宝宝不能呼吸。

妈妈怕宝宝冷，给他盖得厚厚的，并把被子盖过宝宝的头部，使宝宝的口鼻被堵住，不能呼吸引起窒息。

*宝宝意外窒息的防范措施

常吐奶的宝宝不要给他佩戴塑料围嘴。

给宝宝喂奶时，不要让他仰着喝。

新妈妈夜间给宝宝喂奶，最好坐起来，在清醒状态下喂完，然后待宝宝睡着后，自己再去睡。

对于经常吐奶的宝宝，在喂奶后要轻轻拍他的后背，待胃内空气排出后，再把他放在小床上，宝宝睡熟后，妈妈要在旁边守护一段时间。

冬天寒冷时，给宝宝独自准备一个厚而轻松的小棉被。

不要让宝宝和妈妈同睡一个被窝。

天气寒冷带宝宝外出时，在把宝宝包裹严实的同时，一定要记住空气流通。

最好不要让宝宝俯卧睡觉。

宝宝夜哭的原因和应对措施

宝宝夜哭不止，让新爸妈很是苦恼，也十分辛苦。那么宝宝为什么总爱夜哭呢？新爸妈只要找到原因，宝宝夜哭不止的问题就会迎刃而解。

* 宝宝夜哭的原因

一般而言，小宝宝隔2~3个小时就可能要吃奶，有些妈妈却喜欢按时哺喂宝宝，对无法忍耐饥饿的宝宝而言，这种方式十分痛苦，因此往往哭闹不止；还有的新妈妈给宝宝规定了吃奶量，宝宝即使不想吃了，新妈妈还在哺喂，导致宝宝吃得过饱，也会引起宝宝哭闹。

哺喂母乳的妈妈吃了口味比较重的食物，比如辣椒、洋葱、咖喱等，使宝宝受到影响而哭闹。

很多宝宝夜里忽然哭起来，是因为尿布湿了，觉得不舒服。

当宝宝自己睡时，醒来妈妈不在身边，想妈妈了，或者害怕了，也会哭起来。

太多嘈杂的声音、震动或视觉刺激，也会让宝宝变得不安，爱哭闹。

小宝宝调节体温的能力还不够强，环境温度过热或过冷都会让宝宝感到焦躁或不舒服，因而哭闹。

宝宝发生了肠绞痛。

* 宝宝夜哭的应对措施

新妈妈应该依宝宝的具体情况按需哺喂宝宝，宝宝饿了，就及时给宝宝哺乳；宝宝吃饱了，就别强制宝宝吃到规定的量。这可以有效地减少宝宝的夜哭。

哺喂母乳的妈妈尽量避免食用刺激性或含咖啡因、酒精的食物与饮品，以免影响到宝宝的情绪反应。

夜晚及时给宝宝换上干爽的尿布或纸尿裤。

给宝宝创造一个相对安静、想妈妈时就能找到妈妈的睡眠环境。

宝宝所在居室要维持舒适的温度，特别是晚上，不要冷也不要热，保持宝宝身体的舒适。

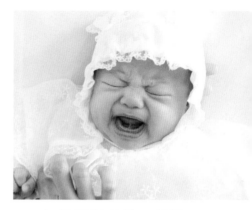

如果宝宝夜哭，是因为发生了肠绞痛，妈妈不要过于紧张，可以抱起宝宝，有规律地、轻轻地摇一摇，在宝宝小肚子上擦一些消胀气的药膏并按摩一下，或用温毛巾放在宝宝胃部、唱唱歌、洗个温水澡等，都可以有效舒缓宝宝的不适感。如果不能奏效，新妈妈要尽快到医院做进一步诊断，在医师指导下使用一些抗组织胺、镇静剂等药物。一般情况下，等宝宝到了3个月大左右时，肠绞痛的发生率将大大降低。

新生儿发热的应对措施

宝宝体温往往下午和夜里偏热，流汗时也偏热。宝宝上午正常状态下一般测量腋温为36℃~37℃，如果超过40℃，则可以引起惊厥发作，甚至造成脑损伤，新爸妈应该高度重视。

新生宝宝发烧后，体温在38℃以下时一般不用处理，多喝些水就可以。可如果体温超过38.5℃，就要立即看医生了。在使用药物降温的同时，也要配合物理降温，每过1个小时要测量一次宝宝的体温。

* 新生儿的体温测量法

口测法：舌下测5分钟，正常值为36.3℃~37.2℃。

肛测法：肛门测5分钟，正常值为36.5℃~37.7℃。

腋测法：腋窝下测5分钟，正常值为36℃~37℃。

* 新生儿发热降温法——物理降温

物理降温是给发热的新生儿降温的最有效的方法。

多喝温开水

给宝宝多喝温开水，补充体液，非常有效实用。但禁忌喝冷水，因为会加重病情。

温水擦浴

用温水擦拭宝宝的全身，这个方法适合所有发烧的宝宝，水的温度在32℃~34℃比较适宜，每次擦拭的时间10分钟以上。擦拭的重点部位在皮肤皱褶的地方，如颈部、腋下、肘部、腹股沟处等。

自然降温

这种方法适用于1个月以下的宝宝，特别是夏天，只要把宝宝的衣服敞开，放在阴凉的地方，宝宝的体温就会慢慢下降。

空调降温

也可以通过调节空调的温度，来给宝宝降温。如果宝宝发烧时伴随有畏寒、寒战，就不能使用空调降温。

* 新生儿发热增减衣服须知

宝宝发热，穿衣就要多加注意，增减衣服要配合宝宝发烧的过程。当体温开始上升，宝宝会觉得冷，此时应添加长袖透气的薄衫，同时可以给予退烧药；服药半小时之后，药效开始发挥作用，身体开始出现散热反应，宝宝会冒汗，感觉到热，此时就应减少衣物。

替您支招

千万不要用酒精擦洗法来给宝宝降温。用酒精擦拭宝宝的身体，会造成宝宝皮肤快速舒张及收缩，对宝宝刺激大，另外还有可能造成宝宝酒精中毒。

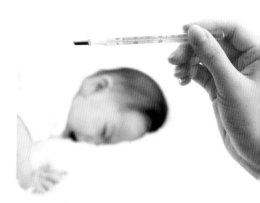

新生儿黄疸的应对和治疗

新生儿黄疸是新生儿期常见症状之一，尤其是1周内的新生儿。大部分的新生儿出生后2~5天内会出现皮肤发黄的现象，这是正常的现象。

新生儿黄疸分为生理性黄疸和病理性黄疸。

生理性黄疸通常出现在宝宝出生后2~3天并逐渐加深，在第4~6天为高峰，第2周开始黄疸逐渐减轻。发生生理性黄疸的宝宝体温正常，食欲好，大小便正常。而宝宝患有病理性黄疸，通常会表现为：出现早，出生后24小时内就会出现；程度重，血清胆红素超过同日龄正常儿平均值；进展快，血清胆红素每天上升速度快；持续时间长。

生理性黄疸，通常无须处理，会自行消失。而病理性黄疸若诊治不及时，会给宝宝带来严重的后果。如黄疸持续加重，可出现发热、高声尖叫、抽搐，以致呼吸衰竭。因此，一旦发现宝宝看起来愈来愈黄，精神及胃口都不好，或者体温不稳、嗜睡，容易尖声哭闹等，应及时请医生诊治，以免贻误病情。

＊ 新生儿黄疸的预防与护理

要注意保护宝宝皮肤、脐部及臀部清洁，防止破损感染，引起病理性黄疸。

新妈妈如果曾生过有胎黄的宝宝，再妊娠时应及时预防，按时服用中药。

注意观察胎黄宝宝的全身症候，有无惊恐不安、精神萎靡、吮乳困难、嗜睡、两目斜视、四肢强直或抽搐等症，以便对重症患儿及早发现、及时处理。

宝宝出生后要密切观察其巩膜黄疸情况，发现黄疸应尽早治疗，并观察黄疸色泽变化以了解黄疸的进退。

＊ 新生儿黄疸的治疗

♥ 药物治疗

药物治疗也分为中药和西药。西药治疗方法是通过供应白蛋白，纠正代谢性酸中毒，肝酶诱导剂(如苯巴比妥)，静脉使用免疫球蛋白。西药以酶诱导素或糖皮质激素为主，中药治疗方法则主要以茵陈蒿汤为主。

♥ 光照疗法

光照疗法是一种降低血清未结合胆红素的简单而有效的方法。只要是各种原因引起的间接胆红素上升都可以进行光疗，尤其确诊为母子血型不合溶血症时，适合使用光照疗法。具体方法为：将新生儿卧放在光疗箱中。记住双眼要用黑色眼罩保护，以免损伤视网膜；会阴、肛门部用尿布遮盖，其余均裸露。用单面蓝光或双面蓝光照射，持续24~48小时(一般不超过4天)，等胆红素下降到7毫克/升以下即可。

♥ 换血疗法

换血疗法可以有效地降低胆红素，换出已致敏的红细胞，减轻贫血。不过这种方法的实施需要一定的条件，且会发生一些不良反应，所以用时要严格注意掌握适应证。

总之，新手父母要对新生儿黄疸足够重视，黄疸较为明显的新生儿应该到医疗条件好、医学设备齐全的医院进一步检查，以全面了解宝宝黄疸的严重程度和肝功能状况，以便进行病因治疗。

宝宝尿布疹的防护

宝宝皮肤娇嫩，若长期浸泡在尿液中或因尿布密不透风而潮湿，臀部常会出现红色的小疹子或皮肤变得比较粗糙，即为尿布疹，也称"红屁股"。患了尿布疹，宝宝会难受不已，因此新妈妈应该做好宝宝尿布疹的防护工作，让宝宝干爽、舒服。

* 尿布疹的症状

轻度症状

轻度的尿布疹也叫臀红，即在宝宝会阴部、肛门周围及臀部、大腿外侧，皮肤的血管充血、发红。

中度症状

轻度尿布疹继续发展，则会出现渗出液，并逐渐增多，继而表皮脱落，形成浅表的溃疡，并可伴随红斑、丘疹。

重度症状

中度尿布疹如果不及时治疗，则会发展为较深的溃疡，甚至褥疮。

* 引起尿布疹的诱因

首先，宝宝皮肤娇嫩，其消化和吸收功能又处在逐渐成熟阶段，如不及时更换尿布，宝宝私处容易受尿液和粪便的污染，使其温度、湿度、pH值增加，再加之经常摩擦，致使局部抵抗力降低，容易得尿布疹。

其次，有的新妈妈无意中给宝宝使用了质量低劣的纸尿裤，其吸水性、干爽性、透气性都较差，加大了宝宝患尿布疹的概率。

最后，气温高的时候，宝宝大量排汗，如果护理不当，特别是宝宝的私处聚集污垢太多，也会增加患尿布疹的机会。

* 尿布疹的预防和治疗

经常给宝宝更换尿布或者纸尿裤，并保持纸尿裤的清洁和干燥。纸尿裤不要束得太紧，应当让宝宝的屁股适当通风。

宝宝每次大便之后，都要彻底清洗和干燥被纸尿裤覆盖的皮肤，但不要太用力，以免损伤宝宝的细嫩皮肤。

宝宝如果得了尿布疹，

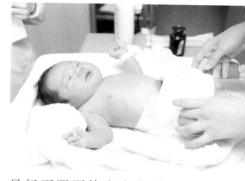

最好不要再给宝宝穿纸尿裤，以便使空气接触皮肤，帮助皮肤自然痊愈，还要尽量使用透气纸尿布。

如果宝宝的尿布疹没有好转，可在医生的指导下使用治疗尿布疹的药膏。

* 给宝宝换尿布的注意事项

为了不妨碍宝宝的腹式呼吸，尿片的松度应该能容得下新妈妈两三根手指的宽度；为了让宝宝的大腿活动自如，尿布要包得松紧适度。

尿片的后面要达到宝宝的腰部，前面则应该位于肚脐下两三厘米处，这样可以减少沾湿肌肤的部分，同时可保持肚脐的清洁。

新生儿肺炎，护理是关键

宝宝刚刚降生，呼吸系统和免疫系统都尚未发育完全，因此在宝宝的新生儿期，肺炎是特别需要防范的疾病之一，新手父母应该小心护理。平时的妥当护理，能够极大地降低宝宝患病的概率。

＊判断宝宝是否患了肺炎的通常办法

♥ 观察胸凹陷

小于2个月的宝宝吸气时

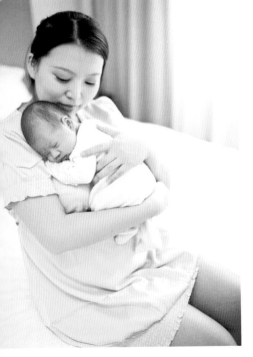

可以见到胸壁下端明显向内凹陷，称之为胸凹陷。如果宝宝既有呼吸增快又有明显胸凹陷，就有可能患上重度肺炎，必须住院治疗。

♥ 数呼吸

根据世界卫生组织制定的儿童急性呼吸道感染控制规划(ARI)方案所定：当小于2个月的宝宝，在安静状态下每分钟的呼吸次数大于或等于60次，可视为呼吸增快；如果数两个1分钟均大于(或等于)60次可确定此患儿呼吸增快，有可能患了肺炎，应该带宝宝到医院诊治。

＊新生儿肺炎的护理

♥ 乳汁吸入性肺炎的护理

对于患有乳汁吸入性肺炎的宝宝，妈妈在哺乳时一定要仔细；如果用奶瓶喂奶，奶嘴孔要大小合适。喂奶时，宝宝最好是半卧位，上半身稍高一点；喂奶后，轻轻拍打宝宝背部，排出胃内的气体，再观察一会儿，发现有漾奶现象，应及时抱起宝宝，拍拍后背。如果宝

宝呛咳比较严重，并有发憋、气促等情况，要及时到医院就诊。

♥ 因感染引起的新生儿肺炎的护理

宝宝出生后，要给宝宝布置一个洁净舒适的生活空间，宝宝所用的衣被、尿布应柔软、干净，哺乳时的用具应彻底消毒。新爸妈和其他接触宝宝的亲属在护理宝宝时要注意洗手，特别是外出回来时，一定要用肥皂、流水洗净手再接触宝宝。

感冒的家人要尽量避免接触宝宝，如果新妈妈感冒，应戴着口罩照顾宝宝和给宝宝喂奶。也不要让太多的客人探访宝宝，更不要让客人近距离接触宝宝，以防病菌传播和感染。

如果宝宝其他部位存在感染，如皮肤感染、脐炎、口腔感染等，病菌也可能通过血液循环至肺部而引起肺炎。因此新爸妈如果发现宝宝有脐炎或皮肤感染等情况时，应立即带宝宝去医院治疗，防止病菌扩散，引起肺炎。

新生儿鹅口疮的预防和护理

鹅口疮是一种由白色念珠菌等真菌引起的口腔黏膜炎症，多发生在宝宝身上。宝宝进食不卫生、乳具消毒不干净、新妈妈乳头不干净、照顾宝宝的人手不干净造成宝宝所用物品污染等，均是宝宝患上鹅口疮的原因。

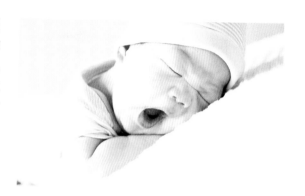

＊鹅口疮的症状

口腔黏膜出现乳白色微高起斑膜，周围无炎症反应，形似奶块，无痛；擦去斑膜后，可见下方不出血的红色创面，斑膜面积大小不等，可出现在舌、颊腭或唇内黏膜上。

好发于软腭、颊舌及口唇部的黏膜，白色的斑块不易用棉棒或湿纱布擦掉。

感染轻微时，没有明显痛感，或宝宝只在吃奶时才有痛苦反应。

鹅口疮严重时，宝宝会因疼痛而烦躁不安、胃口不佳啼哭，哺乳困难，有时伴有轻度发热。

受损的黏膜如果治疗不及时，会不断扩大蔓延到咽部、扁桃体、牙龈等处。

更为严重时，病变可蔓延至食道、支气管，引起念珠菌性食道炎或肺念珠菌病，出现呼吸、吞咽困难；少数可并发慢性黏膜皮肤念珠菌病，影响终身免疫功能；甚至可继发其他细菌感染，造成败血症。

＊鹅口疮的预防

新妈妈应该注意个人卫生，在喂奶前要洗手，并用温水擦洗干净自己的奶头。

由于弱碱环境不利于真菌生长，因此新妈妈可以用2%~5%的苏打水清洗宝宝的口腔。用每毫升含制霉菌素5万~10万单位的液体涂宝宝口腔局部，每天3次即可，涂药时不要给宝宝吃奶或喝水。最好在宝宝吃奶以后涂药，以免冲掉口腔中的药物。在使用任何药物前都要咨询医生。

新妈妈如果有阴道霉菌病，要积极治疗，切断传染途径。

新妈妈在喂奶前，应用温水清洗乳晕，应经常洗澡、换内衣、剪指甲，每次抱宝宝时要先洗手。

宝宝进食的餐具清洗干净后，再蒸10~15分钟以消毒。

宝宝的被褥和玩具要定期拆洗、晾晒；宝宝的洗漱用具最好和家人分开，并定期消毒。

* 鹅口疮的护理

♥ 清洁宝宝口腔

当宝宝患上鹅口疮时，新妈妈应更注意宝宝的口腔卫生。喂奶后，新妈妈可以给宝宝喂些温开水，使真菌不易在口腔内生长和繁殖。但要提醒新妈妈的是，不要用棉签或纱布用力去擦宝宝稚嫩的口腔黏膜。

♥ 涂抹药物

宝宝出现鹅口疮时，新妈妈可用2%苏打水清洗宝宝患处，再用制霉菌素甘油涂口，每日需坚持3~5次，一般情况下，宝宝涂药2~3次就可以治愈。

♥ 清洗乳房

鹅口疮主要是通过真菌传播的，因此新妈妈在喂奶前应用温开水洗乳头，保持乳头卫生；如为人工喂养，要注意奶瓶、奶嘴的消毒。

♥ 缩短喂奶时间

宝宝患鹅口疮时，新妈妈要控制自己的喂奶时间，每次喂食时间都不要超过20分钟，同时避免使用安抚奶嘴。

对于新生儿鹅口疮，只要预防得当，宝宝是可以避免的。如果不慎发生了鹅口疮，新妈妈护理方法要科学、合理，另外也要结合有效的治疗，这样宝宝才能早日康复。

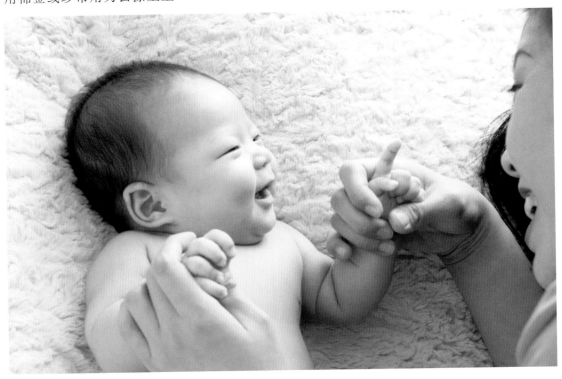

新生儿呕吐的护理

很多宝宝存在呕吐现象。而在日常生活中新妈妈又经常会将宝宝呕吐和溢乳混淆起来，其实二者有一定差别。溢乳是宝宝吃完奶后几分钟，就有一两口奶从嘴里吐出或是从口角自然流出，这是正常的生理现象，不是病态。因为宝宝在出生后3个月间，贲门肌肉仍未发育健全，好比胃的出口处紧而入口处松，所以容易引起胃内的奶汁倒流，出现溢乳现象。妈妈喂完奶后，把宝宝竖直抱起靠在自己肩上，轻拍宝宝后背2~3分钟，让宝宝通过打嗝排出吸奶时一起吸入胃里的空气；再把宝宝放到床上，躺下入睡时，头稍抬高，身体向右侧卧，就可以避免宝宝溢乳的现象。

而呕吐之前，往往可以看到宝宝烦躁不安，呕吐时宝宝带着痛苦的表情，呕吐物经常从胃中冲出来，呈喷射性，多伴有奶块、绿色胆汁，或者伴有宝宝发烧、腹泻，这就要考虑宝宝是否患了胃肠炎、脑膜炎等，因为这已经是病理性呕吐，必须及时治疗。

* 引起宝宝呕吐的原因

宝宝吃奶过急，奶量过多，人工喂养儿橡皮奶头上洞眼太大或过小，使吃奶时大量空气吞入宝宝胃中，这些问题会引起宝宝呕吐。

分娩时宝宝吞入了含有胎粪或血液的羊水。

宝宝服用了某些对胃黏膜具有刺激作用的药物。

环境温度过热过冷造成胃肠道功能紊乱，引起宝宝呕吐。

消化道内、外感染，如支气管肺炎、流行性腹泻、败血症、脑膜炎等，也会引发宝宝呕吐。

某些外科疾病也有可能引起宝宝呕吐，如先天性食道闭锁、幽门肥大性狭窄、先天性巨结肠，或任何肠段产生的闭锁或狭窄等。

需要宝宝马上就医的呕吐情况：宝宝发高烧伴有呕吐；每间隔10~30分钟就大哭1次，同时伴有呕吐；粪便呈白色或者是大量的血便，伴有

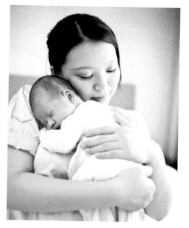

呕吐；每次吃奶后都会喷水似的吐奶；因头部受到撞击而引起呕吐；呕吐不是由进食引起的；持续呕吐、没有小便。

替您支招

宝宝呕吐会丢失大量水分，因此宝宝呕吐后，应该及时给宝宝补充适量水分。在宝宝呕吐过后30分钟左右再喂水，量不要多，水以凉开水或者温开水为宜。呕吐后的宝宝可以停止进食，待呕吐程度缓和后，再恢复进食。一定要在医生指导下服用药物，如呕吐持续，应及时就医。

新生儿湿疹的预防策略

新生儿湿疹，俗称"奶癣"，多发于颜面部(眉际、眼睑)，重者也发生于颈、躯干、四肢等部位。新生儿湿疹是一种常见的、由内外因素引起的过敏性皮肤炎症，通常在宝宝出生后第2个月或第3个月开始发生，一般情况下，可在短期内治愈。

新生儿湿疹的症状

脂溢型湿疹

3个月以内的宝宝，前额、颊部、眉间皮肤潮红，覆有黄色油腻的痂，头顶是厚厚的黄浆液性痂。以后，在颈下、后颈、腋及腹股沟可有擦烂、潮红及渗出现象。

渗出型湿疹

多见于3~6个月肥胖的宝宝，两颊可见对称性米粒大小的红色丘疹，伴有小水疱及红斑连成片状，有破溃、渗出、结痂，特别痒以致搔抓出带血迹的抓痕及鲜红色湿烂面。

干燥型湿疹

多见于6个月~1岁的宝宝，表现为面部、四肢、躯干外侧斑片状密集小丘疹、红肿，硬性糠皮样脱屑及鳞屑结痂，无渗出。

新生儿湿疹的护理

避免外界刺激

新爸妈要留意宝宝周围的冷热温度及湿度的变化。患湿疹的宝宝，尤其要避免皮肤暴露在冷风或强烈日晒下。夏天，宝宝流汗后，应仔细为他抹干汗水；冬天，天冷干燥时，应替宝宝搽上防过敏的非油性润肤霜。新爸妈不要让宝宝穿易刺激皮肤的衣服，如丝、羊毛、尼龙等。

剪短指甲

如果宝宝患上剧痒的接触性皮炎或异位性皮炎，新爸妈要经常修短宝宝的指甲，减少抓伤的机会。

保持宝宝皮肤清洁干爽

给宝宝洗澡的时候，宜用温水和不含碱性的沐浴剂来清洁宝宝的身体。患有间擦疹的宝宝，要特别注意清洗皮肤的皱褶间。洗澡时，沐浴剂必须冲净。洗完后，要抹干宝宝身上的水分，再涂上非油性的润肤膏，以免

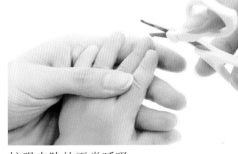

妨碍皮肤的正常呼吸。

勤洗头发

宝宝的头发也要每天清洗，若已经患上脂溢性皮炎，勤洗头部可除去疮痂。如果疮痂已变硬粘住头部，则可先在患处涂上橄榄油，过一会儿再洗。

其他护理细则

给宝宝清洗时，不要使用含香料或碱性的肥皂，清水即可；除用适合宝宝的擦脸油外，不要用任何化妆品；湿疹怕热，不要把宝宝捂得过于严实；不要长期大面积涂抹虽然疗效好但含有激素的药膏；宝宝用药，必须要在医生的指导下使用；给宝宝添加辅食时，注意暂时避开会加重湿疹的食物；避免过量喂食宝宝，防止消化不良，引起湿疹。

新生儿脐炎的防护

脐带是母体供给胎儿营养和胎儿排泄废物的必经之道。出生后，在脐带根部结扎，剪断，一般生后7~10天脐带残端脱落。如果断脐后，脐带伤口处理不当，细菌入侵、繁殖，就会引发新生儿脐炎。

* 新生儿脐炎的症状

脐带根部发红，或脱落后伤口不愈合，脐窝湿润、流水，这是脐带发炎的最早表现。以后脐周围皮肤发生红肿，脐窝有浆液脓性分泌物，带臭味，脐周皮肤红肿加重，或形成局部脓肿，引发败血症，病情危重的还会引起腹膜炎，并有全身中毒症状。

宝宝患了脐炎，会有发热、不吃奶、精神不好、烦躁不安等现象。

* 对新生儿脐炎的防护

如果遇到宝宝脐带残端长时间不脱落，应观察是否断脐时结扎不牢，有少量血循环，此时应考虑重新结扎。

宝宝大小便后，要及时更换尿布，最好使用吸水、透气性能好的消毒尿布，且使用尿布方法要得当，尿布不要遮盖脐部，以免尿液污染脐部，引发感染。

脐部潮湿、有分泌物时，新爸妈要用3%的双氧水清洗后，再涂75%酒精或安尔碘。

新爸妈应该掌握常规的消毒方法，仅消毒表面是不够的，必须从脐带的根部由内向外环形彻底清洗消毒。

接触宝宝前必须洗净双手。

给宝宝洗澡时，注意不要洗湿脐部，洗澡完毕，用消毒棉签吸干脐窝里的水，并用75%酒精消毒，保持局部干燥。

如果宝宝出现发热、体温不升现象，要及时送宝宝到医院就诊。

注意脐茸、脐瘘、脐渗血或脐部蜂窝组织炎等，如有异常，及早到医院检查、处理。

宝宝的脐带残端脱落后，注意观察脐窝内有无樱红色的肉芽肿增生，如果有，应及早处理，防止肉芽过长而延误治疗，可采用10%硝酸银溶液烧灼治疗。

注意宝宝的腹部保暖。

对于患了新生儿脐炎的宝宝，可以进行抗生素治疗，一般新生儿期首选青霉素，加氨苄青霉素效佳，但宝宝个人体质不同，应该在医生指导下用药。

对于脐部已形成脓肿的宝宝，应该及时到医院进行切开引流换药。

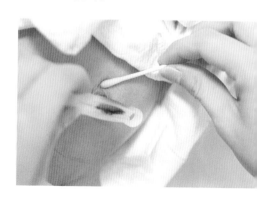

了解偏头综合征，保护宝宝自然头型

* 什么是偏头综合征

"扁头综合征"，是指婴儿头骨后位或侧位发生不同程度的扁平畸形，以及由此带来的婴儿机能损伤。其中，发生在脑部后侧面的，称为"斜头畸形"；发生在脑部正后方的，称为"平头畸形"。

* 扁头综合征的形成期和危害

一般婴儿出生后的前3个月最容易形成"扁头综合征"，这段时期婴儿的绝大部分时间是在睡眠中度过，此时婴儿头骨特别柔软，发育非常快。普通婴儿床垫是平坦的，并且缺乏科学的软硬度考虑，极易使婴儿头部产生扁斜畸形。

"扁头综合征"会影响婴幼儿的外观形象；导致婴幼儿视神经发育不平衡；导致婴幼儿头部两侧肌肉组织发育不均衡；导致婴幼儿精神发育相对迟缓；"扁头综合征"带来的头颅变形，会损伤正常脑容腔结构，影响脑容

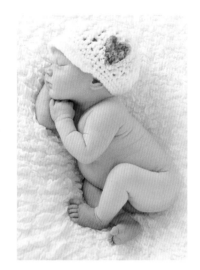

量发育，并使脑附件产生错位。严重的畸形会使婴幼儿脑容量不足，影响智力正常发育。

"斜头畸形"不会随着年龄增长和身体发育而自行矫正修复。

* 传统的"睡平头文化"

在我国部分地区，民间广泛流传着给新生儿"睡平头"的说法，使得很多新生儿一出生就要被动地接受家人给"睡平头"的"照顾"。

常有新妈妈抱着刚满月的宝宝出门晒太阳，就有

人会赞扬：看宝宝的头，多平，真好看！如果不是平头，新妈妈就会被熟人说成懒妈妈：看把孩子头睡的……所谓"睡平头"，唯一目的是通过睡姿或用枕头让宝宝的头形变成扁平头的，更离谱的方法是孩子出生后用书本等硬物作为新生儿的枕头！

受"睡平头文化"影响，我国的扁头综合征发生率远远高于其他国家，有一项调查显示，我国的扁头综合征发生率高达80%以上。需不需要给宝宝"睡头"有时也成了婆媳PK的一个问题，没有必要人云亦云，睿智的妈妈要相信科学、选择科学，保护宝宝的自然头型。

* 睡扁平头是违反自然规律的

首先，新生儿在孕育的过程中，都是有后脑勺的，这是自然赋予每个新生命的基本特征，然而新生儿一出生就要被亲人们主观地改造

这些自然特征，这种观念本身是反自然的。其次，"睡平头"的过程必须强制，从而剥夺了新生儿对舒适睡眠的体验，要知道每个新生儿出生后5~6天就会找到自己的特有的舒适体位，"睡平头"的过程难免干扰新生儿寻求舒适体位的需求，对一个只能用哭声表达不满的新生命，任何强制措施都是非自然的，还可能事与愿违。再次，强制措施，令新生儿烦躁，除了哭闹外，新生儿也会挣扎着变化体位，这就不能保证睡出正后方平头。

建议每个新妈妈都学习保护新生儿头形的知识，建立预防新生儿扁头综合征的意识，统一全家人对新生儿头形的认识，全家人要为迎接新生命做好知识储备，切勿被传统的"睡头文化"所误导。独立思考，用心按照科学的方法保护宝宝的自然头形。

* 观察宝宝是否扁头的方法

第一步：把宝宝放在胸前，用两只手比着孩子的耳朵，观察你的手是不是在一条水平线上。在一条水平线上就是正常的，不在就需要进一步观察。

第二步：让宝宝躺在床上，从宝宝的头顶观察，看孩子头部的形状是不是对称和正常。

第三步：从侧面观察，一个人抱着宝宝，另一个人从侧面观察，看宝宝的头是不是有特别突出的部位。

第四步：从正面观察，把宝宝抱在面前，从正面观察宝宝的面容和五官，特别注意宝宝的五官是不是对称，正常宝宝的五官是对称的。

第五步：让宝宝平躺在床上，从宝宝的脚底从下往上俯视观察，看宝宝的头是不是偏向一侧，如果发现宝宝总是习惯性地偏向一侧，就要重视了。

第六步：如果你发现宝宝有任何不够对称的睡姿问题，都要在42天筛查的时候请教医生怎么处理。

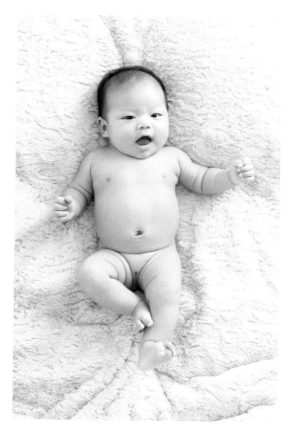

图书在版编目(CIP)数据

80后安心坐月子 / 岳然编著. —北京：中国人口出版社，2013.8

ISBN 978-7-5101-1884-5

Ⅰ.①8… Ⅱ.①岳… Ⅲ.①产褥期—妇幼保健—基本知识 Ⅳ.①R714.6

中国版本图书馆CIP数据核字(2013) 第167788号

80后安心坐月子

岳然 编著

出版发行	中国人口出版社	
印　　刷	小森印刷（北京）有限公司	
开　　本	820毫米×1400毫米　1/24	
印　　张	11	
字　　数	200千	
版　　次	2013年8月第1版	
印　　次	2013年8月第1次印刷	
书　　号	ISBN 978-7-5101-1884-5	
定　　价	39.00元　（赠送CD）	

社　　长	陶庆军
网　　址	www.rkcbs.net
电子信箱	rkcbs@126.com
电　　话	(010) 83534662
传　　真	(010) 83515922
地　　址	北京市西城区广安门南街80号中加大厦
邮政编码	100054